全国高等医药院校护理系列教材

护理心理

总主编　翁素贞

主　编　刘晓虹

副主编　吴　菁　付艳芬　王艳波

编　者（按姓氏笔画排序）

付艳芬　大理大学护理学院

邢国媛　天津医学高等专科学校

刘艳辉　天津医学高等专科学校

刘晓虹　第二军医大学护理学院

王艳波　同济大学医学院

吴　菁　第二军医大学护理学院

胡　菁　上海杉达学院

雷　璇　嘉兴学院医学院护理系

U0276867

復旦大學出版社

内容提要

　　本教材紧扣高职护理专业人才的培养目标，注重结合实例、深入浅出，教材内容力求简明清晰、重点突出，除满足学生知识结构的心理学基础内容，还有"护士角色人格"等有益于指导护士职业心理发展的理论知识和胜任岗位职责的"临床心理护理"理论与技能，以引领高职护理专业学生较全面掌握必备的心理学知识，了解其优化职业心理素质、增强心理护理能力的目标和价值。书中重点引入"心理过程"、"个性"等基础心理学的相关理论和知识；以"应激与健康"为主题，介绍应激、应对等机制与健康及疾病的关联；并把"人际关系与护患沟通"，以及社会心理学的相关知识与护理实践相结合，对护士学习"护患沟通的常用技巧"颇有裨益；并从"患者的心理反应规律与特征"到"非精神疾病人群的临床心理评估"，再从"心理咨询与心理治疗简介"到"心理护理的知识要点与临床实践"，既借鉴"心理评估、咨询、治疗"经典知识，又突出专业特色，并融入了近年来国内外学者开展心理护理研究的理论性、工具性成果，有助于高职学生的学以致用。

全国高等医药院校护理系列教材

编写委员会名单

总主编 翁素贞

编　委（按姓氏笔画排序）

叶文琴　叶志霞　刘晓虹　刘薇群　孙建琴

张雅丽　姜安丽　施　雁　席淑华　席淑新

徐筱萍　栾玉泉　曹新妹　章雅青　黄　群

程　云　蒋　红　楼建华

秘　书 庹　焱

序 foreword

　　护理学属于医学的重要分支,在人类健康发展的历史长河中,医学因它的存在而生动,生命因它的奉献而灿然。幸福人生是一种超然的状态,在人们通往健康的大道上,每天都在演绎着心灵的故事,无论是个人还是家庭,患者还是健康者,均有可能接触到医学护理,通过这一"生命驿站"将健康之光代代延续。无疑,护士(师)在任何时代都是最有医学使命和文化责任的崇高职业,之所谓:赠人玫瑰,手有余香。南丁格尔——在我们的精神世界是最为圣洁的使者,她创造了历史的永恒!

　　今天,我们生活的世界无限扩展,生命的长度不断延伸,这给我们的护理学科带来了空前发展的机遇。护理学是以维护和促进健康、减轻病痛、提高生命质量为目的,运用专业知识和技术为人民提供健康服务的一门科学。随着人类疾病谱改变、社会结构转型及人口老龄化发展趋势,公众对护理服务的需求和护理质量提出新的要求,亟需医药院校培养更多的具有国际化视野、适应我国国情特点的技能型护理人才,护理的职业教育前景广阔。护理职业教育必须着眼于职业教育与护理专业这两个基本特征,而编撰一套符合我国护理职业教育特点、紧密与临床实践结合、权威而有新意的护理学教材显得尤为重要。

　　为了进一步贯彻、落实《国家中长期教育改革和发展规划纲要(2010～2020年)》关于"大力发展职业教育"的精神,我们汇集了上海市护理界临床、教学方面的资深专家,并整合全国医药高等职业学校护理专业方面的优质资源,策划、编写了本系列护理教材。在编写过程中,我们特别强调结合临床护理的实际需要,忠实体现以"任务引领型课程"为主体的理念与编写思路,以确保教材的编写质量。全套教材包括主教材、实训指导、习题三大部分。其中主教材又分为基础课程、核心课程、专业方向课程、人文素养课程4个版块,并配套课件、操作视频和教学资源网络平台。

本系列教材针对护理职业教育的实际情况,突出以下特点:内容设计上,以理论知识"必须和够用"为原则,着重于对学生解决实际问题能力的培养,在技能方面体现其最新技术和方法,以保持教材的科学性与前沿性;体例编排上,突出能力培养特点,以"案例导入"为特色,引入启发式教学方法,便于激发学生的学习兴趣;版面设计上,采用目前国际流行的教材版式,风格清新,特色鲜明,版面活泼。此外,以模块结构组成教材,既可以适应职业教育大众化、技能教育大众化的新要求,又能达到"可教学可自学,可深学可浅学,可专修可免修"的教学目的,方便教师教、学生学,同时可以使职业教育学分制具有实际意义。

衷心希望本系列教材能得到护理学科广大师生的认同和喜爱。教材中难免存在疏漏和错误,恳请各院校师生和护理界同仁不吝指正,以便在修订过程中日臻完善。

上海市护理学会理事长

2015年5月1日

前 言 preface

　　《护理心理学》教材经 20 多年建设已取得长足发展,对培养及优化护士的职业心理素质、满足广大临床护士掌握护理心理学系统理论知识和临床心理护理实用技能的迫切需求、适应人类健康需求的迅速发展、提升人们身心健康水平,发挥着越来越重要的指导作用。

　　本教材(为与整套教材名保持一致风格略去"学"字)以深入发展学科理论、充分满足实践需求为指导思想,尝试以护理心理学教学理论研究的新进展、新成果为主线,以充分体现护理专业特色的新框架而组织教材的结构和内容,构成起点较高、特色鲜明的教材;同时兼顾我国护理心理学教学的实际需要,保留部分基础心理学、临床心理学的基础理论知识。本教材以上海科学技术出版社发行的国家"十一五"重点规划教材、2011 年国家精品教材《护理心理学》为蓝本,结合专科教学的实际需求,更强调掌握重要知识点和必备应用技能。

　　本教材共 10 章,约 25 万字。第一章为绪论,较系统地阐述了护理心理学的性质、对象、任务,护理心理学的历史、现状和展望;第二至第四章为心理学的基础知识,重点简介认识过程、情绪和情感、个性、应激及心身疾病等;第五章重点阐述护士职业心理素质的自我教育和自我管理;第六章为人际关系的基本理论与护患沟通技巧等;第七章主要介绍患者心理的一般规律和常见问题;第八章为非精神疾病人群的临床心理评估;第九章简介心理咨询及心理治疗的主要理论和常用技术;第十章则为临床心理护理的知识要点与实践技能。

　　本教材的主要特点是:①较全面体现新进展,如第一章绪论所涉及的国内外现状,第五章论及护士角色人格未来形象等均引入相关新进展;并以护士职业心理素质自我教育和自我管理的新视角,吸纳若干新近研究成果等。②更注重凸显教材特色,如第二至第三章基础心理学知识、第四及第九章临床心理学知识的取舍、第八章临床心理评估的体例和工具选择等均以更贴近护士人群的专业特色为准绳。③更关注自主学习范式,如第五、第十章从理论阐述到列举案例,特别加强了方便学生自学及掌握重要理论和技能的编写手法,有助于学生将优化职业心理素质和实施临床心理护理付诸行动。④更强调学用结合主旨,如各章每个项目编排的案例导入及分析提示,可引领学生学用结合;第十章则明显增强了知识的实用性和可操作性。

为达成精品教材的先进性、实用性,全体编者付诸了很大努力,但本教材尚需接受实践检验,有待逐步完善。由衷希望全国高等护理专业师生及广大临床护士给予本教材热诚关注和宝贵建议,对教材使用中发现的任何问题及时给予指正,以不断趋近精品教材。

本教材编写得到复旦大学出版社的大力支持和参编院校同仁的精诚合作,在此一并诚挚感谢。

刘晓虹

2015 年 1 月

目 录 contents

第一章　绪论　001
　项目一　护理心理学的学科性质　001
　　任务一　概述　002
　　任务二　护理心理学与其他相关学科的关系　003
　项目二　护理心理学的历史、现状和趋势　011
　　任务一　护理心理学的简史及发展　011
　　任务二　护理心理学的发展现状及趋势　014

第二章　心理过程　019
　项目一　认知过程　019
　　任务一　感知觉　020
　　任务二　记忆与注意　023
　　任务三　思维　026
　项目二　情绪　027
　　任务一　概述　028
　　任务二　情绪的体验与状态　028
　　任务三　情绪理论　031
　　任务四　情绪表达与情绪功能　032

第三章　个性　035
　项目一　概述　035
　　任务一　个性心理结构　036
　　任务二　个性的特征　036
　　任务三　人格理论　037
　项目二　个性倾向性　039
　　任务一　需要与动机　040
　　任务二　心理冲突与挫折　042
　项目三　个性心理特征　043
　　任务一　气质　044
　　任务二　性格　046

任务三　个性形成的影响因素　　　　　　　　050

第四章　应激与健康　　　　　　　　　　　　053
　项目一　健康　　　　　　　　　　　　　　053
　　任务一　概述　　　　　　　　　　　　　054
　　任务二　健康的影响因素　　　　　　　　056
　　任务三　心理健康维护　　　　　　　　　057
　项目二　应激与应对　　　　　　　　　　　059
　　任务一　概述　　　　　　　　　　　　　060
　　任务二　应激反应与心理防御机制　　　　065
　　任务三　应对方式　　　　　　　　　　　070
　项目三　心身疾病　　　　　　　　　　　　072
　　任务一　概述　　　　　　　　　　　　　072
　　任务二　心身疾病的诊断与防治原则　　　075
　　任务三　常见心身病及其人格特征　　　　076

第五章　护士职业心理素质的自我教育与自我管理　082
　项目一　概述　　　　　　　　　　　　　　083
　　任务一　角色人格与护士角色人格　　　　083
　　任务二　护士角色人格的形象及历史演变　085
　项目二　护士角色人格的要素特质与匹配模式　092
　　任务一　护士角色人格要素特质的概述　　093
　　任务二　护士角色人格要素特质的主要内容　094
　　任务三　护士角色人格的匹配模式　　　　096
　项目三　护士职业心理素质的自我教育与管理　098
　　任务一　优化职业心理素质的自我教育途径　099
　　任务二　优化职业心理素质的自我管理策略　103
　　任务三　护士身心健康的自我维护　　　　107

第六章　人际关系与护患沟通　　　　　　　　112
　项目一　人际关系　　　　　　　　　　　　112
　　任务一　概述　　　　　　　　　　　　　113
　　任务二　人际关系的建立与发展　　　　　114
　　任务三　人际吸引的影响因素　　　　　　116
　项目二　护患关系概述　　　　　　　　　　119
　　任务一　护患关系的概念和特征　　　　　120
　　任务二　护患关系的建立与发展　　　　　122

　　　任务三　护患关系的行为模式　　　124
　　项目三　护患沟通　　　126
　　　任务一　概述　　　126
　　　任务二　护患沟通的影响因素　　　130
　　　任务三　护患沟通的常用技巧　　　131

第七章　患者的心理反应规律与特征　　　137
　　项目一　患者的心理反应规律　　　137
　　　任务一　概述　　　138
　　　任务二　患者心理需要的主要内容和基本特点　　　141
　　　任务三　患者心理反应的若干规律　　　144
　　项目二　患者的心理反应特征　　　149
　　　任务一　特殊患者的心理反应特征　　　149
　　　任务二　其他患者的心理反应特征　　　153
　　　任务三　患者心理反应的主要影响因素　　　156

第八章　非精神疾病人群的临床心理评估　　　159
　　项目一　概述　　　159
　　　任务一　基本概念与主要功能　　　160
　　　任务二　实践意义与实施原则　　　161
　　项目二　常用方法　　　162
　　　任务一　观察法　　　163
　　　任务二　访谈法　　　165
　　　任务三　量表法　　　167
　　项目三　心理评定量表　　　170
　　　任务一　概述　　　170
　　　任务二　标准化心理评估的基本特征　　　171
　　　任务三　临床常用评定量表　　　173

第九章　心理咨询与心理治疗简介　　　186
　　项目一　概述　　　186
　　　任务一　心理咨询概述　　　187
　　　任务二　心理治疗概述　　　192
　　　任务三　相关原则　　　194
　　项目二　心理咨询与心理治疗的理论和技术　　　197
　　　任务一　心理咨询与心理治疗的关系　　　197
　　　任务二　心理咨询与心理治疗的常用理论与技术　　　198

第十章　心理护理的知识要点与临床实践　212
　项目一　心理护理概述　213
　　任务一　心理护理的定义及简析　214
　　任务二　心理护理与其他护理方法的区别及联系　215
　　任务三　心理护理与整体护理的关系　216
　　任务四　心理护理的主要实施形式　218
　项目二　心理护理的要素及其作用　219
　　任务一　心理护理的基本要素　220
　　任务二　心理护理基本要素的作用　221
　项目三　临床心理护理的流程与实施　223
　　任务一　临床心理护理的基本流程和实施步骤　225
　　任务二　临床心理护理过程中的评估及干预　228
　　任务三　临床心理护理的其他干预策略　233

主要参考文献　238

第一章　绪论

学习目标

1. 准确表述护理心理学的学科性质。
2. 简述护理心理学作为新兴的独立学科的内在动因。
3. 简述护理心理学的发展简史。
4. 简述护理心理学的国内外现状及未来发展趋势。
5. 比较护理心理学与现代护理学的异同。
6. 比较护理心理学与医学心理学的异同。
7. 明确护理心理学与社会心理学的关联。
8. 综合相关理论，阐明我国发展护理心理学的时代背景和重要意义。
9. 试举例说明护理心理学与优质护理服务的关联。

项目一　护理心理学的学科性质

案例导入

　　20 世纪 90 年代中期的一次全国性专题学术研讨会上，与会者根据会议主持人的提议，围绕着"什么是护理心理学"展开了热烈的讨论。有人说："护理心理学当然是医学心理学的分支喽"；有人说："护理心理学是研究患者康复护理过程中的心理问题"；也有人说："心理护理是研究护理领域中人的心理活动规律的学科"；还有人说："护理心理学不就是大家所熟悉的'心理护理'吗？"……与会者以各自的认知畅所欲言，各抒己见，争论不休，彼此都觉得对方说的有道理，但一时半会儿却无法达成共识。期间，一位有临床医生背景的护理学专家郑重地向与会者提出了更值得深思的问题："美国就没有护理心理学，为什么我们中国要有护理心理学呢？"

分析提示

　　护理心理学以其"新兴学科"被列为我国高等护理教育的主干课程之一，这个学科究竟如何定位，其主要对象和任务是什么，是学习这门课程首先要解决的问题。很多临床护士弄不清该学科的基本概念，把护理心理学称为"心理护理学"，又把心理护理称作"护理心理"。

任何一个新兴学科的学科性质明确与否,对其学科发展具有导向性。学科性质的界定对学科发展的作用,如同飞机的导航系统、汽车的方向盘,倘若导向定位出现明显误差,势必产生"动力系统越大,偏离运行轨道越远"的结果。同理,若不能准确定位护理心理学的学科属性,该学科的发展就会思路不清、方向不明。多年以来,广大临床护士开展护理心理的积极性就如同一匹超强驱力的"发动机",但如果对学科性质等导向性问题理解有误,实际运行时就可能出现"驱力越大,偏离既定目标越远"等适得其反的结局。

任务一 概 述

一、护理心理学的定义及其特征

1. 定义 护理心理学(nursing psychology)是从护理情境与个体相互作用的观点出发,研究在护理情境这个特定社会生活条件下个体心理活动发生、发展及其变化规律的学科。

定义所指"个体",包括护士和护理对象。护理心理学在护理情境这个特定社会生活条件下,必须同时掌握护士、护理对象两类人群的心理活动规律。

表述"护理情境"为"特定的社会生活条件",指护理情境并不局限于医院。此外,广义的"护理情境"还包括所有影响护理对象、护士心理活动规律的社会条件。

2. 定义的特征 护理心理学的定义主要体现在以下3个特征。

(1)注重护理情境与个体之间的相互作用:是指研究个体心理活动的规律,必须注重护理情境与个体的相互作用。例如,对护理对象个体心理活动规律的研究,既要了解护理对象个体心理活动如何受护理情境中其他个体或团体的影响,也要了解护理对象个体心理活动如何影响护理情境中的其他个体或团体。

(2)重视护理情境的探讨:指不同护理情境对个体心理活动的影响。以接受紧急救治的急性心肌梗死患者的护理情境为例,若十分恐慌的患者感受到医护人员镇定自若且医术娴熟、井然有序的处理,他就可能放松高度紧张的情绪,产生有利于疾病转归的心理活动;反之,若患者面对着杂乱无序的场合,以及医护人员的惊慌失措、手忙脚乱等,他原本高度的紧张则会加剧,产生导致疾病恶化的心理活动。

(3)强调个体的内在心理因素:指相同护理情境下,个体可因心理因素不同而发生不同的心理反应。以癌症患者为例,乐观、开朗、坚强的个体与悲观、忧郁、软弱的个体,对罹患癌症的同一事件可产生截然不同的心理活动,说明个体内在心理因素在特定情境中对自身心理活动具有决定性影响。

二、护理心理学的基本属性

1. 护理心理学是交叉的边缘学科 护理心理学是介于心理学和护理学之间的交叉

学科,同时也是具有浓重人文色彩的边缘学科,该属性由其研究对象——"人"的特点所决定。护理心理学既需要用心理学理论阐明护理过程与护士、患者个体间的相互作用,揭示其心理学规律,体现学科"以人为本"的功能和作用;还需要广泛吸收医学、护理学等学科的研究成果,以护理领域为学科生长的沃土,以心理学视角协同解决护理领域中其他学科未能涉及的问题。护理心理学是现代医学、护理学迅速发展的需求,是心理学应用研究向护理领域渗透的结果。

2. 护理心理学是新兴的独立学科　此学科性质特指:护理心理学已从心理学和护理学的共同孕育中脱胎而出,成为具有独特观点及专门体系的新兴学科,这从我国"九五"以来明确把《护理心理学》列入普通高等教育国家级重点教材即可佐证。

任何新兴独立学科的诞生,都必有促其产生的内外动因,护理心理学也不例外。

护理心理学的主要外在动因是人类健康观念变化、医学模式转变、护理体制变革等,护理领域越来越多地面对人们的心理健康问题,专业人才的原有知识结构已无法支撑其胜任份内职责,必须协同心理学等人文学科知识共同应对。

护理心理学的内在动因则包括两个基本条件:①通过心理学应用学科等对护理领域的渗透,护理心理学有了"理论指导实践,实践再丰富和完善理论"的积累过程,促使其学科理论构建有序地趋向成熟;②一大批拥有心理学知识、高等教育培养的护理人才积极参与、深入探索护理心理学的应用研究,并不断取得成果,且后者是促使护理心理学成为新兴独立学科的最基本内在动因。

任务二　护理心理学与其他相关学科的关系

一、与现代护理学的关系

护理学前冠以"现代"二字,学科内涵便丰富许多。仅以人类的"生老病死"为例,生物医学模式的传统护理学只能满足人们的基本健康需求;而伴随"生物-心理-社会"医学模式的现代护理学,则把人们"生老病死"的基本需求演绎为"讲求生存质量、强调寿康共享、注重身心合一、倡导临终关怀"等健康的扩展需求(图1-1)。

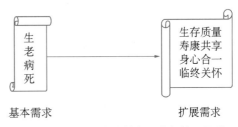

图1-1　**人类健康的基本需求与扩展需求**

现代护理学的全新、多元化进展,为护理心理学的纵横驰骋提供了广阔空间,两者的关系主要体现在以下三方面。

1. 护理学家的贡献　有学者指出,当今大力倡导的整体护理,实际上是对南丁格尔的护理理念的回归;护理心理学学科框架的创立,首先应归功于南丁格尔。她的"护理是一项精细的艺术"、护理目标应定位于促使"千差万别的人达到治疗或康复所需的最佳身心状态"等观点,至今仍深刻地影响着护理心理学乃至整个护理学科的发展。20世纪中叶,护理学家奥利维亚提出"护理应增进患者的精神和身体健康,加强健康教育,包括患者及其环境、家庭、社会的保健"等见解,也是当今护理心理学理论体系的重要构成。20世纪60年代后,美国护理学家创立的责任制护理,特别注重对患者实施身心的整体护理,其中把心理护理(psychological care)作为重要组成部分;纽曼、奥兰多、华生等护理学家以其心理学学位背景创建的护理理论,无不展现出护理学领域与心理学发展的紧密关联,也借此对护理心理学的学科发展提出了更迫切、更具体的要求,护理心理学逐渐被推至关系整个护理学科发展的前沿和支柱地位。

2. 护理心理学的学科领域有别于护理学 护理心理学作为交叉边缘学科,既离不开护理学科的基本范畴,又独有护理学科尚未涉及的范畴。护理学始终以服务护理对象为主要目标;护理心理学则既关注护理对象的心理健康,亦关注护士的心理健康。如以护理心理学的视角,维护护士的职业心理健康,即是间接维护护理对象的心理健康,二者同等重要。结合前述案例分析中部分业界同行所持"护理心理学就是心理护理"的观点,便可知其对护理心理学存在着认知的误区,也可明晰学习护理心理学基本属性的重要意义。

即使护理心理学是面向护理对象的服务,其也与护理学在研究重心、路径、方法及研究者知识背景等方面有较显著区别(表1-1)。

表1-1 护理心理学与护理学的护理对象侧重点比较

比较内容	护理心理学	护理学
工作目标	"促进心理健康"为重心	"促进健康"为重心
侧重点	强调社会环境	重视环境因素
运作方式	激发内在潜力,调动主观能动性,心理调节为主	借助外界条件或物质途径,以生化、机械、物理方式为主
实施对策	准确评估患者心理、规范应用模式、优化护士职业心态等	美化环境、提供舒适、保障安全等
实施者的知识结构	系统、深入的心理护理理论与技能	普及的心理学知识、技能

3. 护理心理学是我国护理学科发展的支柱学科 从20世纪"九五"期间教育部把"护理心理学"列入我国高等护理教育的主干课程,到21世纪初我国将护理心理学列入学科发展主题及研究生培养方向,再到该方向的博士生培养、开启博士后流动站等,均足以确立该学科的重要地位,以下主要从5个方面逐一阐述。

(1)符合新时代的学科发展趋势:一方面,"21世纪人人享有卫生保健"的全球性策略目标,既充分体现了人类健康需求的飞跃发展,也促使了护理学科更多面对与疾病、健康相关的心理学问题;另一方面,与心理因素密切相关的心脑血管疾病、癌症等跃居疾病谱和死亡谱前列并占据相当比例,社会变革与激烈竞争迫使人们的身心健康越来越多地遭遇心理失衡的威胁。我国2008年1月23日经国务院第206次常务会议通过、自2008

年5月12日起施行的《护士条例》第三章《权利和义务》中特别单列的第十八条只有19个字，即"护士应当尊重、关心、爱护患者，保护患者的隐私"。这对护士的职业心理素质及护士将心理学知识应用于护理对象，都提出了明确的要求。2010年以来我国普遍推行的优质护理服务，就把为护理对象提供心理护理当作其重要组成。正如西方那位叫特鲁多的医生一段诠释医学功用的铭言——"有时，去治愈；常常，去帮助；总是，去安慰"，历经百年仍流传世间，且被当今有识之士认为这句铭言明确了医学是饱含人文精神的科学，向医者昭示了未来医学的社会作用。2009年中华护理学会百年庆典之际，国家领导人亲切接见护理界代表时，着重肯定了"广大护理工作者在呵护生命、治疗疾病、维护健康、减轻患者痛苦、提高患者生活质量方面发挥着不可替代的作用"。时代发展要求护士更多地掌握心理学等人文学科知识，以应用型心理学家的角色功能，为人们提供优质的身心健康服务。特鲁多铭言中的"安慰"，是一种人性的传递，是基于平等的情感表达，也是医学的一种责任，它饱含着深深的情感，决不能敷衍了事。学会安慰患者，坚持经常安慰患者，是护士实施心理护理的具体表现形式，是个很见功力的大课题！

知识链接

特鲁多铭言——To Cure Sometimes, To Relieve Often, To Comfort Always.

这是长眠在纽约东北部撒拉纳克湖畔的特鲁多医生的墓志铭。1837年，特鲁多医生患了结核病（那个年代的不治之症），便到人烟稀少的撒拉纳克湖畔准备等待死亡。在远离城市喧嚣的乡村，他沉醉于过去美好生活的回忆，间或上山走走，打打猎，过着悠闲的日子。渐渐地，他惊奇地发现自己的体力在恢复，不久即顺利地完成了未竟的学业，获得了博士学位。于是，特鲁多继续回到城市里行医，但每当他在城里住上一段时间，结核病就会复发，而一旦回到撒拉纳克湖地区，又会恢复体力和激情。1876年，特鲁多迁居至荒野之地撒拉纳克湖畔。1884年，特鲁多用朋友捐赠的400多美元，创建了第一家专门的结核病疗养院——"村舍疗养院"。这个疗养院在19世纪末期的美国，已走在了结核病治疗和研究领域的前沿。特鲁多成为美国首位分离出结核分枝杆菌的人，他创办了一所"结核病大学"，对患者生理和心理的许多照料方法至今仍被沿用。1915年，特鲁多医生因肺结核病逝。但毫无疑问，他比当时人们预计的生存时间长得多。他被埋葬在撒拉纳克湖畔，墓碑上刻着的话，即是他一辈子行医生涯的座右铭。

（2）缩小与发达国家护理教育的差距：自20世纪初美国创立高等护理教育并在世界各发达国家普及后，护士人才的学历层次提高、知识结构优化等使护士的职业形象和社会职能在人类健康保障事业中的地位日益凸现。我国恢复高等护理教育仅30年，尽管近年来大学本、专科人才培养的办学规模日益扩大，根据2010年的相关报道，我国护士队伍中大专以上学历层次的护士已达到51%，但仍难以在短期内接近发达国家和地区本科以上学历护士的比例。虽然近10年来我国护士数量的千人口比例已有较明显提高,护士总数从10年前的不足140万增至5年前的200万,2014年再增至249万余,但以近14亿人口总数为基数的千人口中护士不足2人,仍与国际先进水平存在相当差距。如美国人口普查局最新公布的社区调查数据显示,2011年美国共有350万名护士,人口数量截至2014年3月24日统计为3.178亿,其千人口中护士超过10人。我国距亚洲发达国家和地区的"全人口与护士之比"的高标准也有很大距离。如新加坡国家人口与人才署发布报告称,截至2014年6月底,新加坡总人口为547万,其中公民334万,2011年的护士人数为3万,千人口中护士不少于5人;澳大利亚2013年三季度统计的人口总数为2 320万,2008年报告护士总数为31.3万,千人口中护士超过美国。

但我国国民对其身心健康和护理服务的需求,并不因我国护士数量、高学历人才比例等相对不足而弱于发达国家,且我国近14亿人口基数的老龄人口、受心理压力困扰的人口绝对数均居世界之首。国家卫生和计划生育委员会主管领导曾经一针见血地指出:"我们有很多同志出国学习考察,回来后很羡慕国外的护理人力有多充足,福利待遇有多优厚,很少有人看到国外是如何为患者做好服务,如何使护理更贴近临床的。学习发达国家的经验不是一句空话,国外先进的服务理念应当全部学来,并且应用到我国的临床护理中"。欲缩小我国护士人才培养与发达国家的差距,必须从增加数量、提高质量两方面入手。在我国尚无条件迅速增加千人口护士比例或培养高学历护士人才接近发达国家水准的背景下,必须兼顾国情独辟蹊径,最大限度地挖掘潜力,寻找提升护士人才培养质量的突破口。如增加各层次护士人才的心理学等人文学科知识结构比重,开展优化护士职业心理素质的系统研究,显著提高各层次护士的成才率、优良率,逐步形成我国护士人才培养的新格局,以加强我国护士人才的内涵发展等,并显著缩短人才使用过程中与发达国家的距离。

(3)弥补我国现行护理体制的不足:责任制护理以其先进理念、科学运作、满意结果在发达国家普遍实施后,也得到我国同行广泛认同。20世纪80年代,我国曾尝试引进并推广责任制护理,但最终我国《健康报》以《责任制为何在我国流产》为题刊文,全面剖析了我国尚不具备全面施行责任制护理的背景条件,其中的最根本原因是受制于我国护士人才的数量、知识结构等明显不足。但若坐等我国护士的数量、高学历人才比例赶超发达国家,其结果只会令我国护理学科发展长期滞后。正如2010年初卫生部大力倡导、全面推行优质护理服务以来主管领导所指:"随着经济社会发展,医学技术进步,人民群众对护理服务的需求将日益增加,大量的预防保健、慢性病管理、老年护理、康复等工作需要护士承担,但如果仍按照功能制护理,很难满足人民群众的健康需求。"卫生部主管领导还特别指出:"开展'优质护理示范工程'活动是一项全新的工作,……是要建立和完善整体护理责任包干的模式。……以改变护理分工方式,实行整体护理责任包干……在实施护理责任制、改变分工方式和排班模式、绩效考核等关键问题上创新工作思路,主动有所作为。"这表明我国的现行护理体制始终受制于国情,其主要临床运行形式或与发达国家不尽相同,但并不因此影响广大护士开展整体护理的全新理念。其实采用何种护理形式并不是最重要的,毕竟护理的实质远比其形式更重要,只有患者满意才是高质量的护理。只要我国坚持应用护理心理学的科学理论,全面、深入开展临床心理护理规范化模式的系列研究并逐步推广普及,让每个临床护士都拥有全面维护护理对象身心健康的专业心理学知识,便可最大程度地体现我国护理体制的优势。

(4)突出护理学科的发展特色:我国护理学科的较快发展,不宜把参照系仅定位于发达国家的学科设置、应用模式等,而应侧重探索适用于我国的学科体系和特有模式。在此或可思考并回答前述案例中那位资深护理学专家提出的"美国就没有护理心理学,为什么我们中国要有护理心理学"这个问题了。

20世纪80年代,我国改革开放总设计师邓小平同志对香港回归祖国提出的"一国两制"创造性设想,就是对我们发展护理心理学最有力的支撑。邓小平关于"世界上的问题不可能都用一个模式解决,中国要有中国自己的模式","一定要切合实际,根据自己的特点来决定自己的制度和管理方式"等精辟论述,对我国护理学科体系建设同样具有重要指导意义。时隔20多年,卫生部主管领导在其优质护理服务的工作报告中又特别指出:"改善护理服务,在理念上,要学习国内外先进经验,在模式上,要结合实际,符合中国国情。"我国的多人口、多民族、宽地域等特点与发达国家所形成的显著差异,决定了国民的许多与身心健康密切相关的问题必然受本民族特定文化、社会氛围等影响,无法直接照搬发达国家的学科体系或应用模式。我国必须在借鉴发达国家先进理论的基础上,创建符合国情、自成体系的特色学科。我国既可汲取发达国家的成功经验,又需创立发达国家不具有但可体现我国本土化、民族化特色的一流学科理论。

(5)标志学科专业内涵的拓展:现代科学的发展趋势表明,学科专业化分工越精细,越具有针对性,越有利于学科领域的实际问题解决。任何学科地位及学术价值的提高,均有赖于其向多方向、多层次、多学说、多分化的分支学科体系不断地延伸和拓展。在我国的13个学科门类下属的110个一级学科中,护理学科是2011年新晋的一级学科,隶属于医学门类,与基础医学、临床医学、公共卫生、药学等的学科地位平行;护理学作为二级学科从属于临床医学的历史从此一去不返。如同临床医学以其一级学科领衔内、外、妇、儿等下属的二级学科,升至一级学科的护理学科也需较大程度地拓宽自身的发展领域,设置基础、临床、人文等相应的二级学科,以利源源不断地造就包括护理心理学专业在内的各类专家型人才;只有护理学科专业内涵的日益丰富,才能稳固其在学科之林中的一席之地,展现护理学科在人类健康事业中的优势作用。

二、与医学心理学的关系

护理心理学与医学心理学(medical psychology)亦如同护理学与临床医学,二者既有紧密联系的共同领域,又各有其独立的专业范畴。可以肯定地说,护理心理学不是"医学心理学的分支"。如果以前有人因"护理学是从属于临床医学的二级学科"而对其持不同见解,相信在护理学上升为一级学科后则较易取得共识,即护理心理学与医学心理学绝非隶属关系,而是平行关系。二者的区别与联系,主要可归纳为以下两方面。

1. 医学心理学对护理心理学的深刻影响 半个多世纪以来,医学心理学的快速发展,曾对雏形的护理心理学发挥了极其重要的理论引导和技术支撑作用。最初的临床心理护理思路,多源于医学心理学的相关理论与实践;如临床护士普遍采用的"解释、安慰、鼓励、暗示"等,正是医学心理学学科体系的重要组成——心理咨询、心理治疗的基本概念及方法。国家"九五"规划教材推出前的很长一段时间内,培养护理人才的专业心理学课程大多采用《医学心理学》教材。

但其影响也如同"双刃剑",护理专业的心理学课程设置与医学生的几乎不相上下,有些教学内容更适合医学生,却难以让护生学以致用。因此,仅强调医学心理学对护理心理学的影响而忽略二者的差异,很容易使前者成为后者发展的桎梏。

护理心理学发展需要借鉴医学心理学的成熟理论,但绝非机械地照搬,更不宜搞低水平重复;临床心理护理,可引用心理治疗、心理咨询等基本技术,但护士无需也无法行使心理治疗师、心理咨询师等职责。总之,应强化医学心理学对护理心理学的积极影响,避免前者对后者的阻碍作用。

2. 护理心理学与医学心理学的区别 二者的第一个区别类似于护理心理学与护理学的差异,医学心理学以患者为主要服务对象;护理心理学把护士的心理健康视为其服务患者的重要基础,认为仅仅把视角局限于护理对象,只能称作心理护理,不能称为护理心理学。护理心理学与医学心理学的具体区别如下。

(1) 研究内容的区别:著名医学心理学家李心天教授曾在《心理咨询大百科全书》中分别归纳医学心理学、护理心理学的主要研究内容如下:

1) 医学心理学的主要研究包括7个方面:①心理因素引起躯体疾病的中介机制;②脑组织损伤、内分泌失调或躯体疾患造成心理变异的分析和心理诊断;③人格特征在各种病患及康复过程中的作用;④心理治疗的合理安排和疗效评定;⑤各年龄阶段心理卫生的推广和探讨;⑥心理护理和心理咨询的实施;⑦医学心理学与其他学科的协调和合作。

2) 护理心理学的主要研究是:①心理护理渗透于护理工作的全过程,融合在各项护理措施中;②了解和掌握护理对象的一般心理状态和特殊心理表现;③加强医护人员的心理品质修养。

基于上述专家观点,比较护理心理学与医学心理学的研究内容,便可知二者之间的差别显著多于重叠。护理心理学与医学心理学共同以心理治疗、心理咨询的基本理论和成果指导患者心理问题的解决,为寻求心理健康的服务对象提供心理健康咨询,还要关注医学心理学尚未涉及,但对护理心理学至关重要的护士职业心理健康等重点内容(图1-2)。

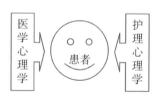

● 注重心理因素的致病机制　▲关注患者心理问题的本质
● 致力于疾病的诊治及预防　▲切合临床护理工作的实际
● 矫治神经症、人格障碍等　▲调控患者身心的应用模式
● 协同精神医学防治精神病　▲围绕精神健康人群的身心

图1-2　护理心理学与医学心理学的研究侧重点比较

（2）对相同领域的研究侧重点不同：在临床患者的心理学研究领域，医学心理学注重揭示心理因素的致病机制，并借以指导疾病的诊治和预防；深入开展神经症、人格障碍等心理治疗的系统研究；运用心理学的理论和技术协同治疗精神障碍患者等；既关注精神健康的人群也关注精神异常的人群（如问题儿童、恋物癖患者等的矫治）。护理心理学则与精神病护理学（因其专业性要求高，发达国家和地区的精神科护士需持有特别的执照）有较明显的界限，更多地围绕精神正常的人群，符合非精神科医院（包括除外精神专科的所有专科医院和综合性医院）患者的特点，便于充分发挥护士与患者最密切接触的专业优势。护理心理学更注重临床患者心理状态的量化评估，着重探索患者心理的一般规律和个体特征，亟待研制一系列临床普遍适用、可操作性强、规范化的心理护理模式，实现其帮助护理对象、增进和保持身心健康的宗旨。总之，临床心理护理实践不能仅仅套用医学心理学模式而不深入探索适用于护理领域的规范化操作模式，否则不可能真正形成护理心理学的系统理论。

三、与社会心理学的关系

护理心理学与分支社会心理学（social psychology）的关系，主要是近似关系，二者有诸多交叉、相似之处。比较二者一般特点及研究内容，可进一步论证护理心理学的本质属性。

1. 护理心理学与分支社会心理学一般特点的比较　任何社会心理学的分支学科，都具备图1-3所示的4个一般特点。逐一对照可知，护理心理学同样具备其一般特点。

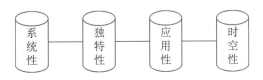

图1-3　分支社会心理学的一般特点

（1）系统性比较：分支社会心理学的知识结构，既含有主干学科的理论精髓，又体现其理论发展将相关基础学科知识丰富化的过程，更体现社会心理学体系内部相互作用的有机联系。护理心理学与分支社会心理学相关联的系统性特征，可体现为应用社会心理学的人际关系理论等，指导护理过程的人际交往、沟通实践等，并逐渐形成适用于护理领域的人际关系理论体系；还可体现为应用社会心理学的社会认知理论及技术，解析护士、护理对象的刻板印象及其角色认知偏差等。

（2）独特性比较：分支社会心理学的不断涌现，是科学精细化拓展、多学科交叉融合、顺应某领域需求增长或某类特殊需要应运而生的产物。它们着重解决现有学科略有触及却未能深入研究的问题，并借此构成各分支学科的独特研究对象。如教育实践活动中的一些社会心理学问题，就需要对应于教育领域的社会心理学的分支学科——教育社会心理学，以其独特性加以解决。护理心理学的独特性，则体现其作为心理学与护理学的交叉学科，根据护理学科的发展需求，运用社会心理学理论解决护理学科其他分支所未触及的一系列社会心理学问题。如护理对象心理活动的社会文化背景、护士职业心理素质的特有内涵等，都需要构建独特理论指导其相应的实践活动。

（3）应用性比较：社会心理学各分支学科解决各种现实社会问题的预测和控制能力，决定该学科的发展方向、规模和潜力。社会心理学分支学科在跌宕起伏的发展过程中，自始至终与其社会应用价值紧密相连。如在互联网快速发展的当今，网瘾、网恋、网络依赖等大量影响人们心理健康的社会心理问题，亟待网络社会心理学这个社会心理学分支应用其理论和技术予以有效应对。护理心理学的广阔应用前景之所以得到学术界和社会的广泛认可，正是源于人类心理健康需求的迅速发展；需要护理心理学在解决护理领域的各种社会心理问题中不断拓展学科的发展方向、规模及潜力。

（4）时空性比较：时空性，包括学科发展的时间性和空间性，指分支社会心理学的发展与解决现实问题绝对不可分，还取决于其不可超越一定的历史条件和文化背景。时间性，主要指学科生长的历史条件，任何社会心理学分支的产生，都以社会发展到一定水平、某专门领域知识积累到一定程度为基础，且其社会价值随历史时期而变化。如军事心理学在战争时期、和平年代的价值和作用及其发展进程的差异即很大。空间性，则指各分支社会心理学在不同社会文化背景下各具特色的学科定位。如同样与新闻传媒学交叉的心理学分支可因其特定社会文化背景而定位不同，如在苏联称"宣传心理学"，在美国则称"传播心理学"。

护理心理学的时空性特点：其历史条件，指医学模式的转变、护理体制的变革、人类健康需求的极大发展、护士职业的社会职能不断提高等；其社会文化背景，则是我国护理学科的发展因起步晚而较显著落伍于发达国家和地区、以 14 亿人口为基数的老龄人口和慢性病人群占比大、我国 56 个民族的多元文化和中华特有民俗等。

2. 护理心理学与社会心理学研究内容的比较　社会心理学是从社会与个体相互作用的观点出发，研究特定社会生活条件下个体心理活动发生、发展及其变化规律的学科。研究内容主要涉及以下三方面：①强调社会与个体之间的相互作用；②重视社会情境的探讨；③重视个体的内在心理因素（表 1 - 2）。

表 1 - 2　护理心理学与社会心理学研究内容的比较

研究内容	护理心理学	社会心理学
1	护理情境与个体间的相互作用	社会与个体间的相互作用
2	护理情境的作用	社会情境的作用
3	相关个体的内在心理因素	个体的内在心理因素

结合护理专业的特点，护理心理学的研究内容同样涉及以下几方面：①强调护理环境（特定的社会情境）与护士、护理对象个体间的相互作用；②重视护理情境（特定社会情境）的探讨；③重视护士、护理对象个体的内在心理因素。

从以上护理心理学与分支社会心理学的一般特点和研究内容等诸多相似之处，可进一步佐证护理心理学的本质属性是心理学。换言之，护理心理学是应用于护理领域的应用心理学分支,护理心理学以护理领域为其得以生长的沃土,又以心理学的性质和特色在护理领域展现其独特价值。

项目二 护理心理学的历史、现状和趋势

案例导入

近几年在一次全国护理学研究生规划教材编写会期间,有与会者提出:"既然相应的本科教材叫做《护理心理学》,研究生教材为什么不能叫做'心理护理学'呢? 研究生教材连个'学'字都没有,岂不是显得比本科教材的层次还低吗?"

分析提示

很显然,以上"与会者"的问题颇具代表性,因为不少业界同道没能弄清重要术语与学科概念的逻辑关系。其实用一种最简单的列举方式,就不难回答上述"与会者"的问题。如以其他交叉学科护理管理学、护理伦理学等为例,就不宜将其称为"管理护理学"或"伦理护理学";再如以同为心理学分支学科的社会心理学、教育心理学、军事心理学等,若有人将其称作"心理社会学","心理教育学"或"心理军事学",会让人们觉得荒诞不经,因为它们完全不合逻辑。

至此,或许就不难理解为什么是"心理护理"而非"心理护理学"? 为什么"护理心理学"不宜称作"护理心理"? 因为"心理护理"是专业术语,"护理心理学"是学科概念,二者不在同一层次。"心理护理"作为一种特定的方法和技能,是护理心理学的重要组成,同样需有其厚重的理论支撑,但并非任何理论体系都可以作为学科概念称为"学"。

任务一 护理心理学的简史及发展

了解护理心理学的起源、近现代发展状况及未来趋势,对学习、理解、应用该学科知识指导专业实践具有重要的指导意义。

真正科学概念的心理学和护理学,都仅有百余年历史,护理心理学作为由二者交叉形成的新兴独立学科,历史更短暂。我国普通高等教育"九五"规划首次将《护理心理学》列入高等护理教育的国家级规划教材,可视为我国当代护理心理学发展的标志之一。

一、护理心理学的起源

护理心理学的源头,或可追溯至人类社会诞生之初。人类应对一切由生老病死所引发病症的护理措施,都包含护理心理学的萌芽。我国几千年传统医学各种关于人的身心的论述,无处不向护理领域渗透,深刻影响着护理的理念。

3 000多年前,世界上最古老文献——古印度的《吠陀经》即有身心辩证关系的思想萌芽;2 000多年前基于《吠陀经》编撰的《阇逻迦集》,即明确提出"护士必须心灵手巧、有纯洁的心身","护士应注意患者的需要、给患者以关心"等论点,相关论述均体现古代学者对患者心理状态的密切关注、对医护人员职业心理素质的要求。

"西医之父"古希腊名医希波克拉底创建的"体液学说",认为医治疾病应考虑患者的个性特征因素,主张划分人的气质类型并提出护理应根据患者个性特征等,曾产生很大影响。创立于4世纪的大教会病院,认为"照顾患者伤残与拯救患者灵魂"同等重要,而且认为"护理重于医疗,其主要目的在于帮助人们洗净灵魂……最高理想是爱和信心"。

我国最早的经典医学论著《黄帝内经》中"喜怒不节,则伤脏,脏伤则病起","怒则气上,喜则气缓,悲则气消,恐则气下……惊则气乱,思则气结"等论点,都表明祖国医学几千年前就关注情绪对健康的影响。《黄帝内经》还特别强调影响人们健康的社会心理因素,提出"喜怒惊忧恐皆可损伤人体……精神内伤,身必败之"等身心交互作用的疾病诊治观。《黄帝内经》从身、心方面按"阴阳五行"划分人的气质,要求根据患者个体的不同性格特点施以不同的医疗护理等。此时的护理心理学,尚处在比较粗浅、自发、朦胧的原始阶段。

二、护理心理学的近代发展史

护理心理学的近代发展,大约介于南丁格尔创立第一所新型护士学校到建立并推行责任制护理前的100年间。南丁格尔以其独到见解创建了全新的护理概念,她认为:"个体由于社会职业、地位、民族、信仰、生活习惯、文化程度等不同,所患疾病与病情也不同,要使千差万别的人都达到治疗或康复所需的最佳身心状态,是一项最精细的艺术。"南丁格尔提出,护士必须"区分护理患者与护理疾病之间的差别,着眼于整体的人"。南丁格尔认为护士作为专门的学科人才,应是人类健康使者,护士应具备心理学知识,满足患者的需求等。此间,护理心理学已逐渐步入比较自觉、清晰、精细的准科学发展阶段。

继南丁格尔之后,奥利维亚、克伦特尔、约翰逊、威德鲍尔等学者先后提出,护理"包括加强健康教育,包括患者及其环境、家庭、社会的保健";"护理是对患者加以保护、教导";护理是给需要的人们"提供解除压力的技术,使其恢复原有的自我平衡";护理就是"帮助"等等,赋予社会心理内涵的护理新论点。此间,护理实践领域中帮助患者提高心理健康水平的教育显著增加,护理心理学的理论和实践也随之更加丰富。

三、护理心理学的现代发展史

人类疾病谱、死亡谱的重大变化及现代医学模式的彻底转变,引领了护理领域的深刻变革。20世纪50年代末,责任制护理在美国付诸实践,它要求责任护士除加强关注患者的病理生理变化,还需把注意力延伸至患者的环境、家庭、社会等各种心理及社会信息的处理。护理心理学伴随责任制护理体制的兴起和整体护理理念的传播,进入了学科发展的最旺盛时期;护理心理学的理论及应用研究,有了更明确的着眼点和更具体的立足点。纽曼的保健系统模式、罗伊的适应理论、华生的人性照护理论、佩普劳的人际关系模式等由知名护理学家创建的一系列护理理论,均受其心理学、精神卫生、社会学等跨学科学位背景的影响,亦体现诸位理论创建者将心理学引入护理领域的独到见解。世界各国相继把心理学作为护理专业必修课,如美国高等护理教育的课程设置,心理学类课程达数百学时;我国各层次护理教育,也大都普遍实施了护理心理学的教学。

1980 年,美国护理学会将护理概念更新为:"护理是诊断和处理人类对现存的和潜在的健康问题的反应。"更明确地提出:护理对象应包括已患病的人、尚未患病但可能会患病的人、未患病但有"健康问题"的人。全新的护理概念,无疑赋予了护理心理学展现特色的历史使命,也带给护理心理学千载难逢的发展机遇。30 多年来,我国广大护士都从其专业实践中深感护理心理学可助其更好地服务于护理对象,用心理学知识指导临床工作的意识明显增强,将心理护理应用于患者健康促进的积极性持续高涨,不懈地进行护理心理学的理论探讨和实践尝试。由此,护理心理学进入了科学化发展阶段。

1995 年 11 月,中国心理卫生协会护理心理专业委员会(中国科协统一领导、辖属中国心理卫生协会的二级学术机构)在北京成立,此乃我国护理心理学发展的重要标志,表明我国的护理心理学进入了学科发展新时期。21 世纪初,第二军医大学护理学院在全国率先招收护理心理学方向的硕士研究生,2005 年在全国率先培养护理心理学方向的博士研究生,2013 年再次在全国率先启动了第一个护理学科的博士后流动工作站(由护理心理学方向的博士生导师指导)。

2013 年 12 月 24 日,成立中国心理学会护理心理学专业委员会(中国科协统一领导、辖属中国心理学会的二级学术机构)的申报在中国心理学会常务理事会上顺利获批,覆盖全国 20 多个省、市、自治区 20 多所院校(含"985"院校 5 所、"211"院校 6 所)及医院,由 30 名年富力强专家学者(全部具有硕士以上学位,博士约占 7 成;全部具有高级职称,正高约占 6 成;担任研究生导师者占 8 成,博士生导师约占 1.5 成)组成,对我国的护理心理学发展具有非常重要的里程碑意义。随着我国护理学研究生教育层次、规模的不断提升,国内更多高等护理院校相继开展护理心理学方向的研究生培养。仅以中国心理学会护理心理学专业委员会成员中 10 余名研究生导师为例,他们已培养博士研究生 20 多名,硕士研究生近 300 名。拥有优质医疗资源的各大医院,对护理心理学方向人才的招聘需求亦日趋升温,该委员会成员中亦有来自临床、从事护理心理学研究及实践的高学历资深学者。基于该委员会近 30 名委员开展本学科研究的不完全统计,仅 2008~2013 年间即在国内外专业期刊发表学术研究论文 900 余篇(其中 SCI 收录文章 50 余篇);在国内外心理学专业期刊发文近百篇,主编相关专著、教材 20 余部;获批国家自然科学基金面上项目和社科基金项目 10 余项,国际合作项目基金折合人民币 800 余万元,省部级等各项科研基金数十项。2014 年该专业委员会委员基于数年的学术研究积累再传佳音,新获批国家自然科学基金面上项目和社科基金项目各 1 项,使得委员会成员获批高层次科研立项的比例进一步提升。这一切都预示着,我国的护理心理学将从其稳健、趋于成熟的发展阶段驶入学科发展的快车道。

任务二　护理心理学的发展现状及趋势

一、国内外护理心理学的发展现状分析

1. 国外护理心理学的发展现状　依据护理学者国际间交流的各种学术资料,国外护理心理学的发展现状大致如下。

(1) 心理学内涵与护理实践变革的共同拓展:1955年美国学者莉迪亚、霍尔首次提出"护理程序"的概念,护士全面应用护理程序,收集患者的生理、心理、社会等资料,制订并实施给予患者身心整体护理的计划。"以患者为中心"的理念,引发了护理实践领域的一系列变化。①强调患者的心理、精神、社会状况与其健康的关系;②护士角色兼有照顾者、教育者、研究者、管理者;③医护是协作的伙伴,分工且合作;④患者的感受、情绪、要求等得到护士重视,患者可参与其治疗、护理方案的决策,且主观能动性得以调动;⑤重视患者的个体差异,许多护理制度、措施均以患者为出发点;⑥大量增加人的心理与行为、人际交往、环境等内容的课程教学,建立了以人的健康为中心的护理教育新模式。

(2) 心理学理论与临床护理模式的融会贯通:发达国家普遍倡导的整体护理核心内容有二,即护理程序与护理诊断,二者都贯穿心理学的科学理论。

护理程序强调护理过程是个持续的循环过程,认为只要人活着,就有生理、心理和社会等活动;还认为人是个开放系统,与环境不断相互作用,健康问题就会不断出现等,其中都贯穿发展心理学、社会心理学等学术思想的精髓。近年来成为美国心理学界新兴研究领域的积极心理学(positive psychology),其理念的核心在于改变传统视角,认为心理学具有治疗精神疾病、使人们的生活更加丰富充实、发现并培养有天赋个体的3项使命。倡导心理学研究从既往只重视"弥补个体缺陷、修复伤害"转移到强调人类自身存在的诸多正向品质的挖掘和培养;主张心理学应就普通个体在良好条件下更好地发展和生活、具有天赋者的潜能得到充分发挥等拓展其研究。以创伤后成长(post-traumatic growth)为代表的积极心理学理论性、工具性研究成果已愈来愈多地应用于护理专业实践,以开发护理对象的潜力,激发其活力,促进护理对象的能力与创造力,探索其健康发展途径。

如美国临床心理护理的本质是:注重精神护理、人文主义的护理,强调"将技术与护理艺术协调,才能促进护理工作"的理念。其基本特征有三方面:①显著区别于医学模式。与心理治疗等医学心理学模式截然不同,与患者心理活动密切联系的心理护理诊断模式主要包括:认知模式、自我感知-自我概念模式、角色-关系模式、应付压力的耐力模式、价值-信仰模式等。②极大的自主性与灵活性。任何医院、护理机构,均可根据服务对象需求和自身发展特点,选择适宜的临床模式,主要体现在护生培养或护士培训的自主性、患者身心状态评估的自主性、实施患者危机干预的灵活性等方面。③突出强调实用与良效。潜移默化的现代理念、不拘一格的实用技术、因人而异的干预对策,一切均围绕着患者身心状态的改善而展开。临床心理护理中突出危机干预,强调全方位、最有效的心理援助。

又如著有《临床心理护理指南》的英国学者 Nichol 指出，"综合性医院和健康中心的心理护理，是照顾疾病和损伤的患者的一种方法，在护理或各种治疗的过程中提供给患者有组织、有实践意义、全面的心理学的关怀。"

（3）心理学知识与人才培养目标的紧密结合：一些发达国家和地区，根据现代护理人才的培养目标，对专业课程设置及人才知识结构作了大幅度调整。如按照责任制护理对护士知识结构的全新要求，在课程设置中显著增加了心理学课程。美国的四年制护理本科所开设的心理学课程年均近百学时，含普通心理学、发展心理学、生理心理学、社会心理学、变态心理学、临床心理治疗学等；且其课程设置灵活多样，如心理健康、治疗性沟通、心理问题评估、心理护理实践等；培训教材选择及教学组织由任课教师自主决定，培训中特别强调护患关系及治疗性沟通对患者身心康复的重要性及护士的沟通技能训练，使护士能充分注意患者的社会和情感需要，并帮助患者学会自护；护士实施患者身心状态的评估、干预时，既可大范围地选择他人开发的通用工具、对策，也可采用自行研制的量表和方案。又如德国学者编著的《护理心理学》由神经系统与心理事件、意识、知觉、动机、人格、发展心理学、深层心理学、社会心理学、表述心理学、医院心理学、心理诊断术、心理因素导致的生理疾病、医院的心理学、疾病及其心理的处理、护士及护理的心理任务等 24 个部分组成。

但需要指出的是，国外相关专业课程的知识体系及专业教材的理论框架似乎缺少主线，鲜见独立设置的护理心理学课程，恰如有学者所指："欧美等发达国家将此类教科书冠名为'护理专业用'的心理学教材"。

2. 我国护理心理学的发展现状 分析我国护理心理学近 20 年来的发展现状，主要体现为以下 4 个方面。

（1）学科发展态势与学科人才培养相得益彰：我国多所高校护理学科的研究生教育所设护理心理学方向已 10 多年，无疑为学科发展注入了勃勃生机、构筑了发展后劲。从批量硕士研究生毕业到博士研究生培养及开启博士后流动站，使得越来越多具有护理心理学知识结构和研究背景的高学历人才充实到教学、临床一线，担当了学术带头人的重任；更多已有较丰富专业积累的护理学院教师或临床资深护士把护理心理学方向的博士研究生学习作为其职业发展的动力驿站，期间的学术研究及长短期国际学术交流，促使护理心理学的学科发展呈现前所未有的强劲态势。

近年来伴随着护理心理学的学科发展，学科的人才队伍亦日渐壮大，主要由 4 部分人组成：①学科带头人，主要指该方向的研究生导师以及较系统掌握护理心理学内涵、长期置身护理专业各领域的高级职称专家；②学术骨干，指一些获得博士、硕士学位后充实到护理学科各类岗位的护理心理学专门人才；③资深实践者，指一大批经过高等护理教育培养、拥有护理心理学知识和技能、具有丰富临床实践的资深护士；④积极分子，指我国近 250 万护士即是一支庞大的蕴藏着很高积极性的学习、实践护理心理学的学科人才生力军。

（2）专业教学范围与专用教材质量齐头并进：专业教学范围不断拓展，大致可概括为三时段：①自我国 20 世纪 80 年代初将《护理心理学》纳入护理教育的课程体系，先后在大专、本科、中专等专业教学中开设,短短几年即从浅显的知识性讲座过渡至系统的专业必修主干课程。在国内外均未见在护理心理学较成熟理论体系的背景条件下,广大授课教师边借鉴、边探索,竭力使其专业教学较充分地发挥优化护士职业心理素质、增强护士专业技能等作用。②20世纪末,我国引进终身学习的理念,大力倡导继续医学教育,也促使此前许多从未接受过系统培训的临床一线护士有更多机会和途径学习、掌握护理心理学的新理论与新技术,并将其应用于临床专业实践。③21世纪初,我国护理心理学的专业教学与硕士、博士研究生培养相结合,如为硕士研究生开设《高级护理心理学》课程、为博士研究生开设《护理心理学研究新进展》专题讲座等。

专用教材质量显著提升,则是依托我国"普通高等教育国家级规划教材"的建设平台逐步递进的。①20世纪90年代中期,"护理心理学"被列入我国"九五"期间的"普通高等教育本科国家级规划教材",为护理心理学的教材建设指明了目标,促其质量明显提升。②"十五"普通高等教育本科国家级规划教材《护理心理学》(上海科学技术出版社,2005年第1版)等一批由学术带头人编写的新教材,以新近出版的相关专著为参照,突破了传统教材结构,融入了学术研究的新成果、新概念,为课程教学提供了专业特色明显、知识结构合理、理论体系完整、师生称心的规范化新型教科书,彻底更新了我国护理心理学沿用近20年、滞后的"堆砌组合式"教材结构,即普通心理学基本常识、医学心理学基础理论、临床心理护理系列论述三部分组合,并被严格科学概念界定的"护理专业用心理学教材"(遍及类别众多的心理学领域,无论"认知心理学"等理论类或"临床心理学"等应用类的心理学分支学科,其专著或教材均是心理学基础理论与独特专业理论融会贯通、体现本领域研究特色的理论体系。)。③"十一五"普通高等教育本科国家级规划教材《护理心理学》(上海科学技术出版社,2010年第2版)入选2011年国家精品教材,标志着我国《护理心理学》教材建设的新跨越。此前,由上海科学技术出版社出版发行的《护理心理学》教材(第3版)再次入选"十二五"普通高等教育本科国家级规划教材。

(3)学科专业实践与优质护理服务相辅相成:自20世纪80年代以来,我国护理学科的发展日渐与国际接轨,更多引进和借鉴发达国家与地区同行践行的"以人为本"、"以患者为中心"的先进经验,应用于护理对象的从"护理程序"到"护理诊断"、从"健康评估"到"循证护理"等,其内涵均与心理护理的理念和实践密切关联。特别是2010年1月,卫生部在全国卫生系统启动"优质护理服务示范工程"之后,对我国的护理心理学发展无疑是一个很大的推动。如权威发布的相关文件指出:"护理工作与患者的接触最直接、最连续、最密切、最广泛,不仅直接影响着患者在看病就医过程中的体验和感受,而且关系到医疗行业和医院服务面貌的改变。因此,护理工作在改善服务,为人民群众送温暖、送方便、送关爱、送扶助,提升人民群众满意度方面具有优势,大有作为"。全面实施"优质护理服务"对护士的职业素质提出了更高要求,特别提出:"护士要切实履行好对患者的专业照顾、病情观察、治疗处置、心理支持、沟通和健康指导等护理职责,提高护理质量、保障患者安全,以爱心、耐心、细心、责任心为患者服务",这其中的"四心(爱心、耐心、细心、责任心)"均需基于护士运用心理学原理保持自身良好的身心状况及职业心态。"优质护理服务"要求护士要"了解患者心理状况,帮助患者排忧,减轻焦虑和恐惧,做好患者的心理护理,这些工作必须渗透在对患者无微不至的照顾中,体现在对患者的护理过程中"。要求护士较系统掌握心理护理的知识和技能,帮助患者达成其自身条件下的最适宜身心状态,切实把"优质护理服务"落到实处。无论是护士保持良好身心状况及彰显"四心",或是为患者实施有效的心理护理,都为护理心理学的实施和发展提供了更宽广的平台。2011 年 8 月 9 日,国家职能部门负责人分析我国全面推进优质护理服务工作半年多的情况认为,优质护理服务"拉近了护患之间的距离,强化了护士的责任意识,有利于护士贴近患者提供临床护理服务,有利于护士密切观察患者病情,保障患者安全和医疗护理质量,有利于护士加强与患者的沟通,促进医患和谐"。

(4) 学术理论探索与临床应用研究相互支撑:30 年多来,广大临床护士开展心理护理研究的积极性可谓高潮迭起,相关学术探索和论文络绎不绝。从 1980 年第一届医学心理学学术年会参与交流的护理心理学论文 2～3 篇,到此类论文数量连年成倍递增。仅以重庆维普检索的一组学术期刊发文数据为例,输入题名或关键词"心理护理"结果显示,1989～2013 年的 15 年间相关刊文总共 30 834 篇,其中 2009～2013 年的近 5 年间相关刊文即 12 673 篇,占相关刊文总数的 41.1%。有学者在《中华护理杂志》刊发"2005～2007 年我国心理护理研究的变化与分析"一文,剖析了 2005 年 1 月～2007 年 12 月重庆维普数据库、清华同方数据库中发表于核心期刊的 359 篇心理护理、心理干预文献。结果显示:"心理护理类文献呈现量减质增,为患者实施心理干预前重视评估,心理护理措施趋向多样化、综合化,关注心理护理的效果评价、心理护理研究更强调设计"。随着近年来我国护理学研究生培养规模不断扩大,博士、硕士研究生学位论文中涉及护士、患者心理的研究约占护理学科学位论文总数的一半。尤其是我国多所高校的护理心理学方向研究团队,与硕士、博士研究生培养相结合,既着眼于护理对象的心理需求深入临床一线,聚焦癌症患者、急危重症患者、意外创伤患者等重点人群开展其心理评估及其干预的研究;还高度关注护士的"职业倦怠"等热点问题,积极探索护士职业心理素质优化、提升护士的职业获益感等策略,已形成护理心理学的理论性、工具性系列成果。如本教材所论及"护理心理学的学科性质"、"护士角色人格的要素特质"、"护士职业心理素质的自我教育与管理"、"心理护理的要素及其作用"、"临床心理护理的流程与实施"等项目的内容均为护理心理学的理论研究成果;"非精神疾病人群的临床心理评估"一章所列评估工具,则多为临床心理护理研究的工具性成果。

二、护理心理学的发展趋势

1. 护理心理学的发展支撑着人类健康事业　高速发展的现代化社会环境使人类健康受到更多心理压力的困扰,基于"健康的一半是心理健康"的观念早已深入人心,若具体到服务于护理对象,或许可推及"护理的一半是心理护理"的表述。护理心理学正与临床心理学、健康心理学、咨询心理学等应用心理学科一起,成为人类健康事业的最重要支撑。

现代社会的高速发展,突出了心理压力对人们健康的困扰,精神疾病、心理压力与社会心理因素密切相关的心脑血管疾病和肿瘤等发病率大大增高,且发病年龄显著提前;社会发展和生活节奏等任何变化,都可对个体身心健康造成直接威胁,均需要卫生保健事业的提前干预。护理心理学的理论研究与实践探索,都应充分体现其对人类健康事业的不可或缺的支撑作用,既突出专业特色,又与其他学科协同合作,更多地为维护人类身心健康提供服务。

2. 护理心理学的发展紧随现代护理学大趋势 正如国家卫生部负责人曾经指出的:"随着我国经济社会发展水平的不断提高,人民群众满足基本物质需求的同时,更加重视身体健康,注重改善生活质量,对医疗护理服务有更高和多样化、多层次的需求。随着我国工业化、城镇化、人口老龄化进程日益加速,人们的生活方式发生改变,疾病谱更复杂,疾病负担日趋加大,老年护理需求激增等,都对医疗卫生体系的调整、服务能力的提升、服务方式的转变提出了更高要求,对护理服务的内涵和外延、护理服务项目的数量和质量产生重要影响"。

"医疗卫生工作关系到人民群众的幸福安康,关系到全民素质和国家未来,是党和政府高度关注的民生问题。护理工作作为医疗卫生事业的重要组成部分,对促进经济社会发展、维护和提高人民群众健康水平发挥着重要作用。……护理学的主要任务是维护人的身心健康,预防疾病,在生老病死的各个阶段中配合医疗,进行护理,指导康复,慰藉垂危的患者"。

作为现代护理学的支柱学科,护理心理学必须了解现代护理学发展的五大趋势:①学科地位更巩固:指现代护理学乃现代科学体系中一门综合自然科学和社会科学知识、独立服务于人类健康的应用科学。②实践范围更扩展:指护理实践领域不断扩大,将全球性地扩展至有人生存的每个角落,根据人群需要开设不同类型、性质的医院。③工作对象更广泛:指护理范畴从患者群扩展到健康人群、从疾病过程扩展到疾病预防、从个体健康扩展到群体健康等。④工作方法更规范:指以护理程序为核心的整体护理模式,将更加科学、系统、规范护理工作的基本方法,建立健全护士法规,明确护士的资格和职责、工作范围、标准等。⑤职业职能更突出:指护理专业将为满足人类健康需求发挥更独特、更重要的社会职能,使每个护士展现"健康守护神"的职业魅力,使全社会认同"护理是与医疗共同服务于人类健康的独立专业"的观念。

(刘晓虹)

学习效果评价·思考题

1. 简述护理心理学的学科性质、研究对象。
2. 护理心理学与现代护理学的关系?
3. 护理心理学与医学心理学的关系?
4. 护理心理学与社会心理学的关系?
5. 护理心理学的国内外发展现状?
6. 简述护理心理学的未来发展趋势。

第二章　心理过程

学习目标

1. 识记感知觉的概念及分类。
2. 识记记忆的概念及分类。
3. 识记注意的概念及分类。
4. 识记思维的概念及过程。
5. 识记情绪的概念及分类。
6. 理解知觉的基本特征、遗忘规律。
7. 理解注意的品质。
8. 理解思维的品质。
9. 应用情绪理论指导自己及护理对象的情绪调控。

项目一　认 知 过 程

案例导入

　　北宋诗人苏轼由黄州贬赴汝州任团练副使时经过九江,游览庐山。瑰丽的山水触发逸兴壮思,便写下了若干首庐山记游诗。《题西林壁》是苏轼游观庐山的总结,它描写庐山变化多姿的面貌,并借景说理,指出观察问题应客观全面,如果主观片面,就得不出正确的结论。开头两句"横看成岭侧成峰,远近高低各不同",实写游山所见。庐山是座丘壑纵横、峰峦起伏的大山,游人所处的位置不同,看到的景物也各不相同。这两句概括而形象地写出了移步换形、千姿万态的庐山风景。后两句"不识庐山真面目,只缘身在此山中",是即景说理,谈游山的体会(心中所想)。为什么不能辨认庐山的真实面目呢? 因为身在庐山之中,视野为庐山的峰峦所遮挡,看到的只是庐山的一峰一岭一丘一壑,局部而已,这必然带有片面性。

分析提示

　　游山所见如此,观察世上事物也常如此。即使是对同一事物,由于人们所处的地位不同,看问题的出发点不同,对事物的感受和体会就不同,人们对客观事物的认识也会形成很大的差别;想要尽可能认识事物的真相与全貌,必须努力超越自己认识上的狭小范围,熟悉自己的认知特性,摆脱主观成见。护士的临床观察亦然,较全面认知事物,才能做出较准确的判断。

任务一　感　知　觉

一、感觉

1. **感觉的概念**　感觉(sensation)是人脑对直接作用于感觉器官的客观事物的个别属性的反映。通过感觉,人们不仅能知道外界事物的各种属性,如看到的物体颜色、嗅到的各种气味、触摸到的物体的光滑或粗糙等,也能知道机体内部发生的变化,如内脏器官的某些状况、身体的运动和位置等。

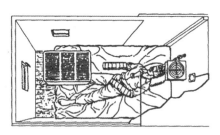

图2-1　**感觉剥夺实验**

感觉是一种最简单的、低级的心理现象。通过感觉,人们只能知道事物的个别属性,还不知道事物的意义。但一切较高级、较复杂的心理现象都基于感觉而产生,感觉是人类认识客观世界的基础,在人的心理活动中起着极其重要的作用。"感觉剥夺"实验证实(图2-1),正常人被剥夺各种刺激后,会出现幻听、幻视、注意力不集中、反应迟缓等一系列异常心理现象。

2. **感觉的意义**　感觉虽是简单的心理活动,在人们的生活和工作中却具有重要意义。

(1) 感觉提供了内外环境的信息。人们通过感觉,能认识外界物体的颜色、明度、气味、软硬、厚薄等,从而了解事物的各种属性;还能认识自己机体的各种状态,如饱饿、冷热、姿势等身体各器官的变化等。

(2) 感觉保证了机体与环境的信息平衡。人们生活需要信息平衡,信息量不足和超载都会破坏信息的平衡,对机体造成严重的影响。

(3) 感觉是人类全部心理现象的基础。人的知觉、记忆、思维等较高级、较复杂的认识活动,必须借助于感觉提供的原始材料;人的情绪情感体验,也必须依靠人对环境和身体内部状态的感觉。

3. **感觉的种类**　依据刺激物与感觉器官的接触方式,可将感觉分为距离感觉(视、听、嗅等)和接触感觉(触、味等)。

医学上分为体表感觉、深部感觉、内脏感觉。

心理学上分为外感觉、内感觉(机体觉)、本体感觉(动觉、平衡觉等)。

4. 感觉的测量 感受性(sensitivity)用感觉阈限(sensory threshold)度量。感受性指感觉器官对适宜刺激的感觉能力;感觉阈限指能使人感觉到刺激物的作用或刺激物变化的最小刺激强度,又包括绝对感觉阈限和差别感觉阈限(sensory differential threshold)。

(1) 绝对感受性:刺激物必须达到一定的强度才能被人感觉到。能可靠地引起感觉的最小刺激强度即这个感觉的绝对阈限;人能感觉到这种微弱刺激的能力称绝对感受性。为对阈限作出相对适宜的说明,以便实际地实施测量,给出绝对阈限的操作定义:有50%的概率能被察觉到的刺激量称为绝对阈限。绝对阈限越低,绝对感受性就越高,对刺激就越敏感,绝对阈限与绝对感受性呈负相关。

(2) 差别感受性:两个同类刺激物的强度达到一定差异,才能引起差别感觉。刚刚能察觉出变化的刺激强度的最小变化量,称为该刺激的差别阈限。对这一最小差异量的感觉能力,称为差别感受性。差别阈限的操作定义是:有50%的次数能觉察出差别,50%的次数不能觉察出差别的刺激强度的变化量。差别阈限值又称最小可觉差(just noticeable difference),差别阈限与差别感受性呈负相关。

5. 感觉的现象 常见感觉现象如下。

(1) 感觉适应:指同一感受器中,由于刺激的持续作用或一系列刺激的连续作用,所致刺激感受性变化的现象。适应的结果大多是感受性降低,只有暗适应是感受性增高。在各种感觉中,嗅觉、味觉和皮肤感觉的适应特别明显。如味觉适应只有几分钟,其顺序是(由快至慢)咸、甜、苦、酸。触、压觉等皮肤感觉的适应很快,但痛觉很少有适应现象(刺痛除外)。

视觉的适应现象很明显,其意义重大,从夜晚到白天光照度可相差几百万倍,若无适应机制,人就不能靠视觉对变动着的环境做精细分析,从而极大地影响对周围事物的反应。

(2) 感觉后像:指刺激停止作用后,感觉印象仍暂留一段时间的现象,有正、负两类。正后像的性质与原感觉的相同;负后像的性质与原感觉的相反。后像的持续时间与原刺激的作用时间有关,原刺激作用的时间越长,感觉后像持续越长(时间累积)。视觉的感觉后像很明显。

(3) 感觉的空间积累与空间融合:指感受器的不同部位同时受刺激后所产生,且因反应整合在一起而改变感受性的现象。空间融合是指感受器把对同时作用于它的不同刺激反应相融合而产生单一感觉印象的现象。

(4) 感觉对比:感受器不同部位接受不同刺激,对某个部位的强刺激可抑制其他邻近部位的反应,不同部位的反应差别有被加强的现象。感觉对比与感觉的空间积累相反,是同一感觉器官在不同刺激的作用下,感觉的强度和性质发生变化的现象。感觉对比有同时对比和继时对比。视觉的对比很明显,如白色对象在黑色背景中显得特别明亮,而在灰色背景中就暗淡些,此为无彩色对比。

(5) 感觉的相互作用:指一种感受器受到刺激而引起另一种感受器产生感觉或感受

性发生变化的现象。感觉补偿、联觉等是典型的不同感觉的相互作用所致。不同感觉的相互作用,主要在不同感受器官同时受到刺激时发生。例如,针刺某些穴位可减轻某些病痛(感觉的掩蔽现象)、闭眼可更清楚地倾听、感冒鼻塞会影响味觉等。感觉补偿可在特殊人群中看到,如盲人大多有很发达的听觉和触摸觉、聋哑人具有很发达的视觉等。

二、知觉

1. 知觉的概念　知觉(perception)是人脑对直接作用于感觉器官的客观事物的各个部分和整体属性的反映。知觉是各种感觉的结合,来源于感觉又不同于感觉,是各种感觉协同活动的结果。借助知觉,人们可以认识事物的整体属性。

2. 知觉的分类　根据知觉所反映对象的性质不同,可将知觉分为空间知觉、时间知觉和运动知觉三类。

(1) 空间知觉:是人对物体空间特性的反映。一定的空间范围内,每个物体之间都存在相应的关系,如大小、方位、远近等。大脑通过对物体空间属性的整合而形成空间知觉。空间知觉有大小知觉、方位知觉、形状知觉、深度知觉等。

(2) 时间知觉:是人对客观事物的延续性和顺序性的反映。即知觉客观事物持续时间的长短和先后顺序,如对时间的估计、分辨、预测及确认等。例如看了半小时的电视、冬天过去了就是春天、今天是星期一。

(3) 运动知觉:是人对物体运动特性的反映。运动知觉有真动知觉,即对移动的物体、飞翔的小鸟、行走的人群等相对运动物体的知觉;诱动知觉,即由于周围物体的运动,使人对一个静止的物体产生运动的知觉,如坐在行驶的火车中,好像外面的建筑物在向后移动;自主运动,如人在暗室中注视一个静止的光点,过一段时间便感到它在不停地游动。

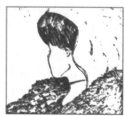

图 2-2　知觉的选择性

3. 知觉的特性

(1) 知觉的选择性:是人们能快速地从背景中选择出知觉对象的特性。人所生活的环境丰富多彩,但人不可能同时清楚地感知周围的所有事物,只能选择一种或几种事物作为知觉对象,而把其余的事物当成知觉背景(图 2-2)。

(2) 知觉的整体性:是人们对当前事物的各种属性和各个部分的整体反映。当人们感知一个熟悉的对象时,只要感觉了它的个别属性或主要特征,就可根据以前的经验而知道它的其他属性和特征,从而整体地知觉它。如果感知的对象没有经验过或不熟悉,知觉就更多地以感知对象的特点为转移,将它组织成具有一定结构的整体。这种现象即知觉的整体性或组织化(图 2-3),是知觉的积极和主动性的重要方面,提高了人们知觉事物的能力。

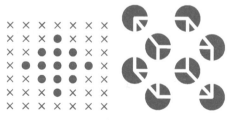

图 2-3　知觉的整体性

（3）知觉的理解性：知觉受个人知识和经验的影响，理解事物是知觉的必要条件。在一般情况下，对任何事物的知觉需根据已有知识与过去经验理解和领会。对现时事物的知觉，需基于过去经验、知识的理解，对知觉的对象作出最佳解释、说明（图2-4）。

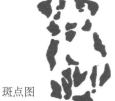

斑点图

图2-4　知觉的理解性

（4）知觉的恒常性：指知觉对象的物理特性在一定范围内发生变化，而知觉形象并不随之发生相应变化的现象。知觉的任务是从不断变化的知觉模式中揭示客观环境的稳定性、连续性。知觉恒常性是人认识世界的需要，是人长期实践的结果。视知觉中，知觉的恒常性非常明显。视知觉恒常性包括：明度恒常性、颜色恒常性、形状恒常性、大小恒常性（图2-5）。

4. 错觉（illusion）　指对客观事物不正确的知觉，它不同于幻觉，是客观事物刺激作用下产生的一种对刺激的主观歪曲的知觉（图2-6）。

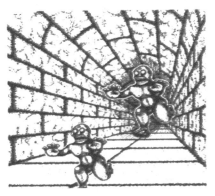

图2-5　知觉的恒常性

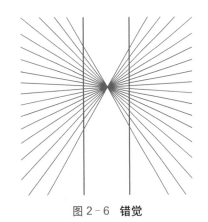

图2-6　错觉

任务二　记忆与注意

一、记忆

1. 记忆的概念　记忆（memory）是过去经验在人脑中的反映。人的大脑具有强大的存储空间，保留着人们在生活中经历的任何事情，包括感知到的事物、体验到的情感、参与过的活动等。在一定时间和条件下，那些内容可得以恢复，此过程就是记忆。

2. 记忆的分类　记忆可从以下不同角度分类。

（1）按记忆内容：①情绪记忆（emotional memory），以体验过某种情绪情感为内容的记忆；②形象记忆（imaginal memory），以感知事物形象为内容的记忆；③逻辑记忆，以概念、命题或思想为内容的记忆；④运动记忆（motor memory），以人们做过的动作为内容的记忆。

（2）按记忆时间：①瞬时记忆，指刺激停止作用后，感觉信息有个非常短暂的停留，储存时间为0.25～2秒。若感觉信息进一步受到注意，则进入短时记忆。②短时记忆，是瞬时记忆和长时记忆的中间阶段，信息储存时间5秒～2分钟。③长时记忆，指经过深入加工,在头脑中长时间保留的短时记忆信息,信息储存时间在1分钟以上的更长时间。

(3)按有无意识参与:①外显记忆,在意识的指导下,过去经验对个体当前活动的一种影响,如有意识地收集有关经验用以完成当前的任务;②内隐记忆,指过去经验对当前活动的无意识影响,如随便在商场逛了一圈,当时并未有意识地记住看到的东西,但是当别人提起某物时,你可能对它产生更多的记忆,似乎很熟悉。

3. 记忆的过程　记忆是个动态发展变化的过程,包括识记(memorization)、保持(retention)和再现(reproduction)3个基本环节。

(1)识记:是识别和记住事物的过程。它是记忆的初始环节。识记不是对信息进行简单和消极的接受,而是对信息进行一定形式的编码和加工。根据有无明确的目的,可分为有意识记和无意识记;根据是否理解识记的内容,可分为机械记忆和意义记忆。

(2)保持:是把知识经验储存在头脑中的过程。保持是识记和再现的中间环节,在记忆过程中非常重要,没有保持就没有记忆。保持是个动态过程,会发生一些变化,其中最大的变化是遗忘(forgetting)。遗忘给人们的学习和工作造成很多困难,因此要利用遗忘规律,提高记忆能力。

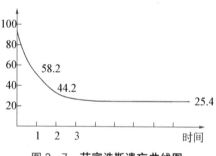

图2-7　艾宾浩斯遗忘曲线图

德国心理学家艾宾浩斯(H. Ebbinghaus)最先研究遗忘的规律,提出著名的艾宾浩斯遗忘曲线(图2-7)。告诉人们,学习之后,遗忘就立即开始,并且最初时遗忘非常快,以后逐渐缓慢,揭示了先快后慢的遗忘规律。

(3)再现:是记忆过程的最后一个环节,有再认和回忆两种基本形式。再认是过去经历的事物重新出现时能识别的过程;回忆指过去经历过的事物在头脑中重新出现的过程。

知识链接

高效的记忆黄金时间

第一阶段:早上6~7点,宜记忆一些新概念、新内容。

第二阶段:上午8~10点,宜大量记忆基础理论知识。

第三阶段:下午7~9点,宜进行综合性知识的记忆。

第四阶段:晚上10~11点,宜记忆精确性高、易出差错的知识材料。

研究表明,在以上4段时间中又以下午第三阶段时间记忆效果为最好,是一天中记忆的最佳时间。但是,具体到每个人,最佳的记忆时段又是不同的。每个人大脑功能的节奏并非完全一样,有的人早上学习效率高,有的人晚上学习效率较高。为提高记忆效果,每个人应当注意观察自身的特点,掌握了解自己的最佳用脑时间,然后把重要的学习内容安排到最佳时间里去学习。

二、注意

1. **注意的概念** 注意（attention）是心理活动对某种事物的指向和集中，其本身并非独立的心理过程，而是一种心理状态。注意是人掌握知识、适应环境、完成各项活动任务的必要条件，受主客观因素的影响。主观原因主要包括：目的与态度、知识与经验、兴趣与爱好，以及自己当时的精神状态等。客观原因主要包括：刺激物的强度、新异程度、周围环境等。

2. **注意的分类** 根据注意有无目的性、是否需要意志努力，可将注意分为以下3种类型。

（1）无意注意：指由外界事物引起的不由自主的注意，即没有目的也不需要意志努力就引起的注意。

（2）有意注意：是注意的一种高级形式，指有目的并需要意志努力的注意，受个人的意识调节和支配，具有积极主动的特征。

（3）有意后注意：指有目的、但无须意志努力的注意。有意后注意基于有意注意发展而起，对有意注意的对象产生浓厚兴趣或熟练到一定程度时，维持注意就不再需要意志努力，有意注意就转变为有意后注意。

3. **注意的功能**

（1）选择功能：指注意可选择有意义的、符合需要的和与当前活动一致的事物，避开非本质的、干扰的其他事物。

（2）保持功能：指注意的对象或内容能在意识中得以保留。

（3）调节和监督功能：指注意状态下，人们常把自己的行为与相应的目标比较，并通过反馈的信息相应地调节、监控自己的行为，使之与目标相一致；如果行为与目标不一致就进一步加以调节，直至达到目标为止。

4. **注意的特性** 注意具有指向性和集中性两个基本特性。指向性指注意能在众多的事物中只选出某些特定对象进行反映，而不管其他事物；集中性指心理活动停留在特定对象上的时间和强度。

5. **注意的品质**

（1）注意的广度：指同一时间内注意的对象的数量。同一时间内注意到的对象数量越多，注意的范围就越大，反之则越小。影响注意广度的因素主要有：对象方面，注意的对象越集中、越有规律，彼此能构成相互联系时，被注意的范围越大；个体方面，个人的活动任务和知识经验影响注意的广度。

（2）注意的稳定性：指在某种活动中保持注意的时间品质，如科研人员连续几个小时从事科学研究实验工作。

（3）注意的分配：指在同一时间内，把注意指向不同的对象或活动的品质。如人们一边看电视一边同别人聊天。注意分配取决于两个条件：即同时进行的几种活动中，必须有一些活动比较熟练；同时进行的几种活动之间已形成动作系统。

（4）注意的转移：指根据新的任务，主动地把注意从一个对象转移到另一个对象的品质。一般情况下,注意转移的快慢和难易取决于原来注意的紧张度、引起注意转移的新事物性质等,原来的注意紧张度越高,新的事物或新的活动越不符合引起注意的条件,转移注意就越困难。

任务三 思 维

一、思维

1. 思维的概念 思维(thinking)是人脑借助言语、表象或动作实现对客观现实的间接和概括的反映,它是认识的高级形式,能反映事物的本质特征和事物之间的内在联系及其发展规律。

2. 思维的特征 思维具有概括性、间接性两个特征。

(1)思维的概括性:表现思维在感知的基础上认识一类事物共同的、本质的特征。通过感觉和知觉,人们可认识部分事物,但通过思维,可概括地认识一类事物的共同本质特征,还可认识事物之间规律性的内在联系。

(2)思维的间接性:表现思维借助一定媒介和一定知识经验认识事物的特征。感觉和知觉只能反映直接作用于感觉器官的事物,要想认识世界上许多不易或不能被直接感知的事物,只有通过思维去间接地反映。如护士观察患者皮试区域的皮肤颜色,可间接地判断患者是否药物过敏。

3. 思维的分类 思维的分类有多种,最常见的分类如下。

(1)根据思维形态:①动作思维,依赖身体的具体动作进行的思维,个体思维首先发展的是动作思维;②形象思维,利用头脑中的具体形象进行的思维;③抽象思维,以概念、判断、推理的形式进行的思维。

(2)根据思维方向:①聚合思维,指思路朝一个方向聚敛前进,从而形成唯一的、确定的答案;②发散思维,指思路朝向各种可能的方向扩散,不拘泥于一种方法,求得多种合乎条件的答案。

(3)根据创新程度:①常规思维,用惯常的方法解决问题的思维;②创造思维,打破常规、有创新精神的思维。

4. 思维的品质 良好的思维品质主要体现在以下几个方面。

(1)广阔性:指思维的广度,在思维过程中能全面地分析问题,顾全大局,既看到事物的整体,又看到事物的细微。

(2)深刻性:指思维过程中,能透过现象看到事物的本质,揭示事物发生发展的规律,抓住问题的关键。

(3)敏捷性:指思维过程中能迅速、及时发现问题。

(4)逻辑性:指思维过程中问题明确、条理清晰、层次分明、概念准确、判断有据、思维连贯。

（5）独立性：指思维过程中能独立思考问题和解决问题，具有开拓和创新精神。

（6）灵活性：指思维过程中能从实际出发，善于根据事物的发展变化果断机智地解决问题。

（7）评判性：指解决问题时，善于客观、正确地评价并修正自我与他人的思维成果。

5. 思维的基本过程　　思维是人类所具有的高级心理现象，思维的过程是人们运用概念、判断、推理的形式对外界信息不断进行分析、综合、比较、抽象和概括的过程。

（1）分析：指头脑中把事物的整体分解为各个部分或各种属性。

（2）综合：指头脑中把事物的各个部分、各个特征和属性相结合，即整合分析的结果，形成对事物的整体认识。

（3）比较：把各种事物和现象加以对比，确定其异同，发现其关系的思维过程。

（4）抽象：指思想上抽出各种事物及现象的共同特征与属性，舍弃其个别特征和属性的过程。

（5）概括：在抽象的基础上，人们就可概括地认识事物，形成事物的概念。

总之，任何思维活动都是分析、综合、比较、抽象和概括等过程协同活动的结果。

▎项目二　情　　绪

案例导入

　　南非总统曼德拉曾被关押 27 年，受尽虐待。他就任总统时，邀请了 3 名曾虐待过他的看守到场。当曼德拉起身恭敬地向看守致敬时，在场所有人乃至整个世界都静了下来。他说：当我走出囚室、迈向通往自由的监狱大门时，我已经清楚，自己若不能把悲痛与怨恨留在身后，那么，我仍在狱中。

　　有一位父亲丢了一块手表，他抱怨着四处寻找，可半天也找不到。等他出去了，儿子悄悄地进屋，不一会儿就找到了那块表。于是，父亲就问儿子：怎么找到的？ 儿子说：我就安静地坐着，一会儿就能听到滴答滴答的声音，表就是这样找到的啊。

分析提示

　　我们越是焦躁地寻找，就越找不到自己想要的，只有平静下来，才能听到内心的声音。越是怨恨，气愤的情绪越让人难以得到想要的！ 只有控制自己情绪的人，才是自己的主人。做了自己的主人，才可以做人、事、物的主人。

任务一 概 述

人都有七情六欲、喜怒哀乐,正是因为人们有了各种不同的情绪,才构成其绚烂多彩的真实人生。各种不同的情绪都是我们生活的一部分,无论你爱或者不爱它,它都真实地存在着;无论你想或者不想要它,它都会在某一时刻客观而真实地让你体验、感受到它。

一、情绪和情感的概念

情绪(emotion)是人们对客观事物是否符合自身需要而产生的一种态度体验,情绪、情感是以个体的需要为中介的一种心理活动。当客观事物符合个体的需要时,就能引起积极、肯定的情绪和情感;当客观事物不能满足个体的需要时,则产生消极、否定的情绪和情感。

二、情绪和情感的区别

情绪和情感的区别主要有3个方面:①需要的角度,情绪是与生理需要相联系的体验,如对饥渴、睡眠、运动的需要,是人和动物共有的体验;情感是与社会性需要相联系的体验,如人对文化、交往、道德等的需要,是人类特有的体验。②反应的特点,情绪具有情境性、易变性、不稳定性的特点;情感则具有稳定性、深刻性、相对持久性的特点,不为情景和具体事物所左右。③外在表现,情绪反应强烈,带有明显的外部表现和冲动性;情感的外在表现不甚明显。

任务二 情绪的体验与状态

一、情绪体验

情绪体验是指情绪发生时的主观感受,并非情绪发生时所有的内部体验都是情绪,但直接的主观体验是情绪现象不可或缺的组成,而且每种具体的情绪体验在主观感受上相对稳定。以下可从情绪的4个维度分析情绪体验的性质。

1. 强度 情绪体验的强度有由弱到强的不同等级变化。例如,喜,可从适意、愉快到欢乐、大喜、狂喜;哀,可从伤感到难过、悲伤、哀痛、惨痛;怒,可从轻微不满、生气、愠怒、激愤到大怒、暴怒;惧,可从害怕、惧怕、惊恐到惊骇。情绪的强度越大,整个自我被情绪卷入的程度也越深。

情绪体验的强度,首先取决于对象对人具有的意义。意义越大,引起的情绪就越强烈。且其意义的大小,由该对象在个人生活中所占地位决定。其次,情绪体验的强度还取决于人对自己的要求。人们对一幅画的不良评价,可能不会使业余绘画者产生强烈的情绪,但可能引起专业画家的强烈情绪反应。最后,情绪体验的强度也取决于人的需求状态,如饥饿者和饱腹者对食物气味的情绪体验的强度不同。

2. 紧张度 情绪体验的紧张度变化很大,其通常与活动的紧要关头、最有决定性意义的时刻相联系。考试、讲演、运动比赛前,人们都可体验到紧张情绪。活动进行中,通常在关系到活动成败的关键时刻,在实际或想象中临近时,情绪体验的紧张水平就会逐渐增长。活动成败越重要,关键时刻临时情绪就越紧张。之前紧张水平越高,关键时刻过去后,就越感到轻松。紧张一般有助于动员全身精力和集中注意,可能对活动产生有利影响;也可能起抑制作用而使动作失调,妨碍活动的正常进行。紧张对活动的不同作用,除取决于紧张的程度,还与活动的难度、人对活动的准备、是否具有必要的知识及技能有关。

3. 快感度 指情绪体验在快乐或不快乐的程度差异,如悲伤、羞耻、恐惧、悔恨等有明显不快乐的感受;欢喜、骄傲、满意等有明显快乐的感受。还有些情绪在快感度的位置十分模糊,如怜悯、惊奇,既不是明显的快乐,也不是明显的不快乐。快感度的本质是与需要是否得到满足有关,事物能满足人的需要,即引起快乐的体验;事物不能满足需要或与需要相抵触,则引起不快乐的体验。情绪的强度影响其快感度,微愠不一定特别不愉快,强烈的愤怒则是不愉快的。渴望,通常伴有快乐的感受,但它过于强烈、持久时,可能产生不快乐的感受。

4. 复杂度 各种情绪的复杂程度很不一样。爱,包含柔情和快乐的成分;恨,包含愤怒、惧怕、厌恶等成分。如"惊喜悲叹"、"惊喜疑惧"这两种情绪就比"快乐"复杂得多,"悲喜愧惧"、"悲恨爱悔"这两种情绪则比"悲哀"复杂得多。有时,情感的成分非常复杂,人们甚至很难用言语描述它到底是一种什么样的体验,有的情感则很单纯。

二、情绪状态

情绪状态(emotional state)是个体在情绪过程中显现的身体变化及自觉或不自觉的意识状态,具有持续性、外显性、情境性和个体性等特点,常见的表现形式如下。

1. 情调(feeling tone) 是一种伴随着感觉而产生的情绪状态,如人们感知到红橙黄绿、酸甜苦辣、冷热痛痒、气味香臭、光线明暗、乐音噪音等的同时,往往也体验到某种情绪。情调伴随着感觉,似乎感受物本身就带有特殊的情感。当人们谈及"甜蜜的嗓音"、"凄怆的夜晚"、"愤怒的波涛"、"厌恶的气味"等,所感知的"嗓音"、"夜晚"、"波涛"、"气味"都带有一种特殊的情感色调。

2. 心境(mood) 是指一种比较微弱、持久、具有渲染性的情绪状态。俗语"人逢喜事精神爽"时,喜事引起的愉快心情按其强度虽不强烈,但此情绪状态并不在事过之后立即消失,往往会持续一段时间。一般的情绪反应持续时间短则几秒钟,长则几小时,但一种心境可持续多时,甚至很多天。一段时间里,愉快、喜悦的心情仍影响着人的各方面行为。在某人看来,仿佛周围的一切事物都染上了快乐的色彩;相反,心境忧伤的人,一段时间里所见周围的一切都带有忧伤的色彩。

心境不同于其他情绪状态,其显著特点是不具有特定的对象性,即不针对任何特定事物。心境是一种带渲染性的情绪状态,有积极和消极之分。积极的心境使人振奋乐观、朝气蓬勃,甚至遇到巨大困难也不会灰心丧气;消极的心境使人颓丧悲观,同样的工作也会使一个人感到枯燥乏味。此外,愤怒的心境则使人易于激怒,迁怒即在此心境中产生;惧怕的心境使人疑神疑鬼,如草木皆兵。总之,消极的心境都不利于顺利完成活动。

3. 激情(intense emotion) 是一种短暂的、爆发式的情绪状态。若把情绪比作心理的波浪,激情就是暴风骤雨。激情状态下自我卷入的程度很深,失去了身心平衡,伴有明显的生理和身体的变化。例如,盛怒时,拍案大叫,暴跳如雷;狂喜时,捧腹大笑,手舞足蹈;绝望时,心灰意冷,麻木不仁。激情,有积极的和消极的两种。通常与冷静的理智和坚强的意志相联系,激发人积极向上、符合社会要求的激情是积极的;对机体有害、不符合社会要求的激情是消极的。

4. 应激(stress) 指出乎意料的紧张情况所引起的情绪状态。不寻常的紧张状况下,人体动员各种资源(首先是内分泌资源)以应付紧张的局面,此时产生的复杂的生理和心理反应都属于应激状态。现代科学已证明,人在各种紧张刺激的影响下会导致一系列激素分泌的增加,引起人体全身性反应甚至全身适应综合征。应激状态下,人会产生一系列的生理反应变化、情绪体验和心理反应。其生理反应大致如下:当紧张刺激作用于人脑时,下丘脑发生兴奋,肾上腺髓质释放肾上腺素和去甲肾上腺素,增加通向脑、心脏、骨骼肌等的血流量,提高机体对紧张刺激的警戒能力和感受能力,增强能量,作出适应性反应。生理变化的同时还可伴有如焦虑、烦躁、恐惧、情绪起伏、发脾气,也有自卑、自罪、害羞等情绪体验。由于精神紧张,一些人常表现为注意力不集中、思维中断、记忆不佳,对外界事物过于敏感和难以决策等。

知识链接

两个秀才赶考

有两个秀才一起去赶考,路上他们遇到了一支出殡的队伍。看到那一口黑乎乎的棺材,其中一个秀才心里立即"咯噔"一下,凉了半截,心想,完了,真倒霉,赶考的日子居然碰到这个倒霉的棺材。于是,心情一落千丈,走进考场,那个"黑乎乎的棺材"一直在脑海里挥之不去,文思枯竭,果然名落孙山。

另一个秀才也同时看到了,一开始心里也"咯噔"一下,但转念一想,棺材,噢,那就是有"官"又有"财"吗?这是好兆头,看来今天我要鸿运当头了,一定高中。于是,他心里十分兴奋,情绪高涨地走进考场,文思如泉涌,果然一举高中。

回到家里,两个人都说那个"棺材"真的好灵。

事实上,面对同样的事物,由于不同的认知而产生的情绪是截然相反的,而不同的情绪导致了人生结果也是不同的。因此,我们要用积极的心态去看待人生。

其实,人对事物的看法并没有绝对的对错之分,但有积极与消极之分,积极情绪的人,对事物永远都会找到积极的解释,然后寻求积极的解决方法,最终得到积极的结果,积极的结果又会正向强化积极的情绪,从而使之成为更加积极的人;反之,消极情绪者,永远都会处于消极的情绪之中,并且总能为自己找到抱怨的借口,最终得到消极的结果,消极的结果又会逆向强化消极的情绪,从而使之成为更加消极的人。

任务三 情 绪 理 论

情绪作为一种复杂的心理活动,始终被国内外心理学者关注和研究。各个学派从不同的角度、深度探索和认知情绪本质及机制。行为主义认为是环境导致情绪;以生理趋向为主的达菲认为情绪是由生理唤醒的变化;认知学派则强调认知、评估的作用,认为情绪源于个体对所处周围环境中对自己好坏的认知评价。我国学者黄希庭(1991)认为,情绪是人对待认知内容的特殊态度,包含情绪体验、情绪行为、情绪唤醒和对情绪刺激的认知等复杂成分。

一、詹姆斯-兰格理论

早在 19 世纪末美国先驱心理学家詹姆斯(1884)和丹麦生理学家兰格(1885)分别提出相同的情绪理论,被称为詹姆斯-兰格情绪外周学说。按照常识,人们对环境刺激的知觉产生情绪体验,而后才引起一系列的身体变化。比如,人们可能会见到一条狗时体验到恐惧,然后拔腿就跑。而詹姆斯主张,外界刺激首先引起身体的变化,人们对身体变化的知觉产生情绪。人们看见狗拔腿就跑,然后体验到恐惧。"我们并不是因为悲伤、愤怒或恐惧而哭泣、进攻或颤动。相反,哭泣,因而感觉悲伤;进攻,因而感觉愤怒;颤动,因而感觉恐惧"。詹姆斯坚持认为,"我们无法想象一种脱离了身体的情绪。如果没有身体生理的激活,情绪体验如何出现呢,身体变化是必不可少的"。兰格也强调,"情感,假如没有身体的属性,就不存在了"。詹姆斯-兰格学说首先提出了情绪的发生与身体变化相联系的论点,虽然遭到人们的质疑,但也刺激了大量关于情绪发生机制的生理学研究。

二、坎农-巴德学说

美国生理学家坎农及其学生巴德提出著名的"坎农-巴德情绪理论",认为当周围环境的刺激到来时,首先激活负责情绪体验和行动的大脑皮质与负责机体唤醒的下丘脑,其次引发个体开始行动。具体而言,外界刺激引发感觉器官的神经冲动,并由内导神经传至丘脑;大脑接收到由丘脑传递的神经信号,产生情绪的主观体验向下传至交感神经,引起机体的生理反应,如血压增高、心率加快、瞳孔放大、肌肉血液增多和肌肉紧张等,使个体生理上进入应激状态。坎农-巴德学说认为,情绪体验和生理变化是同时发生,都受到丘脑的控制。

三、情绪的认知学说

Amold 的评定-兴奋学说认为,个体因与刺激相互作用而产生且由个体直接感知的身体改变,并不能完全解释情绪的产生。她强调,当个体感知到刺激事件时,个体就会自动生成"在当下,它与我的利害关系是怎样的"评价,并因其评价使个体产生当下的刺激事件对我是好或是坏的情绪感受,同时也产生趋近或躲避该事物的行为。情绪的性质并不决定于刺激的情景,从刺激出现到情绪的产生,需经过对刺激的估量和评价,情绪产生的基本过程是首先出现刺激情景,对刺激情景的评估,进而产生情绪。

四、情绪-动机分化理论

该理论的代表学者是 Tomkins(1970)和 Izard(1977)。Izard 以情绪为核心,以人格结构为基础提出情绪-动机分化理论,阐述了情绪的性质和功能,认为情绪是人格系统中的子系统。Izard(1991)又指出,情绪包含着神经生理、表情行为、情感体验 3 个子系统,它们通过相互作用使自身与情绪系统以外的动作、内驱力等人格子系统建立联系,以实现情绪与其他系统的更好配合。

任务四　情绪表达与情绪功能

人们所有的心理活动,都伴随着一定的情绪状态。情绪伴随人们的生活、学习、恋爱及交往,与人们的需要、动机、认知及行为都有密切的联系。情绪是一个人内心需要是否得到满足而表现出的对外界事物的态度,是一个人心理活动的外部表现。情绪反映人的内心活动,可通过情绪表达观察人的内心世界。

情绪表达的研究,可追溯至达尔文时期,他从进化论的角度阐释人类和动物情绪表达对适应环境的重要性。直至 20 世纪末,Cross(1995、1997)将情绪表达带到一个新层次,他将情绪表达定义为"与情绪体验相联系的典型的行为变化,包括言语的行为和非言语的行为"。即情绪表达是个连贯的动态过程,它可通过言语线索和非言语线索表达内心的情绪状态,可被视为情绪调节的一种;还可被认为人际交往方式的一种,情绪表达可增进个体间的互动和关联。

一、情绪的表达

情绪的表达是指人的身体和精神的变化,具体包括主观体验(subjective experience)、外部表现、生理唤醒(physical arousal)。

1. 主观体验　情绪反映一个人的主观感受,即愉快或不愉快、喜欢或不喜欢等体验。因此,对个体情绪的研究,很大程度上要依靠当事人的自我感受,或者说内心的体验,它是内隐的,不能直接观察到。

2. 外部表现　又称表情。表情是情绪变化的外部表现方式,包括面部表情(facial expression)、肢体表情(body expression)和言语表情(language expression)。

(1)面部表情:指通过面部肌肉的变化表现各种情绪状态,但面部的不同部位表达表情的作用不同。如表达忧伤眼睛最重要,表达快乐与厌恶口部最重要,前额能提供惊奇的信号等。

(2)肢体表情:指情绪发生时,身体各个部分呈现的姿态。如高兴时手舞足蹈、悔恨时捶胸顿足、愤怒时摩拳擦掌等身体姿势,都可表达个人的某种情绪。手势语是一种重要的肢体语言,它通常和言语一起使用,表达人的某种思想感情。人们在无法用言语沟通的情况下,还可单独使用手势交流,表达情感和传递信息。

(3)言语表情:指言语的语调、节奏和语速等的变化,是言语交际的重要辅助手段。如喜悦时语调高昂,语速较快;悲哀时语调低沉,语速缓慢;感叹、激愤、嘲笑等,也有一定的语调变化。

外部表情虽能直观地给人们提供一些情绪信息,但由于外部表达方式具有习得性,人们往往为达到某种目的故意隐瞒或装扮出某种情绪表现。鉴于情绪的外部表达常带有掩饰性,观察个体的情绪变化时,除注意其外在表现,还需注意观测个体的一些生理变化指标。

3. 生理唤醒 情绪反应伴随人的大脑、神经系统和荷尔蒙的生理作用,一个人的情绪被唤醒的同时,其身体也被唤醒,引起身体的生理变化。诸如伴随情绪发生的心跳加快、血压升高、呼吸加速、面色变化等。强烈或持续的情绪反应会耗费个体的精力,削弱其对疾病的抵抗力。

二、情绪的功能

1. 适应功能 情绪和情感是有机体生存、发展和适应环境的重要手段。有机体通过情绪和情感引起的生理反应能发动身体的能量,使有机体处于适宜的活动状态,以适应环境变化。如人们可依据婴儿的情绪了解其处境的好坏,助其更好地生存和发展。

2. 动机功能 情绪可促进、引导并维持个体的行为,直到达到特定的目标。如当某人爱上某项活动时,愉悦感会促使他更多参与和发展能力,在活动中取得优良成绩。但情绪对人的行为动机也有反作用,当任务太难、太复杂时,如果一个人的情绪过于急躁,他的工作绩效也会下滑。适度的情绪兴奋,可使身心处于活动的最佳状态。

3. 社会功能 当信息不能通过语言准确地表达时,情绪就成为人际沟通与交流的重要手段。心理学家发现,人际交往过程中,70%以上的信息需依靠非言语(语气、态度)传达。人们关注他人的各种情绪变化并作出相应的回应,才能更好地适应周围环境。若个体无法感受他人的情绪,不能作出相应的回应,就可能造成人际交往的隔阂,或丧失与他人建立良好关系的机会。

情绪的社会功能还体现为助人行为。研究发现,个体处于最佳情绪状态时,更愿意做出各种助人行为;当个体为其过失颇感内疚时,也更愿意提供义务帮助,以减轻心中的内疚感。

(刘艳辉)

学习效果评价·思考题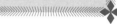

1. 人类感知觉的特点将给护理工作提供哪些信息和提示?

2. 根据人类的记忆特点,如何指导自己的学习和生活?

3. 思维品质给你什么样的启示?

4. 举例说明如何理解和正确应对患者的情绪反应。

5. 结合生活实际,合理解释说明感知觉的特性。

第三章　个性

学习目标

1. 识记需要的特征、种类。
2. 识记个性的特征。
3. 识记性格的特征。
4. 理解马斯洛的需要层次理论。
5. 理解4种心理冲突的具体含义。
6. 理解气质特征和性格类型。
7. 结合自身经历说明个性形成和发展的主要影响因素。
8. 应用有效应对挫折的方法,提高挫折的承受力。

项目一　概　　述

案例导入

陈女士,64岁,老伴2年前死于中风。老伴在世时她还很健康、开朗,自老伴过世后,她这2年突然老得很快,性格也发生了很大变化。以前爱说爱笑的,现在无论子女怎么去跟她说话,怎么去问她,她都不出声。……据小女儿回忆,母亲自从父亲过世后就再也不和以往的朋友来往了;对几个子女也总是保持沉默,精神恍惚,常常不知道自己在干什么。

分析提示

老年人都有依靠的需要,很多老人一辈子最大的愿望就是能与另一半"执子之手,与子偕老"。所以,当老年人的配偶突然亡故时,会有很长一段时间不能适应。案例中的陈女士自老伴去世后她完全变成了另外一个人,少言、行为奇异,不喜欢与人相处,与所有朋友都不再来往。陈女士为何如此? 有分析认为:陈女士的变化与其需要受挫相关,还可能受制其依赖型人格特点。当其在生活中遭遇挫折而又无法满足其依靠老伴儿的需要,挫折往往易使其产生孤僻、沉默等一系列变化。培养健康的个性对人的一生有何重要意义? 希望学习完本项目后大家能找到答案。

任务一　个性心理结构

个性(personality)也称人格,迄今为止尚无统一的定义。现代心理学把个性定义为一个人的整个精神面貌,即一个人在一定社会条件下形成,并具有一定倾向、比较稳定的心理特征。

个性心理结构包括下述两个互相联系的方面。

一、个性倾向性

个性倾向性是个体对客观环境的态度和行为积极性的特征,包括需要、动机、兴趣、信念和世界观等,是人格系统的动力结构、是人格结构中最活跃的因素,以积极性和选择性为特征,决定着人对周围世界认识和态度的选择和趋向。个性倾向性中各个成分互相联系、互相影响和互相制约。其中,需要是个性倾向性的源泉;动机、兴趣和信念等都是需要的表现形式;世界观属于最高指导地位,它指引和制约着人的思想倾向和整个心理面貌。

二、个性心理特征

个性心理特征是个体在其心理活动中经常地、稳定地表现出来的特征,主要指人的能力、气质和性格,它集中反映了人的心理面貌的独特性。个性心理特征在结构中并非孤立存在,它受到个性倾向性的制约,如能力和性格是在动机、理想等推动作用下形成的,稳定或者再变化,也需要依赖于动机和理想等动力机制才可表现出来。

任务二　个性的特征

一、整体性

个性是统一的整体结构,是人的整个心理面貌。虽然个性由许多心理特征组成,但是其成分或特征错综复杂地交互联系、交互制约而组成整体。整体性表现为个性内在的统一,使人的内心世界、动机和行为之间保持和谐一致,否则就会导致人格分裂。

二、独特性与共同性

个性的表现千差万别,具有独特性,正所谓"人心不同,各如其面"。即使是同卵双生子的遗传可能完全相同,但其个性仍有所区别,因个性发展受遗传、环境、学习等许多因素的影响,个性的独特性主要反映其共同性在质和量上的差异。个性的独特性并不排斥人与人之间心理上的共同性,诸如一个群体、某个阶级或某个民族具有共同的典型个性特征,比如人们常说中国人勤劳勇敢、德国人严谨、法国人浪漫等。

三、稳定性与可塑性

个性的稳定性表现为两方面：一是个性的跨时间持续性；二是个性的跨情境一致性。个体在行为中偶然表现的心理倾向和心理特征不能表征其个性结构，只有较稳定、行为中经常表现的心理倾向和心理特征才能表征其个性。如某个体一向处事谨慎稳重，偶然表现出冒险、轻率的举动，不能认定他具有轻率的性格特征。"江山易改，本性难移"，即是个性稳定性的最形象表述。个性的稳定性特点不排斥个性的可塑性。人的现实生活十分复杂多变，在人的生活历程中形成的个性特征，也必然随着现实的多样性、多变性而发生或多或少的变化。

四、生物制约性和社会制约性

个性在个体遗传和生物基础上形成，受个体生物特性的制约；个性也在社会交往中逐渐形成和发展，社会生活条件对个性的形成和发展起决定作用。生物因素给个性发展提供可能性，社会因素使可能性转化为现实。因此，个性在先天遗传素质的基础上、在人类社会的影响下形成，每个人的个性类型都存在其成长的社会环境"烙印"。

任务三 人格理论

学术界介绍西方的个性理论，习惯用"人格"的术语表述，故本节以"人格"替代"个性"一词阐述如下。人格理论是心理学家对人格的系统性、理解性解释。由于众多心理学家的学术观点和研究方法不同，数十种人格理论都从不同角度、深度揭示人格的某一方面。本教材主要介绍影响较大的几种人格理论。

一、特质理论

1. 奥尔波特的人格特质理论　美国著名心理学家奥尔波特（G. W. Allport）是人格特质理论的创始者，他认为人格由特质构成。特质指个人的神经心理结构，是个人遗传与环境相互作用后形成的对刺激信息反映的内在倾向，可由个体的外显行为推知。特质除能反映刺激信息而产生行为与思想，还能主动地引发自身的行为，使许多刺激信息的功能等值、反应一致，即不同刺激信息导致了个体的相似行为。例如，具有很强"攻击性"特质的人，在不同情境下都会作出类似的反应，即与他人共同工作时，表现出霸道专横和盛气凌人的特征；体育竞赛时，表现出逞强好胜的特征；对待弱者时，表现出力图制服的特征等。

奥尔波特认为人有两种特质：共同特质和个人特质。共同特质是同样文化形态下人们具有的一般特质，在人们共同生活的社会环境和生活方式下形成，并普遍地存在于每个人身上，是一种概括化了的行为倾向。个人特质是个人所独有的特质，代表个人的行为倾向。奥尔波特认为，世界上没有哪两个人的个人特质相同，个人特质是表现个人性格的重要因素,心理学应把重点放在个人特质的研究。

2. 卡特尔的人格特质理论　美国心理学家卡特尔(J. M. Cattell)的主要贡献,是他把人格特质划分为表面特质和根源特质。卡特尔认为,表面特质直接与环境接触,常随环境的变化而变化,是从外部行为观察到的特质,但不是人格特质的本质;根源特质是反映一个人整体人格的根本特性,是深藏于人格结构内层,具有动力性作用的特质,同时又是制约表面特质的潜在的、基础的基本因素,是建造人格大厦的基石。卡特尔认为,根源特质必须通过表面特质的中介,一种根源特质可影响多种表面特质,但需要用因素分析的测量方法才能发现。如通过因素分析,发现"高傲"、"自信"和"主观"等特质之间具有高度相关性,可用"支配性"的根源特质加以解释。卡特尔采用因素分析法确定了16种根源特质,还据此编制了卡特尔16种人格因素问卷(16 personality factor questionnaire,16PF)。

二、行为主义理论

行为主义理论认为,人的各种行为模式都是通过学习形成的,故人格的本质是个体习得行为的总和;人格形成依赖于社会环境,又随社会环境的变化而改变。

美国心理学家斯金纳(B. F. Skinner)提出操作性条件发射的作用,认为人格是在后天的社会生活中逐步习得的,不适宜行为和适宜行为都是个体通过强化习得的。人格形成过程中,环境中是否给予强化和激励,是影响某种人格特征形成与否的重要因素。当个体在情境中先出现某种自发的行为反应,之后如获得奖赏,其行为便得到强化,个体会继续表现其行为反应;反之,若未获得奖赏,个体的某行为将逐渐消退。

班杜拉(A. Bandura)的社会学习理论认为,个体可不必亲身经历而习得某种行为,只要通过观察他人的行为表现方式以及行为后果,就可获得与亲身经历者同样的经验。班杜拉提出,行为可通过主动地观察学习和模仿而形成,并认为人格正是在反复观察他人的行为过程中得以发展的。

总之,行为主义人格理论较重视环境因素在人格的形成与改变中的作用,相对忽略个别差异、遗传及生理因素对行为及其人格的影响。

三、人本主义理论

1. 马斯洛的自我实现理论　马斯洛(A. H. Maslow)是人本主义心理学的主要代表人物,他认为生理的、安全的、尊重的、归属的、自我实现的需要就是人类的似本能(似本能是马斯洛表述人类需要本性的一个关键性概念。他在本能"instinct"一词后面加上了后缀"oid",意为"似"、"像"等。所谓似本能"instinctoid",即指人类天生的却是微弱的基本需要的本性,它极易被环境条件所改造),它们是天赋的基本需要。似本能的需要就是人格,是善良或中性的。恶不是人性固有的,它是由人的基本需要受挫所致,或由不良的文化环境造成。人的成长源自个体自我实现的需要,自我实现的需要是人格形成发展、扩充成熟的驱动力。正是由于人有自我实现的需要,才使得有机体的潜能得以实现、保持和增强。

2. 罗杰斯的健康人格理论 美国心理学家罗杰斯(C. R. Rogers)以自然人性论为基础,认为人格的形成是源自人性的自我压力,人格发展的关键在于形成和发展正确的自我概念。自我的正常发展必须具备两个基本条件:即无条件关怀和自尊。其中,无条件关怀是自尊产生的基础,因为只有别人对自己有好感和尊重,自己才会对自己有好感和自尊。如果自我正常发展的条件得以满足,个体就能依据真实的自我而行动,就能真正实现自我的潜能,成为自我实现者或称功能完善者、心理健康者。

项目二 个 性 倾 向 性

案例导入

当千千万万个考生正摩拳擦掌、大显身手之时,江西宜春市高三学生柳艳兵正躺在病床上,眼巴巴地看着同学走进考场。

在歹徒的刀砍向无辜群众的时刻,这个年轻人挺身而出夺刀斗凶,换来一车人的生命安全。尽管无法参加高考,但这名被网民称为"最美考生"的学子已经交上了一份满分的"道德答卷"。

2014年5月31日,在宜春市区至袁州区金瑞镇的一辆公交中巴车上,一个歹徒将高三学生柳艳兵及其同学易政勇等5名乘客砍伤。当歹徒继续举刀要伤及更多乘客时,柳艳兵不顾自身被砍剧痛,上前夺下歹徒手中的刀。事发后,柳艳兵和易政勇被送医院救治,两人因伤情严重,无法参加6月7日开始的高考。

7日,宜春市综治委正式授予柳艳兵"见义勇为先进个人"荣誉称号。江西省教育厅证实:教育部对柳艳兵及其同学易政勇的行为表示赞赏,并表示待他们身体康复后,将为他们组织单独考试。

分析提示

面对歹徒,为什么柳艳兵能不顾自身生命安危,勇敢与歹徒搏斗,在他的行为背后体现了哪种需要和什么动机,面对无法按时参加高考这一事实,柳艳兵又是如何应对这一挫折,请同学们带着这些问题开始本项目的学习。

个性倾向性主要包括需要、动机、兴趣、理想、信念和世界观等。它主要在个体后天的社会化过程中形成,较少受到生理因素的影响。个性倾向性各个成分不是孤立的,而是互相联系、互相影响并互相制约的。需要是个性倾向性乃至整个个性积极性的源泉,只有在需要的推动下,个性才能形成和发展;动机、兴趣和信念等都是需要的表现形式;世界观居于最高层次,制约个体的思想倾向和整个心理面貌,是人的言论和行为的总动力和总动机。

任务一　需要与动机

一、需要

1. 需要的含义和特征

(1) 含义：需要(need)指个体内部生理或心理的某种缺乏或不平衡状态，它表现为个体的生存和发展对客观条件的依赖性，是其行为的动力源泉。例如，血糖水平下降，会产生饥饿求食的需要；生命得不到保障，会产生安全的需要；孤独，会产生交往的需要等。一旦个体的需要获得满足，其内部的某种缺乏或不平衡状态便随之消除。

(2) 特征：主要包括三方面。①对象性：需要总是指向某种事物的，如人饿了就产生进食的需要，其对象就是食物；人感到寂寞时就产生与人交谈的需要，其对象可能是同学或朋友，所以需要总是与满足需要的对象联系在一起。②紧张性：需要是个体在生活中感到某种欠缺而形成的某种心理状态。当某种需要产生后，总会形成一种紧张感与不适感，甚至烦躁，如学生因渴求获得竞赛成功而感到焦虑不安、心烦等都是紧张的表现。③层次性：人的需要有层次，先满足最基本的生活需要，后满足社会和精神需要，人的需要不断地由低级向高级发展。

2. 需要的分类

(1) 按需要的起源：分为生理性需要和社会性需要。生理性需要是个体为了维持生命和种族的延续所产生的需要，如进食、饮水、睡眠、觉醒、运动及性的需要等。它是人类最原始、最基本的需要，为人和动物所共有。但人的生理性需要和动物的生理性需要有本质区别，人类不仅以周围环境的自然物作为满足需要的对象，而且主要靠社会劳动生产满足需要，人还能根据外部条件和行为规范有意识地调节自身需要，人的生理性需要也具有一定的社会性。

社会性需要是人类在社会生活中形成、为维护社会的存在和发展而产生的需要。如对劳动生产、社会交往、文化学习的需要，获得成就的需要及爱的需要等。社会性需要是基于生理性需要，在社会实践和教育的影响下发展起来的。当个体认识到某些社会要求对其自身的必要性时，社会的需要就可转化为其个人的社会性需要。

(2) 按需要的对象：分为物质需要和精神需要。物质需要是指以占有物质产品而获得满足的需要，如对衣、食、住、行的需要，对工作和劳动条件的需要等。物质需要既有生理性需要的内容，也有社会性需要的内容。精神需要是指人在认知、交往、道德、审美和创造等方面的需要。人类最早形成的精神需要，是对劳动和交往的需要，随着社会生产力的发展，人类新的精神需要不断产生，日趋丰富。

3. 马斯洛需要层次理论　美国的人本主义心理学家马斯洛提出的需要层次理论，认为人类的需要分为 7 个层次，从低到高依次为：生理需要、安全需要、归属与爱的需要、尊重需要、认知需要、审美需要和自我实现的需要(图 3 - 1)。马斯洛认为，人类的需要可分为高级需要和低级需要，生理需要和安全需要为低级需要，是人和动物共有。低级需要直接关系到个体的生存,又称匮乏性需要。如果这种需要得不到满足,个体将出现疾病或危机。高级需要亦称成长性需要,越是高级的需要,就越为人类所特有。

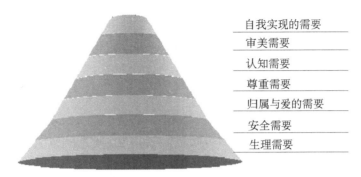

图3-1　马斯洛的需要层次

同一时期内,个体可存在多种需要,但只有一种占支配地位。各层次需要相互依赖,彼此重叠。较高层次需要发展后,低层次的需要依然存在,只是对人行为的影响程度降低。不同层次需要的发展与个体年龄增长相适应,也与社会的经济和文化教育程度有关。高级需要的满足比低级需要的满足要求更多的前提条件和外部条件。满足自我实现的需要,对大多数人是个终身奋斗的目标,只有少数人可达到真正的自我实现。

二、动机

1. 动机的含义和功能

(1) 概念:动机(motive)指由特定需要引起、欲满足各种需要的特殊心理状态和意愿。动机在需要的基础上产生,是推动人活动、并使活动朝向某一目标的内部动力。同一时间、空间内存在好几种动机,但这些动机的强度各不相同。决定人们行为并实际发挥作用的,只是其中的主导动机或称优势动机。

(2) 动机产生的原因:①内在条件,即需要,包括生理性需要和社会性需要;体内失衡的匮乏状态→需求→驱力→行为;②外在条件,即诱因,包括物质的和精神的。动机由需要与诱因共同组成,动机的强度或力量既取决于需要的性质,也取决于诱因力量的大小,如学习的动机既有内在条件,即对知识的需求;又有外在条件,即考试的压力等。

(3) 动机的功能:①始动的功能,引发人的活动;②维持调节功能;③指向功能,引导这一活动向某一目标进行。

2. 动机的种类

(1) 根据动机的性质:可分为生理性动机和社会性动机。生理性动机也称生物性动机,是以机体自身的生物性需要为基础推动人们去活动,如饥渴、疼痛、性欲、睡眠等。社会性动机也叫心理性动机,以人的社会文化的需要为基础。人有社会交往的需要、成就的需要、认识的需要等,因而产生了相应的交往动机、成就动机和认识动机等。

(2) 根据动机的来源:可分为外在动机和内在动机。外在动机是指人在外界的要求与外力作用下所产生的行为动机。例如,儿童为得到父母或老师的奖赏而学习或为避免惩罚而遵守纪律。内在动机是指个体内在需要引起的动机。例如,护理学生因为对护理学的浓厚兴趣而自觉主动地学习。

任务二　心理冲突与挫折

一、心理冲突

心理冲突(mental conflict)又称动机冲突。一个人在某种活动中,同时存在一个或数个欲求目标,或存在两个或两个以上互相排斥的动机,处于相互矛盾的状态时,个体难以决定取舍,表现为行动上的犹豫不决,这种相互冲击的心理状态,称为动机冲突,它是造成挫折和心理应激的重要原因。勒温(K. Lewin)按趋避行为,将动机冲突分为四大基本类型。

1. 双趋冲突　指两种对个体都具有吸引力的目标同时出现,形成强度相同的两个动机。由于条件限制,只能选其中的一个目标,此时个体往往会表现出难以取舍的矛盾心理。"鱼与熊掌不可兼得",就是双趋冲突的真实写照。

2. 双避冲突　指两种对个体都具有威胁性的目标同时出现,使个体对这两个目标均产生逃避动机,但由于条件和环境的限制,只能选择其中的一个目标,"前遇大河,后有追兵"正是双避冲突的表现。

3. 趋避冲突　指某一事物对个体具有利与弊的双重意义时,会使人产生两种动机态度:一方面好而趋之,另一方面则恶而远之。所谓"想吃鱼又怕鱼刺"即此类冲突的表现。

4. 多重趋避　实际生活中,人们的趋避冲突常常表现出一种更复杂的形式,即人们面对着两个或两个以上的目标,每个目标又分别具有吸引和排斥两方面的作用。人们无法简单地选择一个目标,回避或拒绝另一个目标,必须进行多重选择,由此引起的冲突叫做多重趋避冲突。

现实生活中,一个人常常遇到各种动机冲突。如果不能很好应对动机冲突,就会产生强烈的消极情绪,陷入困惑和苦闷,甚至颓废和绝望,无力自拔。动机冲突不但影响人的正常工作和学习的积极性,还会给人的身心健康造成严重威胁,甚至使人的精神状态趋于崩溃,乃至行为失常。

二、挫折

1. 概念　挫折(frustration)指个体动机性行为遭遇阻碍而产生的烦恼、苦闷和沮丧等不愉快情绪反应。挫折的心理学含义包括两方面:①个体动机性行为受阻的挫折情境;②受阻引起的情绪体验和状态。挫折为常见心理现象,可引起个体的行为变化。遭遇挫折时,有人可出现焦躁和不安、冷漠或退缩;有人可引起愤怒、攻击行为;也有人可因挫折增强其适应能力。心理学家认为,完全不经受挫折并非有益人生。

2. 挫折产生的原因

（1）外在因素：主要指那些使动机或行为不能实现的外部条件，包括自然环境因素和社会境遇，如个体遭遇自然灾害、丧亲、婚变、失业、病痛折磨和人际关系紧张等。

（2）内在因素：指个体的自身因素和条件，包括心理和生理两方面。心理因素主要是指个人的能力、知识和经验不足，或个性存在缺乏韧性、过分轻信、急躁、不自信等不足；生理因素包括个体的容貌不佳、身材过高或过矮、躯体疾病、年迈衰老等。

3. 挫折的承受力　指个体适应挫折的能力，即遇到挫折时能免于行为失常的能力；承受力实际上可反映个体对待挫折的态度。人的一生不知要遭遇多少挫折，有的轻微、短暂、容易克服；有的严重、漫长、难以克服。面对挫折，有人心胸开阔，性格乐观，充满自信，能向挫折挑战，百折不挠，直至最终克服挫折；有人心胸狭窄，性格内向，忧心忡忡，遇挫一蹶不振。例如，患病对很多人就是一次挫折体验，若能以乐观的心态面对，积极配合治疗，克服挫折，则战胜病魔的机会就更大。

影响挫折承受力的主要因素涉及生理因素、既往受挫经验和挫折的知觉判断三方面。个人正确对待挫折、防止或减少其消极影响的方法主要包括：①提高认识水平，正确对待挫折；②改变处理方式，变换视角和出发点；③改变周围环境，寻求他人帮助；④适度情绪宣泄，重建心理平衡；⑤主动倾吐心声，减轻心理压力等。

▍项目三　个性心理特征

案例导入

　　4个人一同去剧院看戏，但是都迟到了。甲与检票员争吵，企图闯进剧院。他辩解道，剧院的钟快了，他进去看戏不会影响别人，并且企图推开检票员闯入剧场；乙立刻明白，检票员不会放他进入剧场的，但是通过楼厅进场容易，于是跑上楼顺利进入了剧场；丙看到检票员不让他进入剧场，心想第一场不太精彩，我去小卖部等一会，幕间休息时再进去；丁则失望地说："唉，我老是不走运，偶尔来看一次戏，竟如此倒霉！"接着就悻悻地回家了。

分析提示

　　面对同样的事件，甲、乙、丙、丁4人有完全不一样的处理方式，这反映了他们个性中的哪种心理特征的不同？我们将会在本项目中找到答案。

个性心理特征主要包括能力、气质和性格。个体发展过程中，心理特征形成较早，并在不同程度上受生理因素的影响，构成个性结构中的较稳定成分，以下主要阐述气质和性格。

任务一 气 质

一、气质的概念

气质（temperament）一词源于拉丁语，原意是掺和或混合的意思，后被用以描述人的激动或兴奋的个体特征，与通常所说的脾气意思相近。心理学中，气质指一个人典型和稳定的心理活动的动力特征，它不以人的活动目的和内容为转移。

个体心理活动和行为的动力特征，主要表现在心理活动的速度、强度、稳定性、指向性方面。如知觉速度、思维灵活度、情绪和动作反应的快慢被归结为速度的特征；情绪的强弱、意志努力的坚强程度被归结为强度的特征；心理活动倾向于外部事物或内部体验被归结为指向性的特征。

人生来即可显示其某些气质特征，研究表明，气质的某些特征源于个体神经系统的先天特性，故气质受先天生物学因素影响较大。但气质也可因生活环境和教育的影响发生一定程度的变化，如军事化集体生活可促使一向行动拖沓的学生变得雷厉风行。故气质既有其稳定性，又有其可塑性。

二、气质的生理基础

一般认为，高级神经活动类型与气质的关系较直接和密切。巴甫洛夫及其学派的研究认为，高级神经活动的基本过程就是兴奋和抑制过程，它有强度、平衡性和灵活性3个基本特征，三者的独特组合即形成高级神经活动的类型。

1. 强度　神经过程的强度被视为神经类型的最重要标志，它表现为一种活动能力，即指大脑皮层神经细胞在工作上经受强烈刺激或持久工作的能力。正常情况下，神经细胞中发生的兴奋与刺激物的强度相适应，强刺激引起强兴奋，弱刺激引起弱兴奋。但如果刺激很强时，并不是所有的有机体都能以相应的兴奋发生反应。兴奋过强，对很强的刺激仍能形成和保持条件反射；兴奋过弱，对很强的刺激不能形成条件反射，甚至还会抑制和破坏已有的反射。

2. 平衡性　神经过程的平衡性指兴奋和抑制力量的对比程度。如果二者程度"势均力敌"，基本神经过程是平衡的；反之则不平衡。

3. 灵活性　神经过程的灵活性指神经系统对刺激反应速度以及兴奋和抑制相互转换速度。条件反射的实验证明：基本神经过程是灵活的，动物可顺利将阳性条件反射改造成阴性条件反射，或者相反。

三、气质的心理特性

气质由许多心理活动的特性交织而成，反映人在心理活动及行为上各种动力性特征。这些心理特性也是测量人气质的指标，主要包括以下几方面。

1. 感受性　指人对外界刺激的感受能力。感受性是神经系统强度特征的表现，可根据人们产生心理反应所需要的外界刺激的最小强度进行判断,不同的人对刺激强度的感受能力不同。

2. 灵敏性　指一般的心理反应和心理过程进行的速度,包括注意转移的快慢和难易、记忆的速度和准备性程度、思维的敏捷和灵活程度、动作的灵活迅速程度等。多血质者具有较强的灵敏性。

3. 耐受性　指人在经受外界刺激作用时,在时间和强度上可经受的程度。具体表现为注意力集中的持续时间、对强弱刺激的耐受力、思维活动的持久性等。耐受性也是神经系统强度特征的表现,黏液质者具有较高的耐受性。

4. 指向性　指心理活动、言语与行为动作反应是表现于外部或内部的特性,即外倾性和内倾性的总称。外倾性是神经活动兴奋过程占优势,如胆汁质、多血质者;内倾性是神经活动抑制过程占优势,如黏液质、抑郁质者。

5. 情绪兴奋性　指以不同的速度对微弱刺激产生情绪反应的特性。它是人神经系统特征在心理上表现的重要特性,既指神经系统强度的表现,也指神经系统平衡性的表现。情绪兴奋性包括情绪兴奋性的高低和情绪向外表现的强烈程度两方面。胆汁质和多血质者的情绪兴奋性明显高于黏液质和抑郁质者。

6. 可塑性　指人根据外界事物变化的情况而改变自己适应性行为的灵活程度。它主要是神经系统灵活性的表现。迅速适应环境、行动果断的人具有较大的可塑性,如多血质者;相反,则表现为刻板性或惰性。

四、气质的类型

气质类型指在某类人身上共同具有气质特征的有规律的结合。气质是个古老的概念,公元前5世纪,古希腊医生希波克拉底及后来的罗马医生盖仑分别提出气质体液学说。在此基础上,气质学说继续发展,根据其特性和外部表现,气质被归纳为4种类型:胆汁质(兴奋型)、多血质(活泼型)、黏液质(安静型)、抑郁质(抑制型)。古代所创立的用体液解释气质类型的学说虽缺乏科学根据,但人们在日常生活中确实能观察到这4种气质类型的典型代表:①多血质的特征:活泼、好动、敏感、反应迅速、喜欢与人交往、注意力容易转移、兴趣容易变换等;②胆汁质的特征:直率、热情、精力旺盛、情绪易于冲动、心境变换剧烈等;③黏液质的特征:安静、稳重、反应缓慢、沉默寡言、情绪不易外露,注意稳定但又难于转移,善于忍耐等;④抑郁质的特征:孤僻、行动迟缓、体验深刻、善于觉察别人不易觉察到的细小事物等。

实际上,并非所有个体都可划归于4种传统气质类型,仅少数个体是4种气质类型的典型代表,多数个体的气质类型属于两种或两种以上的中间型或混合型。因此,判断某个人的气质时,不一定将其划归某种类型,主要是观察、测定构成其气质类型的各种心理特性及其气质生理基础的高级神经活动基本特性。有人比较各种气质类型、特性与其高级神经活动类型的关系,并归纳为表3-1。

表 3-1　气质类型、特征与高级神经活动类型的关系

气质类型	高级神经活动类型	神经过程的特性			气质特性					
		强度	平衡性	灵活性	感受性	耐受性	敏捷性	可塑性	兴奋性	指向性
多血质	活泼型	强	平衡	灵活	低	高	快	可塑	高而不强	外向
胆汁质	兴奋型	强	不平衡	灵活	低	高	快	不稳定	高而强烈	外向明显
黏液质	安静型	强	平衡	不灵活	低	高	迟缓	稳定	低而强烈	内向
抑郁质	抑制型	弱	不平衡	不灵活	高	低	慢	刻板	高而体验深	严重内向

　　虽可把人们相对地分为不同的气质类型,却不能据此就把人区分为优劣、好坏,因为气质类型并非人品的标签。任何一种气质类型在某种情况下都可能具有积极意义,却可能在另一种情况下具有消极意义。例如,多血质者情绪丰富、工作能力较强、容易适应新的环境,但注意力不稳定、兴趣容易转换。抑郁质者工作中耐受力差、容易感到疲劳、但感情比较细腻、做事审慎小心、观察力敏锐、善于体察到别人不易发觉的细小事物。

　　气质与社会价值、成就之间,并没有对应关系。据研究,俄国的4位著名作家就分别是4种气质的典型代表:普希金是明显的胆汁质,赫尔岑是典型的多血质,克雷洛夫属于黏液质,果戈理则是抑郁质。他们各自的气质类型不同,但同样都在文学上取得了令人瞩目的成就。同样气质的人可能对社会贡献的差别极大,不同气质的人也可能所获成就相差无几。"气质只是属于人的各种心理品质的动力特征,它使人的心理活动染上某些独特色彩,并不决定一个人性格的倾向性和能力的发展水平"。

　　当然,不同特性的工作或职业对人的心理品质要求不同,决定了不同气质可能适合于不同的工作。比如,有些工作要求具有灵活、机敏的反应能力,或许多血质和胆汁质者很适合;有的工作要求持久、细致的操作,黏液质和抑郁质者更容易胜任。

任务二　性　　格

一、性格概述

　　性格(character)一词源于希腊语,我国心理学界一般把性格定义为:人们对客观现实稳定的态度,以及与之相适应的、习惯化的行为方式所表现的个性心理特征。

　　性格反映在人对现实的态度和行为方式中。态度是个体对社会、集体、他人和自己的一种心理倾向,包括对事物的评价、好恶和趋避等。性格的态度体系并非孤立存在,人对现实的态度总是自觉地渗透于生活和行为方式中。例如,"孔融让梨"反映其谦让、利他的性格特点;"守株待兔"者反映其懒惰、愚顽的性格特点。个体对事物的态度一旦在生活经验中得以巩固,便成为其在一定场合中习惯的行为方式,某种态度和行为方式便构成了一个人的性格特征。

　　性格是一个人独特、稳定的个性心理,独特指某种性格特征为某人所独有,世界上没有性格完全相同的两个人。即使两个人的性格中同样具备勇敢、豪爽等特征,但两人的态度或行为方式可不尽相同。性格具有较稳定的特点,指某些一时、情境性、偶然的表现,不能代表一个人的性格特征。例如,不能依据某人偶然表现的胆怯行为,就认为其具有怯懦的性格特征。性格必须是经常出现、习惯化、从本质上最能代表一个人个性特征的态度和行为的方式。但性格的稳定性亦非绝对,它还具有一定的可塑性,可随现实环境变化和各种重大转折而发生一定程度的改变。

　　性格是个性特征中最具核心意义的心理特征。一方面,性格与个体需要、动机、信念和世界观联系最为密切,是个体道德观和人生观的集中体现,受社会行为准则和价值标准的评判,故性格有好坏之分,具有直接的社会意义。另一方面,性格制约能力和气质的发展方向,影响着能力和气质的表现。总之,具有良好性格品质的个体才能最大限度地发挥其聪明才智,适应现实生活。

二、性格与气质的关系

　　性格与气质都是描述个人典型行为的概念,二者既有区别,又有密切的联系。

　　1. 性格与气质的区别　性格与气质的区别主要表现在三方面:①起源:气质是先天的,一般产生在个体发生的早期阶段,主要体现为神经类型的自然表现;性格是后天的,在个体的生命开始时期并没有性格,它是人在活动中与社会环境相互作用的产物,反映人的社会性。②可塑性:气质的变化较慢,可塑性较小,即使可能改变,但较不容易;性格的可塑性较大,环境对性格的塑造作用是明显的。③气质所指典型行为是其动力特征而与行为内容无关,因而气质无好坏善恶之分;性格主要指行为的内容,它表现为个体与社会环境的关系,因而有好坏之分。

　　2. 性格与气质的联系　性格与气质的密切联系、相互制约,可从两方面看。

　　(1) 气质对性格形成的影响:①气质影响个人性格的形成,气质作为性格形成的一种变量在个体发生的早期阶段即可显现。有些婴儿喜欢哭或笑,有些婴儿安静或好动,婴儿的气质特征必然影响家庭环境、父母或其他哺育者的不同行为反应。一个人的性格即在不同性质的教育和社会环境的相互作用过程中逐渐形成。②气质可按照其动力方式渲染,并使性格特征具有独特色彩。如同样具有乐于助人的性格特征,多血质往往动作敏捷,情感明显表露于外;黏液质者可能动作沉着,情感不表露于外。③气质还可影响性格特征形成或改造的速度。如要形成自制力,胆汁质者往往需作极大的努力和克制;抑郁质者则不用特别自制就能做到。

　　(2) 性格对气质的影响:性格也可在一定程度上掩盖或改变气质,使之服从生活实践的要求。如侦察兵必须具备冷静沉着、机智勇敢等性格特征,经严格的军事训练活动所形成性格特征,有可能掩盖或改造胆汁质者原本易冲动的气质特征。

三、性格的特征结构

　　性格是个复杂而完整的系统,包含着各个侧面,具有各种不同的性格特征。性格特征在不同的个体身上,组成独具结构的模式。分析性格结构,一般着眼于性格特征的以下四方面。

1. 性格的态度特征 人对现实态度体系的个性特点是性格的重要组成部分。人对现实的态度是多种多样的,它由以下几方面构成。①对社会、对集体、对他人:其积极特征为爱祖国,关心社会,热爱集体,具有社会责任感与义务感,乐于助人,待人诚恳,正直等;消极特征为不关心社会与集体,甚至无社会公德,为人冷漠、自私、虚伪等。②对学习、劳动和工作:其积极特征为认真细心,勤劳节俭,富于首创精神;消极特征为马虎粗心,拈轻怕重,奢侈浪费,因循守旧等。③对自己:其积极特征为严于律己,谦虚谨慎,自强自尊,勇于自我批评;消极特征为放任自己,骄傲自大,自负或自卑,自以为是等。

2. 性格的意志特征 指一个人自觉调节其行为的方式和水平所表现的心理特征:①对行为目的明确程度,如独立性或冲动性,目的性或盲目性,纪律性或散漫性;②对行为自觉控制,如自制或任性,善于约束自己或盲动;③对自己作出决定并贯彻执行,如有恒心与毅力,坚韧不拔或见异思迁、半途而废;④紧急或困难情况下的表现,如勇敢或胆小,果断或优柔寡断,镇定或紧张等。

3. 性格的情绪特征 指一个人在情绪活动中经常表现出的强度、稳定性、持久性及主导心境方面的特征。①情绪强度:表现为人的情绪对工作及生活的影响程度、受意志控制程度。有人情绪反应强烈、明显、易受感染;有人反应微弱、隐晦、不易受感染。②情绪稳定性:表现为情绪的起伏和波动程度。③情绪持久性:指情绪对人身心各方面影响的时间长短。有的人情绪产生后很难平息,有的人情绪来势凶猛但转瞬即逝。④主导心境:不同的主导心境反映主体经常性的情绪状态,如有人终日精神饱满、乐观开朗,有人却整日愁眉苦脸、烦闷悲观等。

4. 性格的理智特征 指人们在感知、记忆、思维等认识过程中表现的个别差异。①感知方面,有人观察精细,有人观察疏略;有人观察敏锐,有人观察迟钝。②思维方面,有人善于独立思考,有人喜欢人云亦云;有人善于分析、抽象,有人善于综合、概括。③记忆方面,有人记忆敏捷,过目成诵,有人记忆较慢,需反复记忆方能记住;有人记忆牢固且难以遗忘,有人记忆不牢且遗忘迅速等。④想象方面,有人想象丰富、奇特,富有创造性,有人想象贫乏、狭窄;有人想象主动,富有情感色彩,有人想象被动、平淡寻常等。

以上性格结构的四方面相互联系、相互影响,构成统一体存在于每个人身上。要了解一个人,就应全面分析其性格的各方面,其中性格的态度特征和意志特征在性格结构中占主导地位。

四、性格的类型

性格的类型,指一类人身上所共有性格特征的独特结合。按一定原则和标准把性格加以分类,有助于了解一个人性格的主要特点和揭示性格的实质。由于性格结构的复杂性,心理学研究至今尚无公认的性格类型划分的原则与标准,以下简介代表性观点。

1. 以心理功能的优势分类 英国的培因(A. Bain)和法国的李波特(T. Ribot),根据理智、情绪、意志3种心理功能在人的性格中所占优势不同,将人的性格分为理智型、情绪型、意志型。理智型的人通常以理智评价周围发生的一切,并以理智支配和控制自己的行动,处世冷静;情绪型的人通常用情绪评估一切,言谈举止易受情绪左右,最大特点是不能三思而后行;意志型的人行动目标明确,主动、积极、果敢、坚定,有较强的自制力。除3种典型的类型,还有些混合类型,如理智-意志型,生活中大多数人是混合型。

2. 以心理活动的倾向分类　瑞士心理学家荣格(C. G. Jung)根据个体力比多的活动方向划分性格类型,力比多指个人内在的、本能的力量。力比多活动的方向可指向于内部世界,也可指向外部世界。前者属于内倾型,其特点是处世谨慎,深思熟虑,交际面窄,适应环境能力差;后者为外倾型,其特点是心理活动倾向于外部,活泼开朗,活动能力强,容易适应环境的变化。这种性格类型分类,国外已应用于教育和医疗等实践领域,但仍未摆脱气质类型的模式。

3. 以个体独立性的程度分类　美国心理学家威特金(H. A. Witkin)等根据场的理论,将人的性格分成场依存型(顺从型)和场独立型(独立型)。场依存型者,倾向于依据外在参照物加工信息,他们易受环境或附加物的干扰,常不加批评地接受别人的意见,应激能力差;场独立型者不易受外来事物的干扰,习惯于更多地利用内在参照即自己的认识,他们具有独立判断事物、发现问题、解决问题的能力,而且应激能力强。可见这两类个体是按对立的认知方式进行工作的。

4. 以人的社会生活方式分类　德国的心理学家斯普兰格(E. Spranger)从文化社会学的观点出发,根据人认为哪种生活方式最有价值,把人的性格分为经济型、理论型、审美型、宗教型、权力型、社会型6种类型。①经济型:一切以经济观点为中心,以追求财富、获取利益为个人生活目的。实业家多属此类。②理论型:以探求事物本质为人的最大价值,但解决实际问题时常无能为力。哲学家、理论家多属此类。③审美型:以感受事物美为人生最高价值,他们的生活目的是追求自我实现和自我满足,不大关心现实生活。艺术家多属此类。④宗教型:把信仰宗教作为生活的最高价值,相信超自然力量,坚信生命永存,以爱人、爱物为行为标准。神学家是此类人的典型代表。⑤权力型:以获得权力为生活目的,并有强烈的权力意识与权力支配欲,以掌握权力为最高价值。领袖人物多属此类。⑥社会型:重视社会价值,以爱社会和关心他人为自我实现的目标,并有志于从事社会公益事业。文教卫生、社会慈善等职业活动家多属此类型。现实生活中,往往是多种类型的特点集中在某个人身上,但常以一种类型特点为主。

5. 与健康关联的分类　20世纪70年代,美国的弗雷德曼(M. Friedman)和罗森曼(R. H. Rosenman)两位学者在对冠心病患者的研究中发现其A型性格的行为方式,又把与A型性格相反的性格归为B型性格等研究公诸于众。现代医学心理研究也证实,个体的性格类型对其身心健康具有重要影响,即具有某种性格特征的个体更易罹患某种疾病。由此,与健康关联的性格分类主要涉及医学领域。

(1) A型性格:指一种有冲劲、精力旺盛、竞争性强的性格特征。A型性格的人表现为脾气比较火爆、有闯劲、遇事容易急躁、不善克制、喜欢竞争、好斗、爱显示自己才华、对人常存戒心等。A型性格的人,由于对自己期望过高,以致在心理和生理上负担都十分沉重。他们被自己顽强的意志力所驱使,抱着"只能成功,不能失败"的坚定信念,不惜牺牲自己的一切,乃至宝贵的生命,拼命直奔超出自己实际能力的既定目标。由于他们长期生活在紧张的节奏之中,其思想、信念、情感和行为的独特模式,源源不断地产生内部的紧张和压力。A型人由于一系列的紧张积累,极易导致心血管病,甚至可随时发生心肌梗死而猝死,故A型性格被列作冠心病危险因素。

(2) B型性格:指一种满足于现状、知足常乐、内心平静的性格特征。B型性格的人表现为性情随和,不喜欢与人争斗;生活方式悠闲自在,不争名利,对成败得失看得较淡,不太在意成就的大小,对工作生活较容易满足;工作生活从容不迫,有条不紊;时间观念不是特别强。正是因为他们这种不温不火的性格特征,致使B型性格者较能抵抗压力,很少发生应激反应,神经内分泌功能平衡较少发生紊乱,故B型性格者发生亚健康状态的机会较小,发生心脑血管疾病的危险性也较低。即使发病,其发病的时间也相对较迟。因此,B型性格者的群体健康水平较其他型人群更健康。

(3) C型性格:指一种情绪受压抑的抑郁性格特征。C就是取cancer(癌)的第一个字母,预示具有这种性格特征的人易患癌症。C型性格的人,往往对人生、对事业、对人际沟通过分焦虑,不善与人交往,对不幸之事内心体验深刻,过分忍耐,因而长期处于压抑状态,乃至不敢正视矛盾,抑郁寡欢,易致免疫功能下降,进而导致各种代谢功能发生障碍,诱发各种癌变。

任务三　个性形成的影响因素

影响个性形成和发展的因素,一是遗传,二是环境,二者交互作用,决定了个性的形成和发展。换言之,个性是在生物遗传的基础上,在一定的社会环境的影响下,通过实践活动逐渐形成和发展的。

一、生物遗传因素

生物遗传因素是个性形成和发展的自然基础。遗传基因携带父母的生物特征,并传递给子女,影响人的体态、体质和容貌。遗传对个性各部分的作用不完全相同,如气质和智力受其影响明显,而对价值观影响少。另外,神经系统的特性不同,导致神经活动的类型不同,内分泌系统分泌激素的水平不同,会使人的个性形成和发展显示出不同的特点。此外,人的体态、体质和容貌,也是影响个性形成和发展的生物因素。例如,有人因容貌出众而自负,有人因先天不足而自卑。总之,生物因素只为个性的形成和发展提供了可能性,不能决定个性的发展。

二、环境因素

环境是影响个性形成和发展的决定因素。此环境主要指社会环境,包括家庭、学校和社会文化环境等。

1. 家庭环境　家庭对个体个性的形成和发展有重要、深远的影响。家庭除把遗传基因传递给后代,也是儿童的最初社会环境。从出生到五六岁,是个体个性最主要的形成阶段,儿童大多在家庭中生活、在父母爱抚下成长。许多心理学家认为,从教育顺序上看,首先是家庭教育,其次才是学校教育。

父母对子女的教养方式是最重要的家庭因素。父母是孩子最早的老师,父母的言行对儿童的性格形成有潜移默化的作用。父母对孩子持有民主、平等的态度,容易建立良好融洽的亲子关系,有利于保持儿童稳定的情绪,形成自尊、自信、友善等个性特点。父母之间关系和睦、互相尊敬和理解,形成支持性的家庭气氛,也对孩子的个性形成有积极影响。

2. 学校环境　学校不仅为学生传授文化科学知识,进行人生理想教育,还可促进学生个性的形成和发展。因此,学校课堂教学的内容、班集体的氛围、师生之间的关系和教师的管理教育方式、教师的作风、态度以及思想品质等,对个体个性的形成和发展有着深刻的影响。优质的学校教育,有助于学生形成良好个性,顺利地走向社会、适应社会生活;若学校教育的某个环节不当,则可造成学生日后的社会适应不良。

3. 社会文化环境　人不是孤立的,而是社会中的一员。人与社会互相影响,社会文化环境也是影响个性形成和发展的一个重要环境因素。古代的"孟母三迁",讲述的即是孟子的母亲为了孟子成长,寻找良好环境的故事。现代的电视、电影和文艺读物对个性潜移默化的影响也十分明显。

三、社会实践

社会实践对一个人的个性培养和发展的作用显然不容忽视。当个体完成学校教育,从家庭、学校到走上社会后,在其反复学习适应新角色、新职责应有的行为方式及对事物所持态度的同时,也形成和改变其某些个性特征。如参加登山活动锻炼人的顽强性;救护活动锻炼人的机敏性;公益活动可让个体体验和学习关爱。个体长期从事某种特定职业,必然根据社会对其职业要求不断强化自身的角色行为,故职业实践亦可促使个体形成某些相应的个性特征。如教师的言传身教、诲人不倦等;文艺工作者的擅长表达情感、形体姿态健美等;科技工作者的创新求实、严谨缜密等;医护工作者的高度负责、富于同情等。

四、自我教育

人在世间活动中接受环境影响的同时,个人的主观能动性也具有积极作用,环境因素必须通过个体的自我调节才能起作用。个体个性形成过程中,从环境中接受什么、拒绝什么、希望或不希望成为什么样的人,具有一定的自主权,这取决于每个人对自己采取怎样的自我教育。因此,从这个角度说,个性也是自我塑造的。

（胡　菁）

学习效果评价·思考题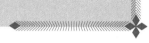

1. 如何评价马斯洛的需要层次理论、自我实现理论？
2. 如何理解动机对人行为的影响？试举例阐明。
3. 试阐述性格与气质的区别和联系。
4. 如何用性格与健康的关联指导人们维护身心健康？
5. 如何培养自身的良好性格？

案例分析

护士小张性格内向、沉稳，是胃肠外科护理的得力干将，医院领导认为她是位难得的人才。她到医院8年里，始终及时跟踪国内外的新进展，还取得了造口治疗师证书，在医院开设了造口门诊。在新一轮的护士长竞聘中，院领导任命她为普外科护士长。小张上任后，一方面仍然如以前一样兢兢业业，继续钻研专科护理技术；另一方面，她还尽力避免自己陷于复杂的人际关系中，尽力保持自己作为专科护士的相对独立性。但是上任一段时间后，因为她仍然把大部分精力花于专科护理技术的科研工作，对科室的管理有些力不从心，导致科室成员之间不团结，一盘散沙。此外，科室内部还产生了不少人际关系的矛盾与冲突，有些还牵扯到小张本人。

问题：①小张是具备什么能力和个性的人？②为什么她上任后没有达到人们对她的期望？③作为医院领导，应该如何使用小张这种人？④医院领导在用人问题上有何失误？应该怎么做？

提示：①小张是具有技术特长和刻苦研究精神的人，而且独立工作能力较强，属于内向性格的人，她不愿意也不善于处理人际关系。②由于小张既忙于行政，又忙于科研，不得不去干自己不擅长做的事，又不能集中精力搞科研，常常顾此失彼，结果一样也干不好。③应该给小张创造一个良好的科研环境，创造有利于发挥她才能的条件，以发挥她的技术特长。④应培养小张继续在专科护士的岗位上发展，成为临床护理专家。

第四章 应激与健康

学习目标

1. 识记健康、心理健康、应激、应激源、应对、心理防御机制、心身疾病的概念。
2. 识记一般适应综合征。
3. 识记应激源的分类。
4. 识记应激的中介机制。
5. 理解健康的影响因素。
6. 理解心理健康的评定标准。
7. 理解应激的生理反应、心理反应、行为反应。
8. 理解常用心理防御机制。
9. 理解常见心身疾病(冠心病、原发性高血压、糖尿病、肿瘤等)。
10. 应用相关知识,举例说明"健康、应激、心身疾病"三者的相互关系。
11. 应用应激理论,对比自己应对应激事件的成败,阐述认知评价在其中的作用。
12. 应用相关理论,尝试为一名陷入"退休综合征"的求助者提供指导性帮助。

项目一 健 康

案例导入

上海《新民晚报》在 1997 年底曾登载一则报道:12 月 3 日晚 10 点多,绍兴某中学初一(2)班学生施展还在做着自我"加压"的功课。次日凌晨 3 点多,母亲发现女儿倒在地板上,永远离开人世。其猝死的直接原因是:患水痘未得到充分休息,诱发病毒性心肌炎,导致心律失常的结果;间接原因便是为了在学业竞争中取胜,天天给自己增加额外练习,经常熬夜到 12 点钟,身心疲惫不堪的结果。

分析提示

年轻的生命在正待盛放的时候戛然而止,这个案例给我们什么样的震动和启示? 健康和生命应当怎样珍惜? 如何才能避免今后不再发生这类事情?

任务一 概 述

一、健康的定义

1948 年,世界卫生组织(WHO)从人是一个统一整体的观点出发,提出健康的定义:"健康不仅仅是没有躯体疾病,还需要有完好的生理、心理状态和良好的社会适应能力"。该定义更新了传统生物医学模式下的健康观念,将心理、社会的因素引入健康概念,充分体现整体人的健康观,对指导人们维护健康发挥着重要作用。

1989 年,WHO 又提出健康的新概念,即"健康不仅是没有疾病,而且包括躯体健康、心理健康、社会适应良好和道德健康",可见 WHO 的健康观念已由单纯生理概念转至包括生理、心理、社会和道德四方面内容的四维健康观。此定义体现了生命复杂性和社会多元性的特点,强调了健康不仅仅是个人的事,还是社会问题。一个民族、一个国家是由一个个健康的个体组成的,健康是关系民族兴旺、国家繁荣昌盛的社会性目标。

二、健康的标准

根据 WHO 的定义,健康的标准应涉及生理、心理状态和社会适应能力三部分。

1. 躯体健康 指机体各部分结构和功能的正常状态,可依据一系列生理学标准判定。人体的许多生物学特征,可运用统计学方法确定常态人群范围,如身高、体重等人体发育状况,红细胞、血红蛋白等血液构成情况,血压、脉搏等生理数据,都服从正态分布,医学将 95% 人群分布范围列为常态,即躯体健康态。生理学标准虽是判断躯体健康的重要依据,但仍有不同的社会文化背景的认识差异,生物学标准只有与社会文化标准整合,才是实用的判定标准。

2. 心理健康 许多学者就此发表观点。其中美国著名心理学家马斯洛提出的心理健康标准影响较大,他认为心理健康应覆盖 10 个方面:①有充分的适应力;②充分了解自己并对自己的能力作恰当的估计;③生活目标能切合实际;④与现实环境保持接触;⑤能保持人格的完整与和谐;⑥具有从经验中学习的能力;⑦能保持良好的人际关系;⑧适度的情绪发泄与控制;⑨在不违背集体意志的前提下能有最大限度的个性发挥;⑩在不违背社会规范的情况下,个人的基本需求能恰当满足。

我国学者将心理健康标准归纳为以下几个方面:①保持开朗的心境:自己有能力排除心理困扰,持续稳定地保持愉快、自信。热爱生活、积极向上、充满生命活力,尽最大努力发挥才智,靠勤奋和智慧取得成熟,并不断激励自己向新的目标攀登。②具有自知之明:了解自己的动机与目的,对自己的能力有适当的估计。对个人违背社会规范、道德标准的欲望不作过分的否认或压抑。能作自我批评,但不过分苛责自己,也不过分夸耀自己。有切合实际的生活目的,能面对现实正确地认识事物,从事实际而可能完成的工作。③和谐的人际关系:心理健康的人,能以尊重、信任、友爱、宽容的积极态度与他人相处,往往既有广泛而稳定的人际关系,又有关系和睦的家庭;心理健康的人,常能有效地处理与周围现实世界的关系,能对社会现状有较客观的认识,观念、动机、行为能与时代发展基本同步,言行符合社会规范和要求,能对自己的行为负责,当自己的愿望与社会要求相矛盾时,能及时地进行自我调整。④有完善的人格:有正确的自我意识和积极进取的信念、人生观作为人格的核心,并以此为中心统一自己的需要、愿望、目标和行为。

3. 社会适应能力 指个体外显行为和内在行为都能符合复杂的社会环境变化,能为他人所理解,为社会所接受,行为符合其社会身份,与他人保持正常的社会关系。具体可用 3 个标准衡量:①充沛的精力,能从容不迫地应对日常生活和工作压力,而不感到过分紧张;②能正确地认识和适应社会,使自己的理想、行为跟得上时代发展,适应社会需要;③应变能力强,能适应社会和自然环境中各种变化,体内环境处于平衡。

此外,WHO 根据健康的含义,制定了健康的 10 条标准:①充沛的精力,从容不迫地负担日常生活的付出和繁重的工作而不感到过分紧张与疲劳;②处事乐观,态度积极,乐于承担责任,事无大小,不挑剔;③善于休息,睡眠好;④应变能力强,能适应外界环境中的各种变化;⑤能够抵御一般感冒和传染病;⑥体重适当,身体匀称,站立时头肩位置协调;⑦眼睛明亮,反应敏捷,眼睑不发炎;⑧牙齿清洁,无龋牙,不疼痛,牙龈颜色正常,无出血现象;⑨头发有光泽,无头屑;⑩肌肉丰满,皮肤有弹性。此 10 条标准,也体现了健康所包含的躯体、心理的完好状态和社会适应能力三方面的内容。

三、亚健康状态

20 世纪 80 年代中期,苏联学者布赫曼通过研究发现,除健康状态和疾病状态,人体还有一种非健康、非疾病的状态,即"亚健康状态"。亚健康状态(sub-health status)指人虽无明显的疾病,但呈现出活力低下、适应性减退、机体各系统功能和代谢功能低下等不够健康的生理状态。亚健康状态的范畴相当广泛,一般认为,躯体、心理常有不适感觉,却在相当长的时间内难以确诊为某种疾病,但有可能趋向于疾病的状态,又称"次健康状态"、"第三状态"、"灰色状态"等。它是当代医学专家提出"健康→次健康→疾病→死亡"之"人生老病死的连续过程"中有其独特征兆和特点的一个阶段,如体力衰减、疲劳综合征、神经衰弱、更年期综合征等均可归属其中。

亚健康状态源自多方面,衰老、社会生活事件、不良生活方式及环境污染等均可使机体呈亚健康状态,尤其以社会因素的影响最为重要,约 1/3 源于或兼有心理问题。有调查显示,亚健康状态人群多处在 20~45 岁,且多数是白领阶层和事业成功人士。

亚健康的表现错综复杂,较常见的是身体或精神的不适,如疲劳乏力、心神不宁、头痛、胸闷、失眠、饮食状态欠佳等,但均未达疾病状态,无阳性体征。随着社会发展,亚健康人群日益增多。专家指出,现在人们对健康的认识普遍存在两种错误倾向:一是只重视躯体健康而忽视心理健康;二是注重疾病医治而忽视早期预防。这些错误认识,使许多人对自身慢性疾病前期的"亚健康状态"视而不见,甚至忽略其疾病缓慢渐进的发展过程,直到疾病严重后才追悔莫及。

此外,亚健康状态需要与疾病的无症状现象(sub-clinical disease)相鉴别。后者虽然没有疾病的症状和体征,但存在病理改变及临床检测的异常,本质上为疾病,如"无症状缺血性心脏病"。从某种意义上说,人体亚健康状态可能是疾病无症状的更早期形式。

任务二　健康的影响因素

一、环境因素

环境因素对人的健康影响很大,除部分遗传性疾病,几乎所有疾病都不同程度地与环境相关。环境可分为自然环境和社会环境。

1. 自然环境因素　主要指阳光、空气、水、气候、地理等,是人类赖以生存的物质基础。人类活动无时无刻不与自然界交会,人们在充分享受大自然的同时常不经意间受到自然环境对其健康的威胁,如空气中二氧化硫及臭氧增多、夏日酷暑、冬季严寒、热带风暴、地质灾害等,都会损害人类健康。

2. 社会环境因素　社会环境包括经济、文化、教育、风俗习惯、职业、社会交往、婚恋、家庭、福利等,均可导致人的健康受损。与健康相关的主要社会环境因素如下。

(1) 社会经济因素:总体来说,国家卫生保健福利经费投入越多,国民的健康越有保障。例如,发达国家投入大量资金兴建卫生机构,服务于大众的经济实力显著高于发展中国家和贫穷国家。但有些健康问题则与经济收入水平呈负相关。有调查显示,家居郊外别墅、每日驾车上下班的白领,其经济实力显然令人羡慕,但他们却因走路太少,其健康隐忧远大于住在拥挤城区、每日乘坐公共交通的蓝领。

(2) 国家政策因素:主要指国策对人们健康的影响,任何国家政策的制定都必须考虑全民健康水平的提升,如我国坚持可持续发展,建立人与自然的平衡,保护自然资源,治理工业污染,净化水源等国策,均与人们的健康息息相关。

(3) 文化教育因素:指个体所受文化教育可直接影响其健康认知,从民族文化到家庭文化均可影响人们的健康认识。进步、开放的文化有利于个体形成科学健康观;缺乏现代健康知识者极容易步入健康误区。

(4) 获得保健性设施:社会医疗救助的经济基础和社会保障系统完善与否,也影响人们的健康与疾病转化过程。这不仅指社会有否足够的医疗保健设施供人们利用,还涉及社会能否将统筹资金合理再分配,使所有低收入阶层人群患病时可及时就诊。此外,健康水平还取决于人们是否有效利用社区等医疗保健网络和医疗保健体系,以及经常开展有益于健康的活动等。

二、个体因素

1. 生物因素(biological factor)　包括3大类:①生物性致病因素,即病原微生物所致传染病、寄生虫病和感染性疾病;②生物遗传因素,即由某种遗传或非遗传性的缺陷所致个体发育畸形、代谢分泌失调和免疫功能异常等;③个体生物学特征,即某些特定的人群特征,如年龄、种族、性别、对某疾病的易感性等,也是影响健康的因素。

2. 心理因素(psychological factor)　指主要通过情绪、情感发生影响的消极心理因素可引发许多疾病,如《黄帝内经》中提及"怒伤肝、喜伤心、思伤脾、忧伤肺、恐伤肾"等。现代医学研究也表明,许多慢性病与心理因素有关,如心血管疾病、癌症、高血压、胃十二指肠溃疡以及意外伤害、自杀等。

3. 生活方式(lifestyle factor)　指人们的生活水平、生活习惯、爱好、生活目标和生活态度等对其健康的影响。人们的生活方式受其家庭、社会、文化、宗教和风俗的影响,并与其健康密切相关。大量研究结果表明,不良生活习惯和有损健康的行为方式,如吸烟、酗酒、缺乏锻炼等,已成为危害人们健康的重要因素,被视为人群中肺癌、高血压、冠心病发病率不断上升的危险因素。美国保健学家 N. B. Belloc 和 L. Breslow 曾随访 7 000 多名成年人 5 年,发现具有良好生活习惯的中年人平均寿命高于无良好生活习惯的同龄人。我国学者经研究提出,良好生活习惯应包括 8 方面,即:①心胸豁达、乐观;②劳逸结合,坚持锻炼;③生活规律,善用闲暇;④营养得当;⑤不吸烟,不酗酒;⑥家庭和谐;⑦与人为善,自尊自重;⑧爱清洁,注意安全。

任务三　心理健康维护

一、相关概念

1. 心理健康(mental health)　也称精神健康或心理卫生,即指以积极有益的教育和措施,维护和改进人们的心理状态,以适应当前发展的社会环境,促进个体的心理成熟。

2. 心理成熟的标准　根据美国心理学家赫威斯特的心理成熟任务,有学者归纳心理成熟的 4 个标准,具体如下。

(1)"平视"异性:年轻人,尤其青少年,可能在见到异性时面红耳赤、手足无措,这是因为少男少女对异性没有深入全面的了解,因此充满好奇心、神秘感。此成熟标准包括:理性地考虑并选择婚姻对象;行为上能扮演适当的性别角色。即在面对异性时既不太在意对方对自己的看法,也不会矫枉过正地轻视或厌恶对方。

(2)正视自己:指个体从青少年开始,可能出现自我中心的倾向,如遇到挫折就怪运气不好、世道不公,就是不找自己的原因。16 岁以后,认为自己最独特的想法便逐渐减少。此成熟标准包括:接纳自己的身体和容貌;不过分炫耀自己的优点,也不过分掩饰自己的缺点,发挥最大的潜能。

(3)学会宽容:指对人性缺陷的包容和理解。此成熟标准包括:能在日常生活中与同龄人建立和谐的人际关系,对缺陷和不完美的宽容更象征着心理成熟。

(4)重视简单:指能独立建立起个人经验系统者,反而喜欢平常生活中的简单真理。此成熟标准包括:在知识、观念等各方面,能达到作为一个公民所需要的标准;在个人的行为导向上,能建立起自己的价值观和道德观。对于认知境界,从复杂回归简单。

二、心理健康的意义

1. 有助于防治心理疾病　心理卫生的开展,将有助于人们更好地适应社会,从而减少心理疾病的发生。

2. 有助于人的心理健康发展　心理健康者的学习成绩或工作效率均优于心理不健康者;更重要的是,心理健康者更能耐受学习、工作、生活中的挫折和逆境。

三、各年龄人群的心理保健

1. 青少年的心理保健　主要把握青少年自身及其家庭、学校和社会等重要环节。

(1) 使其具备自我成长的学习能力:学习不仅指学习科学文化知识,也指从自己的成功、失败中学习直接的经验和教训,从他人的成功和失败中学习间接的经验和教训,以促使自己不断充实、发展和身心健康成长。

(2) 为其创造良好的家庭氛围:青少年成长过程中,父母对孩子心理特点形成的影响很重要,青少年的许多问题都与父母的问题密切关联,父母对孩子的心理成长有着义不容辞的责任。父母对孩子个性形成的影响,除了遗传,还在于父母的个性、对孩子的态度。

(3) 为其形成良好的学校和社会环境:学校和社会是青少年成长的大环境,直接影响着青少年能否健康成长。

2. 中年人的心理保健　中年人担负着社会和家庭的重担,面对工作、家庭和自身的层层矛盾,易产生各种心理问题。中年人心理保健的主要措施如下。

(1) 量力而为、劳逸结合:根据自己的生理和心理特点,恰当协调体力和智力的关系,如以智力的优势克服体力的不足。凡事尽力而为,量力而行,期望值不宜过高;切记劳逸结合,忌长期超负荷地工作。同时,重视自身健康,定期体检,酌情就诊,保持良好的心态。

(2) 保持豁达乐观:指乐观、冷静地对待生活中的大事小事,不论成败、幸运或不幸、顺利或挫折,可接受已发生的事实,随遇而安,适应自然。倘若遭遇不幸,既不怨天尤人、悲观失望,也不杞人忧天、惶惶不安,有坚毅的品质,淡泊名利,提高应对挫折的忍受能力。

(3) 建立和谐的人际关系:遭遇压力和困难时,良好的人际关系即为其社会支持的最好资源,故平日里与朋友、同事、家人等多方面建立和谐的关系尤为重要。和谐人际关系既涉及家庭的夫妻关系、亲子关系等,也包括社会的同事、友人等多方面的人际氛围。

(4) 学会倾诉与放松:指遇到烦恼、苦闷等,可用倾诉或放松的方式排遣心底的不良情绪,以重获心理平衡、防止积郁成疾等。

3. 老年人的心理保健　老年人有丰富的人生经历和阅历,大多通情达理,渴望健康长寿,但其自身的主观能动性不可或缺。可指导老年人从以下5方面保持心理健康。

(1) 淡泊宁静:淡泊指对物质生活不过分奢求,过清简朴素的生活;宁静指内心尽可能排除个人杂念,少些私心,人生在世,不为个人私利操劳,心胸就会宽广,心情就会乐观,易赢得身心健康。

（2）健脑益寿：老年人勤于用脑即科学健脑，既促进大脑的新陈代谢，延缓大脑的衰老，又延缓机体的衰退。中华医学会所测老人的存活率显示，脑力劳动者、体力劳动者和无职业者的累计存活率分别为 85％、39.6％和 28％，表明用脑本身即可健脑益寿。

（3）情趣修身：老年人对其所爱好的事情容易专心致志，时间精力有一定的保障，鼓励老年人多从事自己爱好的活动，既可调剂单调、枯燥的生活，又可陶冶情趣，有益身心健康。诗书琴画、花鸟鱼虫等广博情趣，均可为老年人增添无穷乐趣，使之充分体验愉悦感、自信感、满足感和活力感。

（4）交友互助：老友相知、相聚、相互倾吐，对老年人活跃思想、愉悦身心大有裨益。老年人若能主动走向社会结交新伙伴，同龄相嬉，乐而忘老，则对其心理健康大有裨益。

（5）释怀长乐：预防老年抑郁症，是消除该"隐形杀手"的最好方式，即彻底释怀长期积郁在心底的忧愤。知足常乐，也是释怀、治愈忧郁的良药。老年人不宜总把"老"、"病"记在心里，挂在嘴上，忧心忡忡。遇到问题要善于自我解脱，不要钻牛角尖或任凭消极情绪折磨并摧残自己；可常运用积极的自我暗示，振奋精神，心情愉悦，生机勃勃。

项目二　应 激 与 应 对

案例导入

　　张老师，35 岁，女性，市级模范教师，10 多年来一直担任某重点学校高三毕业班班主任。所带班是实验班，班里学习气氛好，绝大部分同学都能努力学习。连续多年所带学生考入重点大学的比例都名列前茅。张老师对学生的学习抓得很紧，目标是全校第一。为此投入了大量精力，很少有时间照顾自己的丈夫。儿子即将参加小学升初中的考试，她也难以顾及，丈夫、儿子虽能理解，但也偶尔出现怨言，自己对此很内疚。

　　今年新学期开始后不久，张老师所在学校开展模范教师示范课程系列，张老师被定位全校重点示范、展示人员。然而，张老师常常感到力不从心，疲惫不堪。上课时感觉头晕、发胀，浑身乏力，有时出虚汗，近期还经常失眠。认为自己老了，已经不再像年轻时一样有旺盛的精力了。为此情绪低落、烦恼、不想做事，工作热情和效率都大幅下降。想向学校提出取消示范课程计划，甚至想辞去班主任，调换工作岗位，但考虑到学生就要参加高考，于心不忍，想干好又觉得力不从心。为此非常焦虑，害怕自己这种状态毁了班里学生。

分析提示

　　心理咨询师观察了解到：张老师是某名牌大学硕士学位，高级教师，是学校里公认的拼命三郎，教学成绩突出，经常受到校方表扬。对自己期望很高，要求很严，为人严谨，性格较为内向。一年前曾做胆囊切除手术，术后恢复良好，半年前学校体检，未见明显躯体病症。

事实上我们身边有很多类似张老师的情况,常常因为无法很好应对生活中一些超负荷的压力,进而影响到自己的身体状况、心理健康,甚至严重干扰了正常的工作或生活。应激与压力如何影响个体的生理、心理和行为状况? 面临应激时个体可以采取哪些应对方式? 通过本项目相关内容的学习,考虑如何帮助张老师更好地面对工作。

任务一 概 述

一、应激的定义及现代应激概念的发展

应激一词源自英文 stress,意为"紧迫、逆境反应、紧张、压力、应对",是多学科关注的概念,以下简介应激研究方面的代表性学者及其对应激的界定。

1. 塞里的"一般适应综合征"与应激 加拿大病理生理学家塞里(H. Selye)通过观察患者发现,许多处于不同疾病状态的个体,均出现食欲减退、体重下降、无力、萎靡不振等全身不适和病态表现。塞里还以大量动物实验证实,处于失血、感染、中毒等有害刺激作用以及其他紧急状态的个体,都可能出现肾上腺增大和颜色变深,胸腺、脾及淋巴结缩小,以及胃肠道溃疡、出血等现象。塞里认为,不同性质的外部刺激所致机体反应都是非特异性的,即不同因素都可引起同样的反应,产生同样的应激症候群,称为一般适应综合征(general adaptation syndrome,GAS)。其作用在于维持有机体功能的完整,一般经历警戒、阻抗和衰竭 3 个阶段。

(1) 警戒期(alarm):指机体为应对有害环境刺激而唤起体内整体防御能力的动员阶段。此期,体内肾上腺素分泌增加、血压升高、白细胞数量增多、血糖升高、呼吸和心率加快,全身血液集中供给心、脑、肺和骨骼肌系统。机体运用防御机制作出自我保护性调节,若防御性反应有效,警戒反应即消退,机体恢复正常活动。大多数短期应激均可在此阶段得以缓解,此类短时应激也称急性应激反应。

(2) 阻抗期(resistance):若应激源持续存在,反应仍将持续,但又不致严重到生物体死亡,机体则转入阻抗或适应阶段。此时机体通过增加合成代谢以满足应激反应所需能量供给。但若时间过长,觉醒水平逐渐下降,机体抵抗新应激源的能力下降,可出现大量应激性疾病的前兆征象,如糖皮质激素抑制抗体形成、白细胞生成减少等,使机体免疫功能下降。

(3) 衰竭期(exhaustion):若继续处于有害刺激过程或有害刺激过于严重,机体会丧失所获得的抗阻能力而转入衰竭阶段。此时,机体很容易出现各种应激性疾病或严重功能障碍,导致全身衰竭,直至死亡。

显然,塞里的应激理论主要从医学或病理生理学的角度提出,其关注应激的反应。塞里应激理论的积极意义在于首先在现代病因学认识中体现出整体观念,也为之后的应

激理论研究开创了先河,许多应激研究都是基于其的修正、充实和发展。但塞里的经典理论随后被证明忽略了应激的心理成分,如 20 世纪 60 年代 J. W. Mason 的研究证明,塞里提出的所有应激源其实都包括不同程度的情绪反应、不适或疼痛等心理成分。

2. 拉扎勒斯的应激、认知评价与应对　20 世纪 60～80 年代,以拉扎勒斯(R. Lazarus)为代表的心理学家提出认知评价及应对方式在应激中的重要中介作用。拉扎勒斯认为应激刺激或生活事件虽是应激源,但应激反应是否以及如何出现,决定于当事人对事件的认知。此后,拉扎勒斯等进一步研究应对方式在应激中的中介作用,从而将应激研究逐渐引向应激、认知评价和应对方式等多因素的关系方面。

如上所述,应激是不断发展着的概念,对应激的界定,不同学科、学者持各自见解。目前国内采用的定义:应激是个体"察觉"各种刺激对其生理、心理和社会造成威胁时的系统反应过程,所致反应可以是适应或适应不良。该定义把应激看作一个连续的动态过程,认为应激是一种刺激物与机体相互作用的反应过程。

二、应激理论模型

应激的理论模型用以解释应激发生、发展过程的理论体系。人们借助于理论模型,可更好地理解应激。下面介绍两种主要的应激理论模型。

1. 应激过程模型　该模型认为应激是由应激源到应激反应的多因素作用的过程(图4-1)。

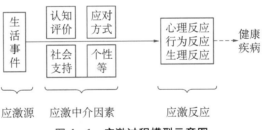

图 4-1　应激过程模型示意图

根据应激过程模型,应激是个体对环境威胁或挑战的一种适应过程;应激的原因是生活事件,应激的结果是适应的或不适应的心身反应;从生活事件到应激反应的过程受个体的认知、应对方式、社会支持等多种因素的影响。

该模型基本上是单维的,只反映应激各有关因素间的部分关系,其中心点指向应激反应。

2. 应激系统模型　该模型认为应激有关因素之间不仅仅是单向的从因到果或从刺激到反应的过程,而是多因素相互作用的系统(图4-2)。该模型具有以下特征:①应激是多因素作用的系统;②各因素相互影响,可能互为

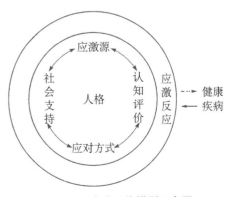

图 4-2　应激系统模型示意图

因果;③各因素之间动态的平衡或失衡决定个体的健康或疾病;④认知因素在平衡和失衡中起关键作用;⑤人格因素起核心作用。

根据该理论模型,个体可以对刺激作出不同的认知评价,从而采用不同的应对方式和利用不同的社会支持,导致不同的应激反应;反过来,应激反应也影响社会支持、应对方式、认知评价直至生活事件;同样,认知评价、应对方式、社会支持、个性特征等也分别各自或共同影响其他因素或者反之受其他因素的影响。它们既可是因,也可以是果。

3. 应激的意义　可从积极和消极两方面解读。

(1) 应激的积极意义:①适度应激是维持正常身心功能的必要条件;②适度应激为机体提高生存适应能力提供可能;③适度应激使机体处于一定张力的准备状态,利于机体遭遇突发事件时迅速动员自身潜能。

(2) 应激的消极意义:指长期、超过机体应对能力、可损害机体健康的应激。①应激可致机体的生理心理反应及其疾病症状和体征;②应激可加重已有疾病症状或使疾病复发;③应激可增加机体易感性,使其他致病因素乘虚而入,导致机体患病。

三、应激源

应激源(stressor)指能引起个体产生应激反应的各种刺激。人在自然界生存,又在社会环境中活动,无数自然或社会的变化,其中包括个体生理和心理的变化,均可成为导致应激的应激源。通常将应激源分为以下4种。

1. 躯体性应激源　指直接作用于躯体而产生应激反应的刺激,包括理化因素、生物学因素和疾病因素等,如温度、湿度、噪声、机械损伤、病毒、微生物、放射性物质和疾病等。

2. 心理性应激源　指各种心理冲突和挫折情景、人际关系紧张、焦虑、恐惧、抑郁等多种消极情绪及不切实际的凶事预感等。心理性应激源中,心理冲突和挫折是最重要的两种(详见个性相关部分)。

3. 社会性应激源　此乃最广泛的应激源,又可分为两类:①大事件:指各种自然灾害和社会动荡,如战争、动乱、天灾人祸、重大经济制度变革;②生活事件(life event):指日常生活中经常面临的各种问题,是造成心理应激并可损害个体健康的重要应激源。目前,心理应激领域将生活事件视为最重要的应激源,许多医学心理学文献将生活事件和社会性应激源视作同义词。

美国学者 Holmes 和 Rahe 在其所编"社会再适应等级量表(social readjustment rating scale, SRRS)"中汇集了对人们影响较大的 43 项生活事件条目,以生活变化单位(life change unit, LCU)的大小表示每项生活事件对个体影响的严重程度(表 4-1)。他们经大量调查发现,若某个体 1 年中的 LCU 累积得分不超过 150,来年可能健康安泰;若 LCU 累积得分在 150～300,来年患病的可能性为 50%;若 LCU 累积得分>300,来年患病的可能性则高达 70%。但此分析仅是参考,应用时还应考虑个体的生理和心理素质对其健康的影响。其实生活中遗失钥匙、账单越堆越高、不断被匿名电话骚扰、没有足够的闲暇时间等生活琐事均可影响人们的心情,故用"微应激源"或"日常困扰"表述人们频繁遭遇的日常生活琐事。微应激源虽远不及灾难性应激源那般突如其来、强烈震撼，但具有持久性，犹如肉中刺。跨文化研究证实，若将微应激源与离婚或丧偶等生活中较大变迁相比，微应激源与疾病的关系还更大。

表 4-1 社会再适应等级量表

变化事件	LCU	变化事件	LCU
1. 配偶死亡	100	23. 子女离家	29
2. 离异	73	24. 姻亲纠纷	29
3. 夫妻分居	65	25. 个人突出成就	28
4. 拘禁	63	26. 配偶参加或停止工作	26
5. 家庭成员死亡	63	27. 学业起始或结束	26
6. 个人受伤或患病	53	28. 生活条件变化	25
7. 结婚	50	29. 个人习惯改变	24
8. 被解雇	47	30. 与上级矛盾	23
9. 复婚	45	31. 工作时间或条件变化	20
10. 退休	45	32. 家居环境改变	20
11. 家庭成员健康变化	44	33. 转校	19
12. 妊娠	40	34. 消遣娱乐的变化	19
13. 性生活问题	39	35. 教堂活动改变	19
14. 家庭添员	39	36. 社交活动的变化	18
15. 调换工作岗位	39	37. 少量负债	17
16. 经济状况改变	38	38. 睡眠习惯改变	16
17. 好友丧亡	37	39. 家庭成员数量改变	15
18. 工作性质改变	36	40. 饮食习惯改变	15
19. 夫妻不睦	35	41. 休假	13
20. 中量贷款	31	42. 圣诞节	12
21. 归还借贷	30	43. 轻微违法行为	11
22. 工作责任的变化	29		

4. 文化性应激源 指个体从其熟悉的生活方式、语言环境、风俗习惯的环境，迁移到陌生环境中所面临的各种文化冲突和挑战，如迁居异国他乡。文化性应激对个体健康的影响往往持久而深刻。

四、心理应激的中介机制

1. 认知评价(evaluation or appraisal) 指个体对所遇到的生活事件的性质、程度和可能的危害情况作出的认知估计。认知评价在生活事件到应激反应的过程中起着重要的中介作用。对同样的应激源,认知评价不同,所引起的应激反应也截然不同。例如,面对同样的考核项目,对一部分个体会构成不同程度的威胁,故而带来不同程度的应激反应;而对另一部分个体来讲,可能不构成任何挑战或威胁,不足以引起应激反应。

Folkman 和 Lazarus(1984)将个体对生活事件的认知评价过程分为初级评价(primary appraisal)和次级评价(secondary appraisal)。初级评价是个体在某一事件发生时立即通过认知活动判断其与自己有否利害关系。一旦得到有关系的判断,个体便立即对事件是否可以改变,即对其个人能力作出估计,即次级评价。伴随次级评价,个体会同时进行相应的应对活动。若次级评价的事件可以改变,个体多采取问题关注应对;若次级评价的事件不可改变,则采用情绪关注应对(图 4-3)。

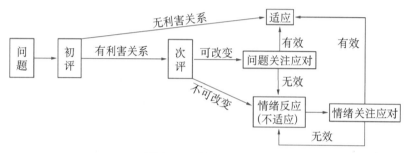

图 4-3　认知评价过程

认知因素在应激过程中的作用,是认知评价研究的重要内容,因个体对生活事件的认知评价直接影响其应对活动和心身反应,故认知评价是生活事件到应激反应的关键中间因素。Lazarus 早期曾认为,应激发生于个体察觉或评估某种有威胁的情景时,具体是指对需求以及处理需求能力的察觉和评估,甚至认为应激不取决于具体的刺激和反应。但认知评价本身受其他各种应激相关因素的影响,如社会支持一定程度上可改变个体的认知过程,个性特征也间接影响个体对某些事件的认知,且生活事件本身的属性也与认知评价相关。因此,近年的许多病因学研究,虽仍将认知因素作为关键性中间变量,同时也较注重其他相关应激因素综合作用的研究。

2. 社会支持(social support)　指个体与社会各方面(亲属、朋友、同事、伙伴等社会人以及家庭、单位、党团、工会等社团组织)所产生的精神、物质的联系程度。一般认为,社会支持具有减轻应激的作用,是应激作用过程中个体的"可利用外部资源"。

社会支持可分为客观支持和主观支持。客观支持指个体与社会所发生的客观或实际的联系程度,包括得到物质上的直接援助和社会网络关系。主观支持指个体体验到社会中被尊重、被支持、被理解和满意的程度。多研究证明,个体感知的支持程度与社会支持效果一致;社会支持与应激事件所致的身心反应呈负相关。对其机制目前主要有如下解释:①缓冲作用假说:认为社会支持对健康无直接影响,而是通过提高个体对日常生活中伤害性刺激的应对能力和顺应性,减轻应激反应,起到缓冲生活事件的作用;②独立作用假说:认为社会支持不一定在心理应激存在时才发挥作用,而是通过社会支持本身的作用维持个体的良好情绪,进而促进健康。

3. 个性与应激 个性特征作为应激反应的中间变量,与生活事件、认知评价、应对方式、社会支持和应激反应等因素之间均存在相关性。个性可影响个体对生活事件的感知,有时甚至可决定其生活事件的形成。态度、价值观和行为准则等个性倾向性,以及能力和性格等个性心理特征因素都可不同程度地影响个体在应激过程中的认知评价。例如,事业心太强或性格太脆弱的个体更易判断自己失败。个性特征在一定程度上决定应对活动的倾向性,不同人格类型的个体面临应激时可显现其不同的应对策略。个性特征除间接影响客观社会支持的形成,还直接影响主观社会支持和社会支持的利用度。

任务二 应激反应与心理防御机制

应激反应(stress reaction)指个体经认知评价,感知到环境中存在威胁性应激源而引发各种生物、心理、社会行为方面的变化,也称为应激的心身反应(psychosomatic response)。此概念强调个人的认知评价水平,指即使刺激具有威胁性,但若个体未认知其威胁存在,应激的心身反应就不会发生;若个体的能力或经验足以应对威胁性刺激,其应激的心身反应也不会发生。

一、应激的生理反应

近年来,应激生理反应心身中介机制(mediating mechanism)成为研究热点。心身中介机制反应路径为以下3条中介途径(实际是一个整体),为便于解读而作相对划分如下。

1. 心理-神经中介机制 该机制主要通过交感神经-肾上腺髓质轴调节。机体处在应激状态时,应激刺激被中枢神经接收、加工和整合后将神经冲动传递到下丘脑,激活交感神经肾上腺髓质轴释放大量儿茶酚胺,引起肾上腺素和去甲肾上腺素大量分泌,以及中枢兴奋性增高,导致心理、躯体、内脏等功能改变,即所谓非特应系统(ergotropic)功能增高,而与之相对应的营养系统(trophotropic system)功能降低。并可致一系列内脏生理变化,如心率、心肌收缩力和心排出量增加,血压升高,瞳孔扩大,汗腺分泌增多;血液重新分配,心、脑和肌肉获得充足血液,分解代谢加速,血糖升高等,为机体适应和应对应激源提供充足的功能和能量准备。必须指出,若应激源刺激过强或时间太久,也可致副交感神经活动相对增强或紊乱,表现为心率变缓、心排出量和血压下降,血糖降低,发生眩晕或休克等。

2. 心理-神经-内分泌中介机制 该途径通过下丘脑-腺垂体-靶腺轴调节。塞里曾用"全身适应综合征"(GAS)概括下丘脑-腺垂体-肾上腺皮质轴被激活所致生理反应,并描述了GAS3个阶段生理变化的特点。当应激源作用强烈或持久时,冲动传递到下丘脑引起促肾上腺皮质激素释放因子(CRH)分泌,通过脑垂体门脉系统作用于腺垂体,促使腺垂体释放促肾上腺皮质激素(ACTH),进而促进肾上腺皮质激素特别是糖皮质激素的合成与分泌,引起血内 ACTH 和皮质醇、血糖上升,抑制炎症,蛋白质分解,增加抗体等一系列生理变化。研究发现,人在飞行跳伞、阵地作战、预期手术、参加考试等应激情况下,都有上述两轴系统即肾上腺皮质和肾上腺髓质被激活。

3. 心理-神经-免疫中介机制 应激反应过程中,免疫系统与中枢神经系统双向调节。一般认为,短暂、不强烈的应激不影响或略增强免疫功能,如 Weiss 等观察到轻微应激对免疫应答呈抑制趋向;中等强度的应激可增强免疫应答;高强度应激则显著抑制细胞免疫功能。但长期较强烈应激可损害下丘脑,导致皮质激素分泌过多、机体内环境严重紊乱,以及胸腺和淋巴组织退化或萎缩、抗体反应抑制等一系列变化,最终致机体免疫功能抑制,降低机体对抗感染、变态反应等自身免疫的能力。如对澳大利亚某次火车失事遇难者配偶的调查显示,被试者在丧偶第 5 周的淋巴细胞功能抑制十分显著,仅为对照组的 1/10。另一项研究把同样接种可致乳癌肿瘤病毒的两组小鼠分别放入有强烈应激的拥挤环境和无应激刺激的环境,结果显示,小鼠的肿瘤发生率前者为 92%,后者仅 7%。

二、应激的心理反应

应激的心理反应主要涉及心理冲突、情绪、行为三方面。以下重点讨论与健康和疾病关系最直接的情绪反应和行为反应。

1. *情绪反应* 个体在应激时产生怎样的情绪反应以及其强度如何,影响因素很多,差异很大。以下介绍几种常见情绪反应。

(1)焦虑(anxiety):指人预期将要发生危险或不良后果的事物时所表现的紧张、恐惧和担心等情绪状态,是应激反应中最常出现的情绪反应。应激条件下,适度焦虑可提高人的警觉水平,伴随焦虑产生的交感神经系统被激活可提高人对环境的适应和应对能力,是一种保护性反应。但若焦虑过度或不当,即为有害的心理反应。

(2)恐惧(fear):指一种企图摆脱已明确、有特定危险、会受到伤害或生命威胁情景时的情绪状态。恐惧伴有交感神经兴奋,肾上腺髓质分泌增加,全身动员,但没有信心和能力战胜危险,只能回避或逃跑,过度或持久的恐惧会对机体产生严重的不利影响。

(3)抑郁(depression):指一种低沉、灰暗的情感基调的特殊心境。抑郁从轻到重依次为心情烦闷、消沉、郁郁寡欢、状态不佳、心烦意乱、苦恼、忧伤,直至悲观、绝望。表现为寂寞、孤独、丧失感和厌世感等消极情绪状态,伴有失眠、食欲减退、性欲降低等。抑郁常由亲人丧亡、失恋、失学、失业、遭受重大挫折和长期病痛等因素引起。严重抑郁会导致自杀,故对有抑郁反应的人应该深入了解有无消极厌世情绪,并采取适当的防范措施。

(4)愤怒(anger):指与挫折和威胁有关的较强烈情绪状态,人们因目标受阻、自尊心受打击等,为排除阻碍或恢复自尊,常可激起愤怒。愤怒时交感神经兴奋、肾上腺分泌增加,因而心率加快、心排出量增加、血液重新分配、支气管扩张、肝糖原分解,并多伴有攻击性行为。患者的愤怒情绪往往成为医患关系紧张的一种原因。

上述应激的负性情绪反应与其他心理功能、行为活动之间相互影响,可使自我意识变狭窄、注意力下降、判断能力和社会适应能力下降等。

2. 应激的行为反应 伴随应激的心理反应,机体的行为也随之改变,此乃机体顺应环境的需要。

(1) 逃避与回避:都是为远离应激源发生的行为。逃避(escape)指已接触到应激源后采取远离应激源的行为;回避(avoidance)指事先知道应激源将出现,还未接触应激源之前就采取远离应激源的行动。二者的目的均为摆脱情绪应激,排除自我烦恼。

(2) 退化与依赖:退化(regression)指个体受到挫折或遭遇应激时,放弃其成年人应对方式,而使用幼儿期行为方式应对环境变化或满足己欲。退化行为主要是个体为获得他人的同情、支持和照顾,以减轻其心理的压力和痛苦。退化行为必然伴随依赖(dependence)的心理和行为,即个体事事依赖他人关心照顾,不靠自身努力完成本应由自己做的事。退化与依赖,多见于经抢救脱险的病情危重患者及慢性病患者。

(3) 敌对与攻击:二者的共同心理基础是愤怒。敌对(hostility)是内心有攻击欲望,但主要表现为不友好、谩骂、憎恨或羞辱别人;攻击(attack)指应激刺激下个体以攻击方式作出反应,其攻击对象可以是人或物,可针对别人或自己。如某患者不肯服药或拒绝治疗,或出现自损自伤行为。

(4) 无助与自怜:无助(helplessness)指一种无能为力、无所适从、听天由命、任由他人摆布的行为状态,通常在经过反复应对未奏效、无法控制应激情景时产生,其心理基础包含一定的抑郁成分。自怜(self-pity)即个体怜悯、惋惜自己,其心理基础包含对自身的焦虑和愤怒等。自怜多见于独居、对外界环境缺乏兴趣者,其遭遇应激时常独自哀叹、缺乏安全感和自尊心。

(5) 物质滥用:某些人在心理冲突或应激情况下会以习惯性地饮酒、吸烟或服用某些药物等行为转换其对应激的行为反应方式。尽管他们明知道物质滥用对身体无益,但仍希望以不良行为达到暂时麻痹自己、摆脱烦恼和困境的目的。

三、心理防御机制的概念

心理防御机制是指个体应对心理压力或挫折、适应环境时无意识采用的心理策略。个体遭遇挫折时,除有意识采取一些措施加以应付,还会无意识地运用一些方法应对它,以缓解挫折所致紧张和焦虑情绪,从而达到心理平衡。

弗洛伊德精神分析学说认为,心理防御是许多心理失常的发生基础,但正常人也经常暂时性地使用各种心理防御机制。心理防御机制虽被定义为是潜意识的,但有些心理防御机制仍可部分地被有意识地使用,也可通过有意识的训练成为习惯化的应对活动。

四、心理防御机制的特征

1. 防御机制在于减弱、回避或消除消极的情绪状态 它们对维持个体的心理健康常态起着重要作用。防御机制本身不是病理性的,但若正常防御功能的作用改变可引起心理病理状态。

2. 防御机制通常是无意识或部分无意识 尽管有时人们会做一些有意识的努力,但真正的防御机制通常不是人们故意运用,而是无意识或至少部分无意识的。

3. 防御机制通过自我肯定支持自尊,保护并防护自己免于伤害　它常常涉及对现实的歪曲,因此自我防御机制需借歪曲知觉、记忆等以完全阻断某一心理过程,而使自我免于焦虑。实际上,心理防御也是一种心理的自我保护。

4. 防御机制可同时以两种或两种以上的方式共同发挥作用　即合理化与迁怒的双重防御机制作用。例如,某公司职员受到上司的批评后说:"我才不在乎呢!"随后便在工作中有意无意地摔打办公用品以发泄其心中的愤怒。

五、心理防御机制的类型

心理防御机制可分为 5 类 16 种,下文仅介绍人们常用的心理防御机制。

1. 否认(denial)　指对某些客观现实不承认,特别是否定已发生的悲痛、不愉快或令人难堪的经历,以此减轻心理上所承受的压力和痛苦感。如对亲人突然离世、自患不治之症等此类已存在又非常不愿接受的客观现实强装不知。人们采用否认这种原始、简单的心理防御机制,可缓冲突如其来的打击,暂时缓解焦虑情绪,使自己有一段适应痛苦现实的心理过程。但若使用过度,则易错失解决问题的良机,导致更大悲痛。

2. 压抑(repression)　指把社会道德规范不能接受极具威胁性的冲动、欲望、情感体验等抑制在潜意识中,以保持心境安宁。日常生活中大多数人常将痛苦的事情"遗忘",其实被压抑事件并未消失,而转入潜意识境界,遇有机会便会逸出,被压抑的内容虽平时不被意识,但特殊情况下可影响人们的日常行为,如触景伤情。弗洛伊德认为,压抑是最基本的防御机制,精神分析疗法即欲挖掘患者潜抑的致病情绪,将其带到意识层面,以消除疾病症状。心理治疗主张帮助患者挖掘、宣泄其潜抑的情绪,以缓解和防治其心身病症,有益其身心健康。

3. 反向(reaction)　指内心有某种欲望或真实想法,因受社会道德规范或国家法制限制不允许表达,只能尽力伪装地表现相反的态度和行为。例如,有的患者明明非常关心自己的病情,却在人前佯装无所谓;有人对所憎恨对象特别温和或特别热情友好。反向机制易被某些神经症患者采用,有的患者怕自己服药自杀,见到药物即紧张不安,唯恐自己失控而致命。

4. 退化(regression)　指遭遇挫折时,有人会放弃习惯化的成熟应对方式,恢复早年的幼稚方式应对环境变化或满足己欲。例如,有些大病初愈的患者,身体已达复原却还不愿出院,正是因其经受重大挫折后,害怕再负起社会角色所承担的责任,伴随所致的恐惧与不安,使之退化至孩童时代的依赖。从心理角度来看退化机制,主要是为博得他人同情、理解、关心和照顾,以减轻心理压力和痛苦。癔症、疑病症患者应用退化机制最多。

5. 转移(displacement)　当一个人对某一对象的情绪、欲望或态度,限于理智和社会规范的制约时,便在潜意识中将其转移到另一个可替代的对象身上。"迁怒"即是其中之一,心理治疗中的正负移情作用也属于此,患者将其对既往某些重要人物的感情(爱与恨)转移到医生身上,医生可利用其迁移了解"症结",以便对症治疗。

6. 合理化(rationalization)　又称文饰作用,指潜意识地用似乎合理的解释或实际站不住脚的理由为其难以接受的动机、行为和情感辩护说服自己,以免除精神苦恼和保持个人尊严。合理化是人们日常生活中使用最多的防御机制。例如钱包丢了,人们会说破财消灾。合理化一般有两种形式:①酸葡萄心理,即把个人渴望得到但又不能获得的东西说成不好的;②甜柠檬心理,即得不到葡萄只有柠檬的时候,便说柠檬是甜的,即自己的东西都是好的。

7. 升华(sublimation) 指个体把不为社会认同的动机或欲望转向更高尚的目标和方向加以表达,以保持其内心的宁静与平衡。如将攻击的冲动和愤怒情绪转化为对抗激烈的体育竞赛;又如歌德创作《少年维特之烦恼》即为使用升华机制的典范。挫折情景时运用升华机制,一方面可使原始动机冲突得以宣泄,减少焦虑,还能使个体获得满足感。因此,有心理学家认为,升华是人们适应环境最具有积极意义的建设性、创造性的防御机制。

8. 幽默(humor) 指个体遭受挫折、处于尴尬境地时,以奇特、讽喻、含蓄等方式自我解嘲,使自己摆脱困境,既无伤大雅又可解除难堪的局面。有时,一句恰如其分的诙谐语便可化干戈为玉帛,使人走出困境。幽默是一种积极的心理防御机制。

弗洛伊德曾提出 20 多种心理防御机制,他认为适当地使用心理防御机制,可缓解由挫折所致紧张和焦虑情绪,达成心理平衡。但若个体运用心理防御机制不当或过度依赖,一旦失效,就会丧失自我调节能力,本我无节制地释放冲动,引发焦虑、紧张、抑郁,以致精神崩溃,严重者甚至精神失常。

知识链接

狐狸吃葡萄

盛夏酷暑,几只口干舌燥的狐狸来到一片葡萄园。一串串又大又紫、晶莹剔透的葡萄挂满枝头。众狐狸馋涎欲滴,急不可耐地急相跃起。无奈葡萄架太高,哥儿几个使尽浑身解数,葡萄依然可望而不可及。

第一只狐狸跳了几下摘不到,从附近找来一个梯子,爬上去满载而归。

第二只狐狸跳了多次仍吃不到,找遍四周,没有任何工具可以利用,笑了笑说:"这里的葡萄一定特别酸!"于是,心安理得地走了。

第三只狐狸高喊着"下定决心,不怕万难,吃不到葡萄死不瞑目"的口号,一次又一次跳个没完,最后累死在葡萄架下。

第四只狐狸因为吃不到葡萄整天闷闷不乐,抑郁成疾,不治而亡。

第五只狐狸想:"连个葡萄都吃不到,活着还有什么意义呀!"于是找个树藤上吊了。

第六只狐狸吃不到葡萄便破口大骂,被路人一棒子了却性命。

第七只狐狸抱着"我得不到的东西也决不让人得到"的阴暗心理,一把火把葡萄园烧了,遭到其他狐狸的共同围剿。

第八只狐狸想从第一只狐狸那里偷、骗、抢些葡萄，也受到了严厉惩罚。

第九只狐狸因为吃不到葡萄气极发疯，蓬头垢面，口中念念有词："吃葡萄不吐葡萄皮……"

另有几只狐狸来到一个更高的葡萄架下，经过友好协商，利用叠罗汉的方法，成果共享，皆大欢喜！

任务三 应 对 方 式

一、应对概念

有关研究发现，个体的应对方式是介于应激与健康及疾病之间的中间变量，尤其是社会生活事件所致疾病与个体的应对方式密切相关。

应对（coping），又称应对策略（coping strategies）或应付，指个体对应激源以及因应激源而出现的自身不平衡状态所采取的认知和行为措施。应对的定义包含 4 个要点：①应对是有目的的努力，其努力包括不断改变个体认知和行为，其目的是缓解或消除应激源所致应激反应。例如为缓解或消除失业对自身的影响，个体以正视现实（认知）、努力寻找新工作（行为）应对。②应对不同于自主性适应行为，它被限制在心理应激的应对（即应激源认知评价应激反应应对），排除不需经努力即发生的自主性行为，如动物在危险情境中的逃避行为即自主性行为。③应对指向个体努力去处理什么，无论去做或去想，均不涉及所做所想的对错。④应对中处理事物不同于控制或掌握，"处理"一词在此的含义主要包括降低、回避、忍受和接受应激条件，也包括试图控制环境。

现代的应对概念认为，应对是个体为缓冲应激源的影响、应对心理压力或挫折、摆脱心理冲突所致自身不平衡的紧张状态而产生的认知性适应行为过程。也可视为个体为应付难题，有意识采取的认知和行为措施。至于应对方式的形成机制或内部构成，各学派观点不同。目前，较新学说是综合观点，认为早期的素质性观点和情景性观点在描述应对过程中可互为补充。素质性观点涉及个体通常偏好的应对方式，以此改变应激性情景对个体的影响；情景性观点则强调个体如何应对特殊环境中应激性事件，反映个体应激时的努力状况。

二、应对的分类

应对的分类有很多。

1. Zimbardo（1985）提出，根据应对的目的把应对分为两类　一类是通过直接的行动改变应激源或个体与应激的关系，如抗争（fight）、逃避（flight）、妥协（compromising）等。另一类是通过麻痹自我感觉的活动改变自我，而不是改变应激源，如使用药物、放松治疗、分散注意、幻想等。

2. Bililings 和 Moss(1980)提出应对方式的 3 种类型　①积极的认知应对,指个体希望以一种自信有能力控制应激的乐观态度评价应激事件,以便在心理上有效地应对应激;②积极的行为应对,指个体采取明显的行动,希望以行动解决问题;③回避应对,指个体企图回避主动对抗或希望采用间接方式,如过度饮食、大量吸烟等方式缓解与应激有关的情绪紧张。

3. Lazarus 和 Folkman 的应对分类被人们广泛认可　他们把应对分为问题为中心的应对和情绪为中心的应对两种:①问题为中心的应对(problem-focused coping):即针对事件或问题的应对策略,着重改变现存的人与环境关系,个体针对已察觉问题(应激源)或采取积极努力、寻求解决问题的办法,或回避问题;②情绪为中心的应对(emotion-focused coping):即个体情绪反应的应对策略,着重调节和控制应激时的情绪反应,减轻烦恼并维持适当的内部状态,以便处理各种信息。

应对方式既受其他因素的影响,又影响其他因素。生活事件的属性不同,应对方式往往不同,连续的负性生活事件也可能使个体的应对方式倾向消极。认知评价直接决定个体采取问题关注应对或是情绪关注应对,且个体的认知策略如再评价本身就是一种应对。社会支持在一定程度上可以改变个体的应对方式,如在遇到危机情况时,是否有熟悉的人伴随可以影响个体的应对策略。个性特征也间接影响个体对特定事件的应对方式。例如,具有爆发性人格特征的人在紧急事件面前容易失去有效的应对能力。应激反应同样影响应对方式,如长期慢性应激可使个体进入失助状态,失去积极应对环境的能力。

三、应对的指导原则

面对种类繁多的应对方式,很难简单地区分其好坏,评价任何应对方式只有据其处理具体应激情境有效与否加以判定。有效应对方式并无统一标准,需因人而异。个体欲以有效应对方式处理自己所面对的各种应激情景,可遵循以下指导原则。

1. 了解相关知识与方式　应激与应对的基本知识及方式,可为个体提供应对应激情景的理论指导。

2. 保持积极心态　应激无处不在,人不可能生活在"无刺激的平静社会"中,遭遇应激时以积极心态主动应对或处理,避免长期陷入消极情绪,危害身心健康。

3. 灵活应用应对方式　个体的应对方式具有一定的稳定性,是其长期生活经历习惯化的结果。但当个体察觉已采取方式无效时,需灵活地果断尝试新的应对方式。

4. 积极寻求支持　个体的资源终究有限,寻求自身之外的一切资源以获支持,同样是积极、有效的应对。

5. 应对方式指导　归纳若干指导个体应对的对策如下:①采用"问题解决"应对:可从根本上消除应激源。采用"回避"应对,可远离应激源。②采用"再评价"应对:可改变认知态度,换个角度认识生活事件。③采用"求助"应对:寻求社会支持。④采用"转移"应对:可分散注意力,缓解紧张压力和不良情绪。⑤"放松"的应对训练:有助调节自主神经功能,控制应激所致不良心身症状,改善健康。此外,抗焦虑药物、催眠、暗示、运动、行为训练、认知矫正、康复示范、情绪表达等方法,均可视为减轻心身紧张地应对干预手段。

应激对个体健康、疾病的重要影响已被大量研究证实。首先,应激反应是个体对动态变化的内外环境的适应,且其适应乃生物界赖以发展的原始动力。适度应激反应是个体一生开发潜能、重建平衡、保持健康过程中无法回避且不可或缺的重要"添加剂"。其次,应激反应可影响个体身心功能的整体平衡,不适度应激反应若致个体应对无效、丧失整体平衡,其生理功能则发生病理改变,发生应激的心身反应、心身障碍,甚至心身疾病。

项目三 心 身 疾 病

案例导入

1958年,一位叫布雷迪的学者进行了一项名为"执行猴"的实验,他把一对猴子同时绑在两个并排的椅子上。一只猴子叫做"执行猴",它可以按一杠杆避免遭受电击,如果间隔20分钟按一次杠杆,它就永远不会受到电击。如果到了20分钟的间隔时间它没有按杠杆,就要被电击,另一只猴子同时也受到一次电击;"执行猴"避开电击时,另一只猴也不受电击。也就是说,另一只猴子和"执行猴"所受的电击次数是相等的,所不同的是它无事可做,只有把命运交给"执行猴"。在这个实验过程中,"执行猴"患了胃溃疡,而无能为力的猴子却没有患胃溃疡。

分析提示

为什么"执行猴"患了胃溃疡,而另一只猴子却安然无恙?本项目内容的学习将带你揭开谜底。

任务一 概 述

一、心身疾病的概念

心身疾病(psychosomatic disease)或称心理生理疾病(psychophysiological disease),是一些与心理、社会因素密切相关的疾病的总称。此类疾病的发生、发展和转归均程度不同地受到心理社会因素的影响,临床表现以躯体症状为主,伴有病理学改变。对此类疾病的诊治和护理,需采用身心统一的观点,注重个体与环境的协调。

心身疾病的概念分广义和狭义两种。广义的心身疾病指心理社会因素在疾病的发生、发展、转归和防治过程中起重要作用的躯体器质性疾病和躯体功能性障碍;狭义的心身疾病指心理社会因素在疾病的发生、发展中起重要作用的躯体器质性疾病,如冠心病、原发性高血压和溃疡病等。

理解心身疾病的概念需要注意以下几方面：①生物或躯体因素是心身疾病发生和发展的基础，心理社会应激往往起到"扳机"的作用；②个性特征与某些心身疾病密切相关；③心理社会因素在疾病的发生、发展及预后中起重要作用；④以躯体的功能性或器质性病变为主，一般有比较明确的病理生理过程；⑤心身疾病通常发生在自主神经系统支配的器官上；⑥同一患者可有几种心身疾病存在或交替发生；⑦患者常有相同或类似的家族史；⑧疾病经常有缓解和反复发作的倾向。

二、心身疾病的范围

Alexander 最早提出 7 种经典的心身疾病，即溃疡病、溃疡性结肠炎、甲状腺功能亢进、局限性肠炎、类风湿关节炎、原发性高血压、支气管哮喘，并认为其与特定的心理冲突相关。Qurbas 则认为冲突为非特异性，而人格类型有重要发病意义。现在普遍认为，心理社会因素在此类疾病的发生、发展中具有重要影响。心身疾病种类甚多，分布于全身各系统，主要是受自主神经支配的系统与器官。因心身疾病是以躯体症状为主的一类疾病，因此需将其区别于非心身疾病。①心身疾病不是心理疾病，心理疾病通常指神经症、人格障碍、精神分裂症等在内的各种精神疾病，其病因虽与心理因素有关，但并无明显的躯体症状和阳性体征，更无组织形态学等病理改变。②心身疾病亦非单纯性躯体疾病，虽然心身疾病以临床躯体症状为重要表现，且伴有病理学改变，但单纯性躯体疾病的病因均较明确，且与心理因素无直接相关。

三、心身疾病的发病率及人群特征

谈及心身疾病的发病率，因各国对心身疾病的界定范围不同，其流行病学调查结果差异甚大，国外调查显示人群中发病率为 10%～60%，国内的门诊与住院调查结果约为 1/3。

相关调查数据显示，心身疾病患者群具有以下特点：①性别特征：总体是女性高于男性，二者比例 3∶2，但个别病种男性高于女性，如冠心病、溃疡病、支气管哮喘等。②年龄特征：65 岁以上及 15 岁以下的老少人群患病率最低；患病率从青年期到中年期呈上升趋势；更年期或老年前期为患者顶峰年龄。③社会环境特征：不同的社会环境致其人群的患病率不同。以冠心病流行病学调查为例，所调查国家中患病率最高为美国，其次为芬兰、前南斯拉夫、希腊及日本，最低为尼日利亚。有学者认为，这主要取决于种族差异、饮食习惯、全人口的年龄组成、体力劳动多寡等社会环境因素。④人格特征：一些心身疾病与特定的人格类型有关，如冠心病及高血压的典型人格特征是 A 型人格（type A behavior pattern，TABP）。癌症的典型人格特征是 C 型人格，C 型人格的癌症患病率是非 C 型人格的 3 倍。

四、心身疾病的分类

关于心身疾病的分类，国内外学者各执己见，分法不一，如按年龄分类、按学科分类、按器官病变分类等。现将目前较常用的两个分类方法简介如下。

1. 按学科分类

(1) 内科心身疾病：又按照系统分类如下。

1) 消化系统：胃及十二指肠溃疡、溃疡性结肠炎、过敏性结肠炎、贲门痉挛、幽门痉挛、肠道激惹综合征、神经性厌食、神经性呕吐、习惯性便秘等。

2) 心血管系统：原发性高血压、冠心病、阵发性心动过速、心动过缓、期前收缩、雷诺病、神经性循环衰弱症(neurocirculatory asthenia)等。

3) 呼吸系统：支气管哮喘、过度换气综合征、心因性呼吸困难、神经性咳嗽等。

4) 内分泌代谢系统：甲状腺功能亢进、垂体功能减退、糖尿病、低血糖症、肥胖症等。

5) 神经系统：紧张性头痛、偏头痛、抽搐、书写痉挛、痉挛性斜颈、自主神经功能失调、心因性运动异常、慢性疲劳等。

(2) 外科心身疾病：全身性肌肉痛、脊椎过敏症、书写痉挛、外伤性神经症、阳痿、过敏性膀胱炎、类风湿关节炎等。

(3) 妇科心身疾病：痛经、月经失调、经前紧张综合征、功能性子宫出血、功能性不孕症、性欲减退、心因性闭经等。

(4) 儿科心身疾病：心因性发烧、站立性协调障碍、继发性脐绞痛、异食癖等。

(5) 眼科心身疾病：原发性青光眼、中心性视网膜炎、眼肌疲劳、眼肌痉挛等。

(6) 口腔科心身疾病：复发性慢性口腔溃疡、颌下关节紊乱综合征、特发性舌痛症、口吃、唾液分泌异常、咀嚼肌痉挛等。

(7) 耳鼻喉科心身疾病：梅尼埃综合征(Meniere's syndrome，MS)、咽喉部异物感、耳鸣、晕车、口吃等。

(8) 皮肤科心身疾病：神经性皮炎、皮肤瘙痒症、斑秃、多汗症、荨麻疹、银屑病、湿疹、白癜风等。

(9) 其他：癌症、肥胖症等。

2. 按躯体病变状态分类　躯体病变状态主要分为躯体功能性病变和器质性病变，故心身疾病也可依次分为两大类。

(1) 心身症：指由心理社会因素引起躯体功能性改变的一类临床疾病。此类疾病虽以功能性病变为主，但亦有躯体症状和一定程度的病理生理改变，基本处于心身病临界状态。常见心身症包括心脏神经症、冠状动脉痉挛、偏头痛、贲门或幽门痉挛、神经性厌食、神经性尿频、心因性呼吸困难、心因性胸痛、过度换气综合征等。

(2) 心身病：主要指由心理社会因素引起，伴有明显躯体器质性病理改变的一类疾病，如原发性高血压、冠心病、消化性溃疡、过敏性结肠炎、甲状腺功能亢进、糖尿病、原发性青光眼、神经性皮炎等。持此分类观点的学者认为，一定条件下，功能性病变为主的心身症，可演变为躯体器质性病变为主的心身病。如冠状动脉痉挛若持续过久，可因冠状动脉长时间阻断而发生心肌坏死，继而导致急性心肌梗死。

任务二 心身疾病的诊断与防治原则

一、心身疾病的诊断

心身疾病的诊断是综合评价人们躯体和心理两方面健康状况的过程,对患者实施一般临床诊断的同时,还必须全面地评定其心理状态。

1. 心身疾病诊断要点 目前心身疾病的诊断标准和方法不尽相同,按照生物-心理-社会医学模式,人类任何疾病均受生物、心理和社会因素的影响,心身疾病的诊断也需兼顾个体的心理、躯体和社会3个方面。此外,心身疾病作为整体概念,各疾病之间也有些共同诊断要点。心身疾病的阳性指征为正确诊断提供了依据。常见的心身疾病阳性指征如下:

(1) 存在明确的心理社会刺激因素;

(2) 个体患病与其心理应激发生有密切时间关系;

(3) 病情波动与心理应激程度及个体情绪体验有关;

(4) 个体有特定的性格特征或心理缺陷;

(5) 个体可能有童年的特殊心理体验。

2. 心身疾病的诊断程序 主要包括以下4个方面。

(1) 病史评估:除采取与临床各科病史采集相同的方式,还应注意采集患者心理、社会的相关资料,如个体的心理发展、个性或行为特点、社会生活、人际关系、家庭支持等,初步分析其中与心身疾病发生、发展关联的因素。

(2) 身体评估:除基本的物理检查,还应注意患者在体检过程中的心理行为反应方式,如有否过分敏感、拘谨等。有时可从患者在身体检查的特殊反应中找出其心理素质特点。

(3) 心理评估:对初步疑为心身疾病者,结合其病史资料,采用访谈、行为观察、心理测量及使用必要的心理生物学检查方法,对其进行较系统、全面的检查,以确定心理社会因素的性质和内容,以及其在疾病发生、发展和转归中的作用。

(4) 综合分析:依据上述各程序的患者评估结果,结合心身疾病阳性体征,判断其是否为心身疾病、何种心身疾病、哪些心理社会因素具有重要作用以及可能的作用机制等。

二、心身疾病的治疗原则

1. 身心同治原则 心身疾病虽与心理社会因素密切相关,但它终究是具体的器质性病变,尤其对那些急性发病且躯体症状明显的患者,首先应采取积极有效的躯体对症治疗,消除或缓解病症;同时辅以心理治疗。如对急性心肌梗死患者,紧急有效的医疗救护措施是解除患者危急状态的关键;而对其焦虑、恐惧等反应实施床边心理疏导,也是救治不可缺少的环节。对一些心理或躯体症状为主、已呈慢性病程的心身疾病患者,则宜为其实施常规躯体治疗的同时重点安排心理治疗,如更年期综合征。

因个体人格特征的差异,对心理社会刺激的反应水平不同,所患心身疾病的种类和病程中心理状态不同,心理治疗应视不同层次、不同方法、不同目的而决定,可酌情选用行为疗法、认知疗法、生物反馈疗法、环境疗法、心理分析疗法和家庭疗法等。

2. 心理治疗的目标　主要包括以下 3 个具体目标。

(1) 消除社会刺激因素:如因考试引起焦虑、继发紧张性头痛的患者,可经分析、诱导、认知疗法、松弛训练或催眠疗法等,使其改变考试的认知,减轻焦虑反应,并在药物的共同作用下,缓解病症的发作,虽不能根本解决问题,但对缓解症状较奏效。

(2) 消除心理学病因:如冠心病患者,在其病情基本稳定后,帮助其改变认知模式,指导其综合矫正 A 型行为和其他冠心病危险因素,调整生活方式与环境以减少刺激,从根本上消除病因,逆转心身疾病的心理病理过程,使之趋向健康,但此过程较困难。

(3) 消除躯体症状:以心理学技术直接改变患者的生物学过程,提高身体素质,促其疾病良好转归,如采用长期松弛训练或生物反馈疗法治疗高血压患者。

任务三　常见心身疾病及其人格特征

从心身疾病的病因学研究可证实,人们的个性特点与行为方式既是其发病原因,又能影响其疾病转归,故掌握常见心身疾病患者的人格特征、行为方式和社会环境特点,对防治此类疾病十分重要。

一、冠状动脉硬化性心脏病

冠状动脉硬化性心脏病(以下简称冠心病),指由于冠状动脉粥样硬化、管腔狭窄,导致心肌缺血、缺氧的心脏病。此为威胁人类健康最严重和确认最早的一种心身疾病,发病率呈逐年上升趋势,多见于中老年人。大量研究表明,冠心病的病因有多种,但人格特征、心理应激及生活方式等心理社会因素,在冠心病的发生、发展过程中具有重要影响。

1. 人格特征　弗雷德曼(1959)首先提出 A 型人格者易患冠心病,其后许多大样本前瞻性研究也证实冠心病患者中 A 型人格者二倍于 B 型人格者,此论点 1977 年又得到国际权威学术机构的认定。A 型人格者主要特点如下:①过分的抱负及雄心勃勃;②过高的工作标准,常对自己的工作成就不满;③富于感情,情绪易波动;④有闯劲和进取心,且表现好斗;⑤过分的竞争性和好胜性;⑥时间紧迫感与匆忙感;⑦变幻不定的敌意;⑧习惯做紧张的工作,休息时间难以得到放松;⑨不耐烦,急于求成;⑩常同时进行多种思维活动和工作安排;⑪言语与动作的节奏感快等。

还有学者认为,A 型人格者遇应激性事件时,容易紧张、激动、愤怒、攻击和对人有敌意,体内儿茶酚胺及促肾上腺皮质激素过量分泌,致血压波动、血黏度增加、血小板黏附力和聚集性增加、血脂增高,加速血栓形成,终致冠状动脉供血不足。A 型人格还与冠心病患者病情加剧相关。有研究显示,A 型人格者患冠心病后继发心肌梗死的可能性约 5 倍于非 A 型人格的冠心病患者。

2. 心理、社会因素　社会生活中亲人死亡、环境变化等应激因素,常被视为冠心病的重要病因。有研究表明,与冠心病相关的常见应激源包括夫妻关系不和睦、与子女关系紧张、工作不顺心、事业受挫与失败、离婚、丧偶等。如有研究者对一批 54 岁以上丧偶男性进行调研,在其配偶死亡 6 个月内,本人死于缺血性心脏病发生率比无丧偶者高67％。另有资料显示,事业中有 4 次或更多重大挫折者的冠心病发生率数倍于未遭挫折者。新近研究显示,强烈、持续的心理应激可伴机体儿茶酚胺过量释放,心肌内钾离子减少,血压升高,局部心肌供血下降,使有冠心病素质或原心脏供血不足者发生冠心病。心理、社会因素的影响不仅限于冠心病发病,对其转归也有相当重要的影响。

3. 社会环境与生活方式　冠心病发病率与社会环境中不同的社会结构、社会分工、经济条件、社会稳定程度均有一定相关。有研究证实,社会发达程度高、脑力劳动强度大、社会稳定性差等均为冠心病高发的原因。此外,烟酒过量、高脂与高胆固醇饮食、缺乏运动、过食、肥胖等,既为冠心病易感因素,也是冠心病不良预后、治疗困难的重要因素。

了解冠心病病程中心理、社会因素的影响,对预防冠心病的发生和发展具有重要意义;也有利于医护人员为冠心病患者采取综合性医疗措施。例如,定期与患者修订因人而宜的治疗及护理计划,帮助患者调整不当的生活和饮食习惯;指导患者改变其严重影响疾病转归的行为方式,提高患者对心理应激的承受能力等,均对患者的康复发挥有促进作用。

二、原发性高血压

此为最早被确认的心身疾病之一。近年来尽管较多研究表明原发性高血压与基因遗传密切相关,但其由综合因素所致仍为普遍观点,尤以心理、社会和行为因素在其发病中具有重要作用。

1. 社会和环境因素　流行病学调查证明,城市居民的高血压发病率高于农村人口;患者群有一定职业特点,从事注意力高度集中、精神紧张而体力活动较少、对视听觉形成慢性刺激等职业者,更易发病,如驾驶员患病率高于一般职业人群。此外,长期慢性应激性事件刺激也可促发原发性高血压。有研究表明,失业、离婚、长期生活不稳定、环境中有高噪声者等发病率高;应激情绪反应中焦虑、愤怒、恐惧易致血压升高,而沮丧或失望所致血压变化较轻。一般认为,情绪反应伴随的“神经内分泌心血管反应”,是人类种系发生过程中形成的防御反应,对多数人而言,一旦刺激消失,反应随即停止。但若个体的此类情绪反应消失很慢,或通过“学习机制”与其他心理因素建立联系,其情绪状态下发生的阵发性血压升高即可逐渐发展为持续性血压升高,最终导致原发性高血压。

2. 人格和行为因素　一般认为,此类患者虽不具备某种特定人格类型,也有求全责备、刻板主观、容易激动、具冲动性、过分谨慎、不善表达情绪、压抑又难以控制情绪等相应人格特征,且可能与遗传因素有关。有研究认为,具此类人格特征者遇到应激刺激时,总想压抑,但又难以自控其情绪,致长期心理不平衡,伴随机体自主神经系统功能紊乱,易促使发病。因此,焦虑情绪反应与压抑心理矛盾(即抑制性敌意)是高血压发病的重要心理原因(T. C. Buell, 1980)。流行病学调查发现,高血压发病率与个体的高盐饮食、超重、缺乏锻炼、大量烟酒等因素有关,而其不良行为因素又直接或间接受心理、社会因素的影响。

治疗原发性高血压,除酌情用药,心理行为治疗也可获明显疗效,尤其对临界或轻型高血压患者,心理行为治疗可作为其基础治疗。心理行为治疗主要包括以下两点:①情绪宣泄:使患者的怨、怒、敌意等情绪及时宣泄,切忌强行压抑,指导患者保持开朗心境,避免过度喜怒,尽量回避可能使血压升高的应激情绪。②放松治疗或生物反馈疗法:让患者掌握主动身心放松和自我控制血压的方法,以提高机体对各种紧张状态的耐受力。此外,调整患者的观念,增强其自身社会适应能力,保持情绪平和,对其疾病治疗均有益。

三、消化道溃疡

消化道溃疡包括胃、十二指肠溃疡、溃疡性结肠炎,此亦为最常见心身疾病之一。一般人群中预期的终身患病危险率被估计高达10%,男性是女性的2～4倍。随着女性社会活动的增多,女性患病率也有逐步增加的趋势。消化性溃疡特别是十二指肠溃疡与心理、社会密切相关已被人们所认识。我国流行病学调查显示,有60%～84%的初患或复发的消化道溃疡患者,在症状出现前1周受过严重的生活刺激,如人际关系紧张、事业受挫等。

1. 个性与行为因素   此类患者具有内向及神经质的特点,表现为孤独、缺少人际交往、被动拘谨、顺从、依赖性强、缺乏创造性、刻板、情绪不稳定、遇事过分思虑、愤怒而常受压抑。消化道溃疡病患者习惯于自我克制,情绪得不到宣泄,从而使迷走神经反射强烈,胃酸和胃蛋白酶原水平明显增高,易诱发消化道溃疡。

2. 心理和社会因素   在心理、社会因素与此病关系中,十二指肠溃疡比胃溃疡的联系更为密切。主要因素包括以下几点:①严重精神创伤:尤其在毫无心理准备的情况下,遇到失业、丧偶、失事、离异、自然灾害或战争等重大生活事件或社会环境改变。②持久的不良情绪反应:如长期家庭矛盾、人际关系紧张、事业发展不顺利等所致失落感。③长期紧张刺激:如不良工作环境、缺乏休息等。近年来有研究显示,消化性溃疡患者发病前血液中胃蛋白酶原水平较高,并被视作发生十二指肠溃疡的重要生理基础。又有研究证实,高胃蛋白酶原血症的个体,当其在心理、社会因素这一"扳机"作用的激发下,比普通人更容易发生溃疡病。

治疗消化性溃疡,需采取包括心理治疗在内的综合治疗措施。可用咨询启发式认知领悟疗法,了解并帮助患者分析不利其疾病治疗的心理、社会应激因素,指导患者调整不良的生活方式与饮食习惯,使之建立正确的自我观念,并适度宣泄不良情绪,消除各种心理、社会压力,学会自我放松。对溃疡创面愈合后仍有疼痛持续发作或胃部不适的患者,必要时可选用精神药物治疗,以消除或抑制各种致病精神因素。

四、支气管哮喘

支气管哮喘是由嗜酸性粒细胞、肥大细胞和T细胞等多种炎性细胞参与的气道慢性炎症,表现为反复发作性的喘息、呼吸困难、胸闷或咳嗽等症状,常在夜间和(或)清晨发作、加剧。支气管哮喘是严重威胁人类健康的慢性疾病,全球患病人数大约1亿。我国的成人患病率为1%,儿童达3%。

　　研究表明,哮喘的发作与心理社会因素密切相关。Luparello等曾选择40例有过敏史的哮喘患者与健康者进行对照试验。首先向所有的受试者宣布:这是个空气污染实验,每个人必须吸入几种浓度不同的物质(其实所吸入的都是根本无害的非过敏性溶液)。结果患者组1/3出现了呼吸困难,12人哮喘发作;而对照组无一人出现反应。然后主试告诉患者"这是暗示的作用而非溶液所致"真相后,那些受影响者也恢复了正常。说明心理因素对患者的病情具有重大影响。

　　1. 人格特点　支气管哮喘患儿多表现过分依赖,希望受人照顾。有学者认为,母亲对孩子的要求过高或过分保护的不良母子关系,可致此病的形成或发作。据观察,一些患儿在离开母亲住校、住院等独自生活时,哮喘发作趋于减少。因支气管哮喘病程较长,发病时患者体力支出过度致体质虚弱,影响其正常的血液和社交活动,长此以往,患者易产生抑郁或自卑,也可表现敏感、多疑、冲动等行为特点。反之,该人格行为特点又可进一步阻碍其人际交往和社会活动,形成心理、社会刺激因素,诱发或加重病情。

　　2. 心理应激　有研究表明,半数以上患者可找到引起其哮喘发作的心理应激因素,如母子关系冲突、亲人死亡、弟妹出生、家庭不和、意外事件、心爱玩具被破坏、突然环境改变等,均可诱发或加重其发作。另有研究证实,器官阻力的增减也可因暗示和条件反射性刺激而改变。例如,有些患者可因对自然界花粉敏感发生外因性支气管哮喘,当他们看到同样形色花粉的图片时,也可引起支气管哮喘发作。

　　目前认为,心理应激因素可能通过以下途径诱发或加重哮喘:①强烈的情绪变化作用于大脑皮质,大脑皮质兴奋作用于丘脑,通过迷走神经,促进乙酰胆碱释放,引起支气管平滑肌收缩、痉挛、黏膜水肿而导致哮喘。②不良的精神刺激通过中枢神经系统引起内分泌功能失调和各种激素分泌异常,包括去皮质激素、去甲肾上腺素、生长激素和内啡肽的变化。③心理功能失调通过中枢神经系统,特别是下丘脑,干扰机体的免疫功能和影响机体对外界各种不良刺激反应的敏感性。

　　3. 职业环境　包括特殊的家庭居住环境,如经常暴露于烟雾中的儿童哮喘患病率远高于对照组儿童;空气污染、呼吸道感染与儿童哮喘的发作关系密切;摄入某些特异性食物可以引起哮喘;以及从事油漆工、汽修工等特殊职业的人群高发哮喘等。易诱发哮喘的药物主要有两类:一类是阿司匹林类及类似的解热镇痛药;另一类是作用于心脏的药物,如普萘洛尔等;磺胺药等也可因引起过敏反应而诱发哮喘发作。此外,大哭、大笑等剧烈运动和恐惧、紧张等刺激也可引发儿童的哮喘发作。

　　心理治疗对支气管哮喘的作用早在100多年前即被人们所认识,催眠方法治疗支气管哮喘已使用多年;系统脱敏法等行为疗法可减轻哮喘的发作程度(症状);放松训练治疗也能减轻发作症状或减少用药剂量;生物反馈治疗可控制呼吸道的阻力,缓解发作症状;使用安慰剂等暗示性疗法同样可有效缓解支气管哮喘。

　　五、癌症

　　此为多因性疾病,尽管其病因学十分复杂,尚未完全明了,但近年来已有许多研究证实心理、社会因素在癌症的发生和转归中具有一定作用。涉及心理、社会因素与癌症的关系表述大致包括以下方面：①具有某些情绪或个性行为特征者发病率较高；②直接影响癌症发展和转归的内分泌和免疫防卫功能，受患者本人情绪和行为反应的影响；③具有某些心理行为特征的患者生存期较长；④情绪支持和行为干预等心理疗法，可延长癌症患者的平均生存期。

1. 个性特征　有研究结果提示，过分谨慎、细心、忍让、追求完美、情绪不稳而又不善于宣泄负性情绪等个性特征，易使个体在相同的生活环境中遭遇生活事件，在相似的不幸事件中也易产生更多的失望、悲伤、忧郁等情绪体验。此个性特征近年来已被证实与癌症的发生有关，并被行为医学界概括为"C"型行为，以进一步探讨个性特征与癌症的关系。

2. 生活事件　大量研究证实，负性生活事件与癌症的发生有关。国内外不少研究发现，癌症患者发病前的生活事件发生率较高，尤以丧偶、近亲死亡、离婚等家庭不幸事件为显著。Leshan 指出，肿瘤患者发病前的家庭不幸事件发生率高于非癌症患者，认为肿瘤症状出现前的最明显心理因素是对亲密人员的感情丧失。在一组接受心理治疗的癌症患者中，大多数患者在发病前半年到 8 年期间曾遭受过较多的亲人（配偶、父母、子女）丧亡的打击。

3. 应对方式和情绪　社会事件与癌症的关系，还取决于个体对生活事件的应对方式和情绪反应。那些不善于宣泄生活事件造成的负性情绪体验者，即习惯于采用克己、压抑的应对方式者，其癌症发生率高。有学者指出，不愿表达个人情感和情绪压抑是癌症发病的心理特点。B. Stoll(1982)研究证实，平均生存期明显延长的癌症患者具有以下心理行为特点：①始终抱有希望和信心；②及时表达或发泄负性情感；③积极开展有意义、有快乐感的活动；④能与周围人保持密切联系。

结合癌症患者的心理行为反应，及时给予其心理行为治疗，对提高其生活质量、增强信心、改善身心反应过程等，均具有重要临床意义。

（雷　璇　王艳波）

学习效果评价·思考题

1. 如何依据健康的影响因素为某个体提供若干指导性建议？

2. 到医院就医的个体可能面对哪些应激源？该如何控制和管理应激源？

3. 面对同样的应激源，不同的人应激反应是不一样的，请解释其原因。

4. 如何解释"生活变化单位(LCU)"对个体健康的意义？

5. 癌症早期患者惯常使用"否认"的心理防御机制有益吗？为什么？

6. 反思自己日常使用最多的心理防御机制的效果如何？为什么？

7. 什么样的人容易患心身疾病？如何指导人们防治心身疾病？

案例分析

李先生患 2 型糖尿病有一段时间了。他是在 10 年前,即 42 岁时被确诊的。他一直注意饮食,进行足够强度的锻炼,并用口服药来控制血糖。可最近的几个月,李先生的糖尿病开始发展,尽管他依然控制饮食并坚持锻炼。

当他向医生咨询时,医生问他的工作、生活在最近的几个月里是否有所改变,他说单位领导又给他增加了几项新的工作,使他的工作压力比以前大多了。压力增大很可能是病情恶化的原因,医生在调整治疗方案之前,建议他先去与单位领导商量一下能否减轻些工作压力。幸运的是,李先生的领导很理解他的处境,允许他与另一名员工分担一部分工作。几个星期后,李先生的病情出现了显著改善。

请分析:本案例中李先生的心理应激与血糖控制的关系?

第五章 护士职业心理素质的自我教育与自我管理

　　护士的职业心理素质,是护士素质的重要组成和核心成分,在职业教育和职业管理的引领下,其自我教育与自我管理贯穿每个护士职业生涯的始终。

▌项目一　概　　述

　　"护士角色人格"与"护士职业心理素质"这两个概念的内涵相似,亦可等同。前者是护理心理学的专业术语,后者是人们熟悉的通俗表述,均侧重于职业角色人格的特异性,需区别于"护士职业心理品质"的道德判断概念。

任务一　角色人格与护士角色人格

　　"护士角色人格"由个性心理学的概念"人格"、社会心理学的概念"角色人格"等推导而来,是护理心理学的特定概念。界定"护士角色人格"的概念,关系护士的职业心理素质优化及合格人才培养,是护理心理学理论体系的重要组成。

一、角色与角色人格

　　1. 角色　人的社会属性及"角色(role)"常在社会团体中显现的特性,即角色或社会角色(social role)。

个体取得社会团体中某种身份并依照其角色性质与特征显现出的行为,即称角色行为(role behavior)。每个人都在社会"大舞台"上扮演各种"角色",如大多女性一生会扮演女儿、妻子、母亲等家庭角色,且有学生、职业人等社会角色。无论哪种角色,人们的行为模式均受制于其角色特征的特定内涵。例如,同一位 30 岁女性,面对她父母或儿女时,可展现判若两人的角色行为。面对父母时她可以是娇女,自然流露"依赖、服从"等人格特质;面对儿女时她是家长,则更多地表现"支配、专制"等人格倾向。角色特征所决定的人格倾向和行为模式,即称"角色人格"。

2. 角色人格(role personality) 指具有某种社会特定地位的人们,共同具备并能形成相似的角色行为的心理特征总和。即指千差万别的个体,因扮演同一角色而具有相似的行为模式和角色形象,且某种共性化人格特征一经形成,就被他人赋予某类角色个体的行为。如人们总把母亲与"慈爱"相连,常将父亲与"严厉"等同;又如"严谨的学者、精明的商人、浪漫的艺术家、敏捷的记者"等,均为人们印象中典型人格特质与职业角色行为的匹配。人际交往中,人们常根据某个体的言谈举止,大致判断其所从事的职业角色。

二、护士角色人格

1. 定义 护士角色人格(role personality of nurse),特指从事护士职业的人们共同具备并能形成相似的角色适应性行为的心理特征总和。需要指出的是,该定义中的"适应性",是区别于"角色人格"一般概念的关键词,是该定义的特定内涵,也隐含护士的个体人格与角色人格的匹配要求。如"父母"的角色人格虽有其特定内涵,但无法剥夺那些不称职父母的角色权利。护士角色人格概念所隐含的适应性行为特征,则要求从事护士职业的个体必须具有其"角色适应性行为",否则便无法胜任护士角色。护士角色人格,必然制约护士个体的职业行为,影响其角色形象。

2. 护士角色人格有别于道德概念 护士角色人格的内涵,与"护士职业心理品质"有本质区别。"品质"属道德概念,且较多涉及"无私奉献、崇高、坦诚、人道"等道德评价的术语。

任何职业群体的成员,均可因其社会层次、受教育程度、家庭背景等不同而致其道德水准参差不齐。其中有英模、积极分子,也有一般群众、落伍个体。若忽略职业人群的道德品质差异,一概以英模境界衡量从业个体显然行不通;且"无私奉献"等道德评价并无职业特异性,是各行业先进个体共同追求的最高职业境界。

职业角色人格,应具有鲜明的职业特异性,且须与个体人格相匹配。若某人的个体人格与其职业角色人格不匹配,其道德水准再高也难以胜任职业角色。若某教师虽具有较高师德(爱岗敬业、乐于奉献等),却不具备良好教学特质(擅长表达、循循善诱、富感染力等),很尽力却无法达成解惑授业的职业目标,即不一定堪称"好教师"。其"师德"归于职业道德,"教学特质"则属职业角色人格。一般认为,高道德水准者无论从事何职业,都会崇尚和追求较高职业道德水准;但最终能否胜任其职业角色,则主要取决于其个体人格与职业角色人格的匹配。所以,护士角色人格只涵盖护士所需具备的心理特征总和,不囊括品质等职业道德的判断标准。

3. 护士角色人格以职业经历为前提　职业角色人格,需个体在其职业角色扮演过程中体验、寻找较恰当的角色行为,不断巩固、发展和完善。如女性从少女到人妻、人母、祖母的每个角色转换,均需有新角色的适应过程。个体适应职业角色亦然,若无职业经历,职业角色人格的形成和发展便无从谈起。

护士角色人格以职业经历为前提条件,并随其职业经历的积累逐渐走向成熟。如新护士初到急诊室,面对争分夺秒的紧急救治,可显现其慌张、冲动行为,或因高度紧张致其技术操作走样;但她多次经历急救场面后便能沉着冷静、迅速有序地去应对,驾轻就熟地胜任本职。

需要指出的是,任何职业角色的适应均有其相对性,多数个体具有适应多种职业角色的潜能,人们大多不可能在经历多种职业的体验后才自择"最恰当职业"。

4. 护士角色人格与个体人格相辅相成　护士角色人格如同"万丈高楼平地起",需基于个体人格构筑的基本框架。著名职业指导专家霍莱指出:各种性格类型的人,都有其相对应的感兴趣、易适应的职业。例如,感情丰富、富于想象者,易对作家、艺术家等职业有兴趣、易适应;喜欢冒险、乐于竞争者,易对企业管理等职业产生兴趣与适应;保守刻板、力求务实者,较适应财会、档案、文秘等办公室的工作。总之,个体人格与职业人格相辅相成,个体人格是职业角色人格的基础,职业角色人格是个体人格的拓展和完善。

如女性个体的温柔、细腻、感情丰富、善解人意等人格特征,都是护士角色人格的基本构架和良好元素。随着护士职业的社会职能增强,其角色人格内涵更加深邃,"凡女性即可当护士"的观点早已过时,"情绪稳定性、社会适应性、人际关系主导性"等人格特质,均为护士角色人格不可或缺的核心成分。若某个体自身的人格特质难以与护士角色人格"核心成分"匹配,便很难成为称职护士。

护士角色人格的更深远意义,还在其可促进护士个体人格的发展和完善。职业经历的耳濡目染、潜移默化,可不断优化护士自身的某些人格特质。充满稚气的护士,经历职业环境的复杂人际关系后,大多比其他职业的同龄人"少年老成",其人际能力显著增强,主要得益于护士角色人格的积极影响;能妥善处理特殊情境的人际冲突,有助其巧妙斡旋社会上各种复杂的人际冲突,终身受益。

任务二　护士角色人格的形象及历史演变

人格的概念虽然比较抽象,一旦它与个体的外在行为相联系,便栩栩如生。如评价某人"活泼、敏捷、热情、自信"或"刻板、迟钝、冷淡、自卑",正是据其惯常行为所作的人格特征判断。当综合某人的诸多人格特质时,其总体人格形象便可清晰呈现,职业角色人格形象亦然。"艺术家气质"、"学者风范"、"商人习气"等,都是对职业角色人格形象的表述。

护士角色人格以其特定职业角色形象呈现,随时代发展、社会需求不断演变,曾经历以下几个阶段。

一、护士角色人格的历史形象

护士的最初称谓是"看护",首创于 4 世纪,记载在第一所"大教会病院"的规则中,看护、照料患者的人形成"护士"这个新职业群体。此后漫长的 10 多个世纪中,护士主要经历了以下 3 种典型的历史形象。

1. 母亲形象　战争及瘟疫等致大批受伤、病患折磨的人迫切需要关怀和照顾,护士在民间被视为"母亲"。希腊文"natricius"含有"体贴、保护、照顾"的意思,英文"nurse"可译作"乳母"。最初护士主要以"温柔、慈祥"等角色人格特征,塑造了慈母般职业角色形象。

2. 宗教形象　中世纪的欧洲,受宗教影响,教会视照顾患者伤残与拯救人的灵魂为同等重要。许多教会设置医院,众多修女、基督徒从事医护工作,护士被赋予宗教形象。教会倡导的"护士应奉行独身,长居修道院,超尘脱俗,严守纪律"等观念,使护士常以"宗教化身"面向公众,其职业角色形象具有浓重的宗教色彩。

3. 仆人形象　此职业形象主要发生于 16～19 世纪,是护士的最暗淡历史形象。当时的宗教势力视"病魔"为"对罪恶的惩罚",把病患看作"罪有应得",连同对患者的照料、救护,也是"非仁慈的、卑贱的"。当时的护士大多出身寒微、家境潦倒,有的甚至为生存而无法顾及名声(有的诊所低薪聘用妓女、酒鬼),其社会、经济地位低下,角色形象被视为"奴仆"。

二、护士角色人格的现代形象

自 19 世纪 60 年代南丁格尔创立第一所护士学校,护士有了明确的职业目标,其职能逐渐得到公认,护士角色人格的形象日渐鲜明,其现代形象大致分为以下 3 个发展阶段。

1. 南丁格尔塑造的早期形象　南丁格尔率先向"凡具有女性天赋和才能者,便足以出任护士职业"的世俗观念挑战,积极倡导"从事护理工作,要有高尚的品格、相当的专业化知识、专门的操作技能"等。她所塑造的护士角色人格形象主要有以下 5 个特征。

(1) 品格高尚的人:南丁格尔针对护士角色指出:"职业女性必须正直、诚实、庄重,没有这 3 条,就没有基础,就将一事无成"。

(2) 满足患者需求的人:南丁格尔要求护士保持病房的绝对安静,甚至提出要消除护士工作时的衣着声响(指工作服经上浆熨烫后摩擦发出的声音),强调护士"千万不要有意或无意地惊醒患者,这是护理质量好坏的先决条件"。

(3) 具备心理学知识的人:南丁格尔认为,护士必须十分重视患者的心理因素,应区分护理患者与护理疾病之间的差别,着眼于患者,着眼于整体的人。"护理应为患者创造良好环境,若只是让患者躺在床上、两眼直盯天花板,对康复不利;而变化、颜色、鲜花、小动物等,都是很好的治疗形式,因为这些都能转移患者对病情的注意力"。

(4) 属于专门学科的人才:南丁格尔特别指出:"护理学是内、外科和公共卫生学的有技术的侍从，但绝不是内、外科医生和卫生官员的有技术的侍从"。她认为两个概念有严格界限，绝不能混淆。

（5）人类健康的使者：南丁格尔指出："护士的服务对象，不局限于医院里的患者，要更多地面向整个人类社会，通过社区组织预防医学工作，展开公共卫生护理"。

2. 继承南丁格尔的扩展形象　19世纪末至20世纪40年代，两次世界大战致伤残愈数亿、众人挣扎于死亡边缘等社会需求，把护理工作推至救死扶伤第一线，进一步形成现代护理学特色的研究和活动领域，造就了大批积累丰富经验的护士。护士以其扩展的专业化"技艺形象"和医生的"助手形象"，进一步获得社会的承认和赞扬。此阶段，护士角色形象除继承南丁格尔的早期形象，又增加了以下两种新的职业形象。

（1）技艺形象：指随着近代医学的高速进步，促使护士新增了"熟练专业操作技术"的职业角色形象。生物医学模式的运行，为提高护理质量提供了大量新技术，如消毒灭菌、无菌操作、生命体征测量等，对促成护理学科的系统理论及专门技术均产生了重要影响。

（2）助手形象：指此间世界各地的护士学校如"雨后春笋"，护士队伍迅速扩大，护理内容从"照料患者生活为主"转向"科学技术手段服务为主"，引领护士新增了"擅长配合医疗工作"的职业角色形象。

3. 半个多世纪的现代形象　随着全球化护理教育层次的提高和培养目标的发展，高等护理教育已在发达国家普及半个多世纪，并在世界各国相继迅速推开，显著拓展了护士的知识结构和社会职能。其最鲜明的职业形象如下。

（1）适应发展的专家型人才：护士既能主动适应医学模式转变，积极变革旧式护理体制，勇于创建护理学科新理论；又能紧随现代医学快节奏，参与医学领域精细分工，准确掌握生命救护新技术。自1900年美国学者首次提出专科护理（specialties in nursing）的概念，到1954年，美国护理教育在不断提高临床护理质量和护士专业技术能力发展需求的驱动下，将培养专科护士（clinical nurse specialist，CNS；指在某一特殊或专门的护理领域具有较高水平和专长的专家型临床护士）逐渐定位于硕士以上水平的专业教育，扩展到ICU护理、急救护理、糖尿病护理、造瘘口护理、癌症护理、临终护理、感染控制等临床各领域，旨在为临床培养高质量的专科护士，提高临床护理实践水平。几年前有数据显示，美国已在200多个专科领域培养了10万余名专科护士，高素质的护理人才在医疗机构、社区保健、家庭护理及护理科研等方面发挥着非常重要的作用。我国于21世纪初，引进发达国家、地区培养专科护士的模式和经验，结合国情，把专科护士的学历要求放宽到大专学历及以上，允许先完成专科证书课程，取得专科护士的执业资格，同时要求3～4年内获得本科、硕士学历（学位）或研究生课程结业。我国2012年1月10号卫生部正式发布"十二五"护理规划纲要，也提出"到2015年培养临床专科护士2.5万名"的人才培养目标。总之，护士维护患者身心健康的重要作用日益突出，无可取代。

（2）结构合理的知识型人才：高等护理教育改变了既往突出"技能型职业培训"的传统教育模式，健全了从本科到博士的多层次护理教育，护士的知识结构和整体素质均显著提高。护士已从既往单一的专业技能型人才，发展成复合的专业知识型人才。我国恢复高等护理教育30年来,护理本科教育的规模早已扩大至全国数百所院校,百余所高校设有护理学硕士学位授予点;自2003年我国建立第一个护理学博士学位授予点,已有10多所院校启动了护理学的博士培养;护理学升至一级学科后,已有数所高校启动了护理学的博士后流动站。快速发展的高等护理教育,使护士的职业素质和角色形象呈现质的变化。

(3)开拓创新的研究型人才:优化的知识结构极大地开拓了护士的视野,促使护理学科从"理解掌握专业理论、熟练运用专业技术"等扩展到"探索学科发展前沿、研制推广先进技术"的较高境界,从理论研究到技术创新硕果累累,不断取得突破性进展,在维护人类身心健康的广泛领域施展才华。2012年我国人民卫生出版社出版发行的一套8本全国高等学校护理学研究生规划教材,全部由护理学科的博士生导师担任第一主编或主编,每本教材都吸纳了各研究团队多年来开展护理学研究的诸多创新性学术成果。

知识链接

卫生部"十二五"规划教材·全国高等医药教材建设研究会"十二五"规划教材·全国高等学校护理学研究生规划教材
- 循证护理学
- 心理护理理论与实践
- 高级护理实践导论
- 护理教育理论与实践
- 护理管理理论与实践
- 护理理论
- 社区护理理论与实践
- 护理学研究方法

(4)社会保健的管理型人才:护士的足迹遍布医院、家庭、社区,大量健康保健均由护士承担。在高等护理教育较普及的发达国家,护士开诊所、管医院、办教育等,独当一面。机遇和实践造就了一大批颇具组织才能、懂教育、会科研、善管理的优秀护士人才。我国于21世纪初,全面启动了培训社区护士获得高等教育学历的国家高等教育自学考试,编写出版了成套培养社区护士的本、专科自学考试教材。我国"十二五"护理纲要提出,到2015年,在基层从事工作的护士达到30万人,要充实基层护理力量;进一步增加城市社区卫生服务机构和农村乡镇卫生院的护理力量等。随着我国人口老龄化加速、居家慢性病人群日益庞大,社区护士正成为我国社会保健管理型人才的中坚力量。

三、护士角色人格的未来形象

世界卫生组织关于"21世纪人人享有卫生保健"的全球性策略目标,对护士职业的发展提出了更高标准和更新要求:护士不仅要帮助患者恢复健康,而且要使健康人保持健康。护士角色人格的未来形象,将以更理想的模式展现在世人面前;它是社会进步趋势、历史发展必然,也是每个护士引以为豪的人生境界,主要有以下8个表现形式。

1. 专家、学者型人才　指护士具有较渊博的人文学科知识和必备的专业基础理论,能独当一面地开展专业的理论、实验研究,能独立解决学科发展的重要课题。具体为以下3点要求:①懂得医学科学的最新成就;②掌握高层次的科学知识水平;③具有较宽知识结构和熟练操作技术。

知识链接

专科护士

1900年AJN(美国护理杂志)1篇题为"Specialties in Nursing"的论文,首次提出专科护理的概念。护理实践中自然形成的"护理临床专家"是clinical nurse specialist(CNS)的雏形,指在某临床领域具有丰富的经验、先进的专业知识和高超的临床能力,能向患者提供高质量护理服务的护士。除直接参与护理工作,还起咨询和指导作用,其权威地位得到社会和专业认可。CNS除具有上述特征,还需具备执业资格、遵循执业标准,是高级临床护理工作者。在老年科、癌症、造口、失禁、透析、器官移植、哮喘、新生儿、妇幼保健某个专科领域为卫生保健对象提供专门化服务。有专门的工作岗位和职责,已成为护理专业的一种分工。

专科护士分为一般专科护士、高级专科护士与临床护理专家。一般专科护士属于普及型;高级专科护士(advanced practice nurse,APN)即人们普遍认知的专科护士概念;临床护理专家指获得某个护理领域的相关科学知识和高级临床实践,具有分析复杂的临床问题的能力、广博的理论知识,并能恰当地应用,能预见护理措施的短期和长期效果。以患者/顾客(client)/家庭为专业服务对象。经硕士、博士学位学习,获得专业资格和证书。专科护士需要一个较长的积累过程。有一个从"全"到"专"的过程,需要护士在专业实践中不断提高自己。

我国定义的专科护士,指在某特定护理专科领域具有熟练的护理知识和技术、完成专科护士所要求的教育课程学习、被认定合格的护士。专科护士从事临床专科的护理、教学工作。

2. 科普教育工作者　指护士能向不同层次、需求的人们提供因人而异、实用有效的身心保健知识,能广泛开展公众的自我身心保健等普及性健康教育。

3. 应用型心理学家　指护士必须参与各类心理健康、心理卫生问题的研究,能为不同年龄、职业、文化背景的人群提供心理卫生保健,尤其侧重于患者、老人的心理卫生保健;能将相关心理学理论运用于临床护理实践。

4. 健康环境设计师　指护士能系统应用心理学、美学、生物学、建筑学等专业的知识和技能,设计、美化、营造有益于人们身心健康的物理环境和社会环境,全方位为患者提供温馨的环境氛围。

5. 人际关系艺术家　指护士具有较高社会智能,能在频繁、复杂的人际交往中游刃有余,较好掌握并灵活应用人际沟通技巧,主导护患关系,协调患者与他人的人际氛围。

6. 高层次技术能手　指护士必须以高层次专业教育为基础,能对一切运用于人体的操作技术,做到"知其然亦知其所以然",既熟练掌握又知晓原理,必要时能给予患者合理、科学的解释。

7. 默契合作的医疗伙伴　指护士与医生互为助手,面对共同的工作对象时,能体现"你中有我,我中有你"的默契合作。

8. 崇尚奉献的优秀人才　南丁格尔曾坚持"优选人才"的原则,从1 000～2 000名应聘者中严格挑选15～30名学生。未来的护士职业,宜优选文化素质较高、富有爱心、乐于奉献、具有良好人格特质的个体。

每当描绘护理人，人们总把她们喻作白衣天使；

每当评价护理人，人们总说她们是生命的守护神……

是的，人们的描绘、评价和颂扬，曾经编织了多少纯情少女的梦。

人们的描绘、评价和颂扬，曾经激励着多少护理人为他人把爱心奉献……

然而，朋友，这就是您所了解的护理人吗？

那么，我想告诉您，其实您对当今护理人的了解还太少，太少……

看啊！护理人的队伍向我们走来了。

怎么？您不认识他们吗？这是护理队伍的领头人啊！从学校到医院，他们带领着护理人与传统观念挑战，胆识过人，卧薪尝胆，昔日的天方夜谭在他们这里梦想成真。或许，当全国第一个护理人的硕士课程班在他们手中诞生时，还有人不以为然，可当您得知已经有多名同行获得硕士学位时，您还能不为护理人有这样的领头人而由衷地赞叹吗？

瞧，护理人队伍中那些手捧国家发明奖、科技进步奖、优秀教学成果奖、发明专利、政府特贴等一本本大红烫金证书的专家学者，是应聘来给护士讲学的吗？为什么是清一色的女性？

怎么，您不熟悉她们吗？她们是护理学科的带头人啊！她们敢为人先，勇于开拓，瞄准前沿，奋力拼搏，她们以学者风范，实现了一个个零的突破；她们以专家水准，使学科建设上了一层层台阶。她们勤于探索，自行研制了一系列教学模型；她们著书立说，出版发行了一本本学术专著；她们潜心学术研究，一次次登上了国际学术交流的讲坛；她们创造了当今护理人的辉煌业绩。

朋友，我还要骄傲地告诉您，高等护理教育，已使当今的护理人如虎添翼，大专、本科、硕士、博士等高层次护士人才在护理教育、管理、科研、临床中正显英雄本色。她们以其卓有成效的工作业绩，赢得了世人的刮目相看；她们以其举足轻重的职业角色，获得了社会的充分认可。

面对21世纪人类健康需求的严峻挑战，护理人深知任重而道远，更为所从事的职业备感自豪。在护理人这支庞大的女子交响乐团齐心协奏的未来畅想曲中，您是否听到了那一个个与时代主旋律强烈共鸣的美妙音符？

护理人是一群充满爱心、崇尚奉献的优秀女性。她们那柔弱的双肩，足以扛起人类健康的擎天柱；她们那博爱的胸襟，足以抚慰遍天下的病痛和忧伤。

护理人是一群学识渊博、勇于开拓的知识女性。她们坚实的脚步，将踏着人类进步的发展节奏，快速飞奔；她们敏捷的思维，会紧随科技浪潮的汹涌波涛，搏击不息。

护理人是一群诲人不倦、循循善诱的成熟女性。她们那园丁般的匠心，欲把人类的健康之花修整得争奇斗艳；她们那师长般的教诲，能为男女老少的身心保健提供启蒙良方。

护理人是一群技能高超、驾驭生命的职业女性。她们妙手回春，用精湛的技艺为人们化解病痛；用睿智和机敏，从死神和病魔手中夺回了多少宝贵的生命。

护理人是一群独具慧眼、巧夺天工的智慧女性。她们能用美学的构思，为人们营造利于健康的优美环境；擅用独到的眼光，为人们设计优化心境的温馨氛围。

护理人是一群善解人意、化解心结的艺术女性。她们能用微笑和体恤，为遭遇挫折的人们注入新的生机；能用镇定的目光，平息求助者的慌乱并送去无限希望。

护理人是一群志向远大、永不气馁的杰出女性。

她们超越平凡,要用朵朵奇葩向人们证实护理人的魅力;

她们拼搏进取,要用累累硕果向人们展现护理人的才华。

请听吧,护理人这支庞大的女子交响乐团,

将以我们细腻的表现手法,

将以我们出色的演奏技能,

将以我们美好的职业形象,

为人类的生命乐章不断增添新的辉煌。

这,就是我们护理人,

这,才是新时代的护理人!

作者:刘晓虹　王智慧

项目二　护士角色人格的要素特质与匹配模式

案例导入

《摘掉蒙眼布》节选:作为急诊室护士,我几乎每天都看到患者死去;为了对付这些场面,我学会了给自己戴上那件被我称作"感情蒙眼布"的东西。职业特性使我变得冷酷无情,对我所看到或感觉到的痛苦无动于衷。

直到有一天,一辆救护车把比尔送到我们这里,我的态度才开始改变。

比尔是一位已开始秃顶,大约60多岁的男性患者,正患心肌梗死,胸痛剧烈,他的皮肤苍白、发凉,脸上充满恐惧表现,这都说明他的病情非常严重。

我注意到有人正把一位妇女和两个年轻人(比尔的妻子和儿子)领到等候室去,但我并没有时间去考虑他们。面前这位危重患者需要我们照顾。我们开始采取一切必要措施努力抢救比尔。

……

比尔突然睁开双眼说道:"海伦,我爱你,再见。"他随即进入了昏迷状态。监护器上显示出心室纤维性颤动。

每当我有时间回想起这件事时,我认识到自己实在对不起比尔——并不是因为我们没有把他救活,而是我们没有在他生命的最后时刻让他所爱的人陪伴着他。比尔临终时,围绕着他的只有陌生人,他那心碎了的妻子和儿子却不得不在他死后才向他告别。太晚了!

……

一个星期天,危重患者一个接一个。我们忙忙碌碌地工作了整整一上午,正要坐下来休息片刻,拉尔夫进来了,他脸色苍白,神色恐慌,大汗淋漓。

……

　　我们把他安置在心脏病病床上,迅速开始了抢救……心电图显示出大块心肌梗死。……正当我们忙着抢救拉尔夫时,他却要求见他的妻子:"菲菲和我刚结婚不久,我真希望她能在我身边"。

　　看到他眼光中流露出的恐惧神色,我又想起了比尔。我立即去找拉尔夫的妻子……

　　有菲菲陪伴着,拉尔夫的病情明显地得到缓解。虽然他仍未脱离危险,但是他不再精神紧张,他那忧虑不安的心情也似乎减轻了许多。

　　……

　　拉尔夫的心肌梗死痊愈后,我更进一步确信自己做得对。在他出院那天,我到冠心病监护病房去和他告别,看到他和菲菲两人都笑容满面。

　　"她给了我巨大的力量;如果没有她,我真不知道如何熬过这场大难"。拉尔夫对我这样说着,他的目光却一直没有离开菲菲。

　　当我目送他俩走进电梯时,我默默地感谢比尔,是他把我的蒙眼布摘掉了;也是他帮助我更清楚地看到我对我的患者以及他们的家属所欠下的一切。

分析提示

　　从上述案例——一位美国护士发表于《读者文摘》(后更名为《读者》)1993年第4期的职业心得《摘掉蒙眼布》节选中便可得知,具备"爱心、同情"等护士角色人格的要素特质,对护士胜任救死扶伤的神圣职业职责是何等重要! 急诊科护士的职业心得,陈述了她亲历并感同身受患者身心痛楚后如何反思自己的职业行为、升华职业境界的过程。她那从"职业特性使我变得冷酷无情,对我所看到或感觉到的痛苦无动于衷"到"默默地感谢比尔,是他把我的蒙眼布摘掉了"的感悟,便是她"爱心、同情"等职业要素特质的回归;她那从"认识到自己实在对不起比尔——没有在他生命的最后时刻让他所爱的人陪伴着他"的自省到"看到他眼光中流露出的恐惧神色,我又想起了比尔,我立即去找到拉尔夫的妻子"的敏锐观察和满足患者个性化需求的职业行为等,均彰显了护士角色人格要素特质对护士职业行为的特殊意义。

任务一　护士角色人格要素特质的概述

一、定义

　　1. 特质　特质是构成人格的基本单位,决定着个体行为;人格特质在时间上具有稳定性,在空间上具有普遍性;通过了解人格特质,可预测个体行为。"特质"源自个性心理学的特质论,借鉴特质论的相关学说,界定护士角色人格要素特质的概念,则是发展护理心理学理论的必然。

　　2. 护士角色人格要素特质　护士角色人格要素特质,特指在护士角色人格的形成和发展过程中不可缺少、起决定作用,并随时可能影响职业角色行为模式的人格特质。

　　护士角色人格如同个性心理学的"人格"结构,同样是千人千面,其特质既可用"温柔、体贴、细致、周到、敏捷、宽容、热情、冷静"等诸多词汇描述,又组成因人而异的个性化结构。上述表述特质的词汇中,有些是护士角色人格的核心成分,具有鲜明的职业特点,乃个体胜任护士所必备;有些是护士角色人格的非核心成分,体现独特的个性色彩,允许存在个体间程度、内容等显著差异。护士角色人格的要素特质,即指护士角色人格的核心成分,是从事护士的个体必备的人格特质。

二、要素特质是护士角色人格的基石

1. 奥尔波特的"特质分层理论"简介　美国心理学家奥尔波特(G. W. Allport),根据特质对整个人格的影响、意义不同,将人格结构区分为首要特质、主要特质和次要特质3个交叉重叠的层次。奥尔波特指出:首要特质最重要,代表整个人格,影响个体的全部行为;主要特质由几个彼此相联系的特质共同组成,是人格的基本"构件",也是行为的决定因素;次要特质则是无足轻重的特质,不是人格的决定因素。奥尔波特指出:特质具有可测性、一贯性、动力性、相对独立性、独特性、普遍性,特质与道德判断标准不能混为一谈等特征。

2. 要素特质是护士角色人格的核心成分　护士角色人格的要素特质,与奥尔波特的"特质分层理论"中首要特质和主要特质相对应,是护士职业行为的决定性因素,是护士角色人格的基石。如"爱心、负责"等,是护士角色人格的要素特质,对个体能否胜任护士职业具有主导作用,制约着护士个体的职业行为,是护士角色人格整体结构的核心特质。

任何职业角色人格,均有与其职业相适应的角色人格要素特质。如军人"以服从为天职";科学家以探索、创新为准则;演员以富于表达为特长。"服从、探索、富于表达"等人格特质,则分别是军人、科学家、演员的角色人格要素特质。

三、护士角色人格要素特质具有相对的职业特异性

护士角色人格要素特质,既为胜任护士职业不可或缺,又与个体自身的完整人格结构交叉重叠,护士角色人格要素特质的相对职业特异性有两层涵义:①强调护士角色人格的要素特质有别于其他职业,是护士角色的必备特质,或非其他职业角色所必需。如人际能力,对从事护士职业(服务对象多为身心失衡的病患人群)的个体至关重要,对财会、出版等职业(服务对象一般不涉及病患人群)个体却未必举足轻重。②强调要素特质与一般特质的相辅相成,即职业角色的要素特质不能脱离一般特质而存在,其发展以一般特质为基础,又反作用于一般特质。如某个体具有"合群"等一般特质,可作为其胜任护士职业过程中建立良好护患关系的基础;个体从事护士职业所获得的较强人际沟通能力,也有助其提升日常人际交往技巧、语言表达能力等。

任务二　护士角色人格要素特质的主要内容

护士角色人格的要素特质主要包括以下内容。

一、忠于职守与爱心

忠于职守,由护士职业的特殊性所决定。无论置身何时何地,护士个体都必须忠实执行各项工作规则,自觉遵守职业法规。独自工作时,护士必须自觉地执行"三查七对",容不得存有半点侥幸、敷衍、搪塞等。忠于职守,要求护士具有较强的自我约束能力,能够长时期、持之以恒地在无任何监督的情况下,自觉地维护职业准则。

爱心,指护士为维护患者的利益,能随时给受病痛煎熬的患者以较大的热忱与关心,护士有时甚至需要为患者奉献一些在常人眼里比较特殊、出入不平衡的情感,为"救死扶伤"忍辱负重。护士的情感,不应是一种直觉的情绪反应、不应是个人的某种狭隘情感,而应是一种合乎理智、具有深刻社会意义的情感活动。

二、高度负责与同情

此特质需基于护士的"爱心"特质,上述案例《摘掉蒙眼布》和分析即是最好诠释。通常根据心理学一般原理,相似的刺激反复呈现,接受者易对刺激产生适应或疲劳,逐渐降低对刺激的敏感性,即感觉的适应现象。但"治病救人"的神圣职责,却不允许护士对患者呈现的反复、持续的"相似信号"有丝毫迟钝或疏忽。职业要求护士凭借高度负责与同情,对患者的各种刺激保持"高敏状态",及时、准确地对患者的"报警信号"作出最迅速反应。或许作为非医护工作者,初次或偶然看见患者痛苦呻吟,大多会充满同情和关注,久之可因司空见惯而麻木不仁;但"救死扶伤"的职业使命却不容许护士对患者的痛苦呻吟有半点习以为常或视而不见,否则随时可能造成延误诊治、危及生命等严重后果。

三、良好的情绪调节与自控能力

此要素特质对护士的意义非同一般。一方面,特殊的工作性质、环境氛围等,易使同为血肉之躯、亦有七情六欲的护士自身产生情绪问题;另一方面,特定的工作对象要求护士始终保持稳定、积极的情绪状态,为患者营造良好情绪氛围。因此,良好的情绪调节与自控能力,是护士较好情绪修养的基础,也是护士为患者营造积极、乐观情绪氛围的前提。一部《现代护理学》专著记载着"每个护士都应牢牢记取的惨痛教训":"一位年轻的心肌炎女性患者,在即将病愈出院的一次服药中,闻听护士惊呼其所属床号的药发错了,随即倒地抽搐,继而发生心室颤动,终因救治无效而死亡。"该患者的死亡鉴定结论显示,院方认定其猝死的直接原因是"心因性恐惧"。若进一步深究此案,发药护士的惊呼是不是一种情绪失控的表现呢? 由此可见,护士若存在情绪调控等角色人格要素特质的明显缺陷,极易导致其职业角色的不适应行为。

四、较出色的人际交往能力

职业要求护士始终处于护患关系的中心,因为护士具有与患者密切接触的优势,是连接各种复杂人际关系的纽带。如护士需协助患者或家属与医生沟通、促进患者彼此间交往、协调患者与家属的关系等。尤其是护士多与疾病状态所致身心失衡、人际能力减弱的患者频繁交往,欲使患者尽快适应特殊情境的人际氛围,很大程度上取决于护士人际沟通的能力及其主导性。如与不同年龄、层次、个性的患者交往,护士的语言方式和沟通技巧需因人而异、"以不变应万变",因势利导地把患者引入有益其身心的良好人际氛围。正如有学者指出,人际交往能力是护士胜任职业角色的最主要因素。

五、较健全的社会适应性

护士的工作环境不仅是社会环境的缩影,还是特殊社会环境赋予护士"社会工作者"的职业属性,要求护士具有较强的社会适应性。即无论护士置身于纷繁或孤寂环境中,都能保持良好适应,沉着应对。如门急诊护士具备较健全的社会适应性,才能日复一日地冷静、理性面对大量迫切就医患者的纷争或嘈杂,井然有序地胜任其工作职责;ICU 护士具备较健全的社会适应性,才能长时间地耐受 ICU 内相对于外界的静谧甚至沉闷,全身心地投入重症患者的观察和救治。此外,护士的较好社会适应性还包括适应其就业前各种从未体验过的角色。如一些个体从业前只有"父母身边娇娇女"、"十数年寒窗苦读生"等体验;一旦做了护士,就需尽力学习体恤各类患者的病痛,包括在患儿面前做爱幼的长辈、在老人面前做敬老的晚辈、给予痛不欲生的患者同情和慰藉等。

六、较适宜的气质与性格类型

个体的较适宜气质与性格类型,对其日后形成较理想护士角色人格至关重要。某些非常典型或极端的气质、性格类型的个体,或许不适于做护士。如典型胆汁质个体(如代表人物李逵)的缺乏自制力、易怒、生硬急躁等特征;典型抑郁质个体(如代表人物林黛玉)的情绪深沉、压抑、过分腼腆等特征;典型不稳定内向个体的忧郁、悲观、缄默、刻板等人格特质,均与护士职业特质的要求相去甚远。一般认为,多血质、黏液质及各种混合型、一般型的气质,稳定外向型或稳定内向型的性格类型等,具有谨慎、深思、平静、节制、可信赖、活泼、随和、健谈、开朗、善交际、易共鸣等特质,均可与护士角色人格的要素特质相吻合。

任务三　护士角色人格的匹配模式

著名职业指导专家霍莱基于其"各种性格类型的人,都有其相对应的感兴趣、易适应的职业"等论点,发展了他的"性格类型-职业匹配模式"。以下护士角色人格匹配模式,则是借鉴霍莱的"性格类型-职业匹配模式"所形成。

护士角色人格匹配模式,依据护士的个体人格与其角色人格的匹配程度不同,主要可分为以下 4 种模式(表 5-1、图 5-1)。需要指出的是,无论护士个体的匹配属于哪种模式,并无优劣之分,仅反映其个体人格与其角色人格匹配程度的差异。

表 5-1 护士个体人格角色人格匹配模式的基本特点

模式类型	个体人格与角色人格的匹配特点			待选人群符合率（%）
	相似程度	协调性	角色适应性	
重合匹配模式	很相似	很协调	很适应	5
基本匹配模式	较相似	较协调	较适应	80
少许匹配模式	少相似	难协调	难适应	10
完全不匹配模式	不相似	不协调	不适应	5

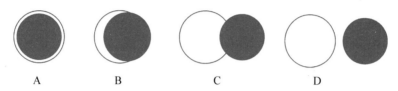

图 5-1 护士个体人格角色人格匹配模式图

A. 重合匹配模式；B. 基本匹配模式；C. 少许匹配模式；D. 完全不匹配模式

一、重合匹配模式

该模式指个体人格特质与角色人格特质彼此重合，是最协调的匹配模式（图 5-1A）。

符合该模式的个体，大多可在护士角色人格的形成与发展中获得满足体验和较大乐趣，扮演职业角色有"如鱼得水"之感，可通过职业行为最充分发挥其才智和天赋。如同人们评价某人的职业形象或行为时说"某人干这行太适合了"、"某人天生就是这块料"等，正是因为某人的个体人格特质与其从事职业的角色人格特质达到了较高统一。有关研究报道显示，此类个体约占护士群体的 5%。

但符合此模式者，往往存在角色适应范围较窄的问题。如有人很适宜做内科护士，改做外科护士却始终难以胜任；有人数十年如一日，对上级分配的工作都能出色完成，连年被评为"优秀护士"，可提升护士长后却陷入了窘境，最终因无法胜任管理岗位而卸任。可见，重合匹配模式并非最理想的匹配模式。使用、培养该模式的护士，重在恰当的"对号入座"，以充分发挥其个体积极性。

二、基本匹配模式

该模式指个体人格特质与角色人格特质彼此接近，是较协调的匹配模式（图 5-1B）。

符合该模式的个体，其个体人格与角色人格的匹配程度虽不及"重合"模式，却是较理想的护士人群。此类护士大多具有较强可塑性、灵活性，其获得角色适应性行为、实现职业角色化等基本无个体人格障碍，经过努力均可实现个体人格与护士角色人格的较完美匹配。符合该模式者约占护士群体的 80%。

此类个体大多对角色的适应范围较大，无论转换什么岗位，均能较快适应且表现出色,护士骨干人才主要来自其中。此类个体是护士队伍的主力军,蕴藏着提高护士职业角色化水平的最大潜力。调动其积极性,最重要的在于其较好地认同护士职业的社会价值,一旦有了明确的发展目标,他们会心甘情愿地为之追求不息、奉献不止。

三、少许匹配模式

该模式指个体人格特质与角色人格特质略有相似,是难协调的匹配模式(图5-1C)。

符合该模式的个体,虽有积极适应职业角色的主观愿望并愿付诸努力,却常出现与职业角色难协调的不适应行为,有的甚至难以胜任护士角色。如少数个体护士在临床工作多年,既无职业态度的明显偏差,工作态度也较端正,但其专业素质始终滞留于较低水平,工作屡出破绽,常需他人"补台"。每当其工作失误、面对他人的指责和抱怨时,内心也深感懊恼,但其日后仍对减少工作失误感到力不从心。

符合该模式者,最终能否胜任护士角色,取决于其个体人格的可塑性、灵活性等。此类个体占护士群体的5%~10%。

四、完全不匹配模式

该模式指个体人格特质与角色人格特质彼此相斥,是不协调的匹配模式(图5-1D)。

符合该模式的个体,有的潜质很好,可能成为其他领域的出色人才,却难成为合格护士。如某本科护生的写作、演讲等才能出类拔萃,可她的典型"假小子"和"马大哈"等人格特质倾向,却使其在临床实践中遭遇极大困扰,昔日文采飞扬的"佼佼者"竟成了护士队伍中的"无能之辈",几乎所有带教老师都认为她根本不适合做护士。此类"完全不匹配模式"的典型个案并非偶然现象,约占护士总数的5%。

符合该模式者,属于护士人才培养的误区,无论对本人或人才培养机构,都是极大的浪费。

▌项目三　护士职业心理素质的自我教育与管理

案例导入

在一次主题为"护士职业认同"的讨论会上,护士们在主持人的引导下畅所欲言、各抒己见。护士甲(26岁,护龄3年)说:"护士职业受不受尊重主要取决于自己的工作态度,我们认真工作,积极主动,做事严谨,医生会觉得我们是他们的得力助手,是工作伙伴"。护士乙(32岁,护龄11年)说:"看到患者好转后的一个微笑,有时都会让我感觉一种成就,这和护士长的表扬不是一个味儿,只要我做了,我就能得到,而且患者逐渐恢复正常,这个让我看到希望(职业成就感)"。护士丙(51岁,护龄32年)说:"我们干了这行觉得这行不好,其实换了别的行业,或许也会觉得不好；在我眼里，周围朋友的工作都比我的好，可听他们聊聊，好像也不比我们的强很多。人得学会知足，这样心里才会好过些"。护士丁（42 岁，护龄 24 年）说："配合手术时能把医生需要的东西准备好，及时递到他手上，他会表扬而且高看我。那时我才来 3 年，这让我感觉被认可、被肯定，让我感觉只要自己认真做了，就能得到别人的回馈"。

分析提示

上述案例中参与讨论的 4 位护士，恰巧是 20～50 多岁（护龄数年至 30 余年）的 4 个年龄段及护龄段的代表，她们都从各自的视角对护士职业有不同程度的认同。有的将其职业认同归结于自己的工作态度及其表现被他人认可；有的将其职业认同归结于"患者好转后的一个微笑"给予她的成就感；有的将其职业认同归结于与周围朋友工作的比较以及自持"人得学会知足"的人生观；有的将其职业认同归结于努力工作后能够"被认可，被肯定"以及"只要自己认真做了，就能得到别人的回馈"。相比较一些对护士职业缺乏认同感的护士，她们在接受护士职业心理素质的教育和管理的同时，也较主动地参与了"护士职业心理素质的自我教育与管理"过程。4 位护士获得的"职业认同感"，将有助其以较积极的职业心态更好地胜任护士职业，并收获他人、社会给予的更多回馈和更大尊重。

本教材主要从护生、护士自我教育与管理的视角，阐述护士角色人格的发展和完善，即护士职业心理素质的优化。

任务一　优化职业心理素质的自我教育途径

伴随着时代变迁和日益提升的护理教育目标，护士职业心理素质不断被注入更丰富内容和更深刻内涵。近年来实践表明，高等护理教育对护士认同职业发展的新目标，具有至关重要的导向作用。职业教育越发达的国家和地区，护士的社会职能发挥得越充分，护士的职业认同越普遍，其职业心理素质水平也越高。

长期以来，我国护理教育的指导性纲领中，始终坚持把护士职业心理素质的优化教育置于首位。相关实践证明，护士职业心理素质的优化教育，必须主动顺应时代发展，密切关注实践效果，就职业教育的途径、模式等不断更新观念、开拓思路，促使我国护士职业心理素质的整体水平不断提升。

护士职业心理素质的优化，属于系统工程，涉及很多环节，需护理教育、管理者和护士个体的共同参与，其成果则离不开每一个护士的自我教育。

职业心理素质的自我教育，指受教育者根据职业标准及规范自觉地进行自我认识、自我评价、自我监控过程，从而有目的地调整自己行动的活动。优化职业心理素质的自我教育途径，主要可从以下 4 个方面着手。

一、职业核心价值观的优势教育

职业核心价值观,是护士职业心理素质的核心成分、现代护士整体素质的首要成分,居于护士职业心理素质的主导地位,具导向性、决定性作用。优化职业心理素质的自我教育,首先需确立护士个体的职业核心价值观,需强调其优势效用,简称"优势教育"。加强护士职业核心价值观的自我教育,可从以下 4 个方面入手。

1. 确立核心价值　护士角色人格要素特质的第一条即"忠于职守与爱心",即体现护士职业"救死扶伤,传递关爱"的核心价值观。通常,职业价值观与个体人生观密切关联,奉行"与人康乐,于己康乐"的护士,可较快确立并逐渐稳固其职业的核心价值观;较多计较个人得失、自身利益的护士,则较难确立且不易稳固其职业的核心价值观。因此,确立职业的核心价值观,是护士优化职业心理素质的前提,也是其自我教育的基点。

护生的自我教育主动与否,或许恰是其确立职业核心价值的差异所在。主动加强自我教育的护生,多积极呼应职业价值观教育,更愿深入思考,有助其确立职业核心价值。如他们为南丁格尔出身贵族却献身护理深受触动,能从"提灯女神"的卓越人生感悟其职业魅力,立志尽其一生续写南丁格尔的辉煌业绩。于此,他们即为确立其职业核心价值迈出了可喜的第一步。诚然,确立职业的核心价值绝非一蹴而就,还会有各种因素干扰护士确立其核心价值。若能尽早将其对职业的理性认知与亲身体验相结合,或可使其职业核心价值得以稳固。

2. 深入职业实践　近年来,护生尽早、经常进临床,已成为我国培养护士人才的普遍做法,除提高护生的专业能力、增进其职业情感,也为其确立职业核心价值观提供了实践平台。18～20 岁的年纪正值其人生观、价值观成型阶段,些许懵懂、充满好奇、不乏新鲜感的护生步入职业实践领域,感知患者的病痛缠绕和身心需求,眼见整日奔波、疲惫不堪却依然面带微笑地关爱患者的一线护士,其职业价值观也可随之净化、升华。如某护生感言:"每次去临床都给我不同的感受,临床实践让我体验到,只要我们愿意,可为患者做得事情很多。护士帮助、服务于他人之后,他人的感激和赞赏是我们职业价值的体现。临床见习改变了我的想法,将支持着我走完、走好从护这条路。"诸多临床护士以真诚关爱促进患者身心健康的良好职业形象,如同映照护生未来职业发展的镜子,激励其追求较理想职业目标。

但相同的临床实践经历,护生的职业核心价值所显现的差异,则与其自我教育的能动性密切相关。如临床实践中"走马观花"的护生,其所获职业核心价值的积极影响较有限;而在临床实践中较细致观察、深刻反思的护生,或可从平常现象中解读其深邃实质,进而确立、升华自身的职业核心价值。护生可在专业教师、临床护士的指导下,结合不同阶段的临床实践,撰写其理解职业核心价值的反思日记,记录自身确立职业核心价值的心路历程。无论其清晰或困惑、接受或排斥、坚定或徘徊,都是护生日后乃至整个职业生涯发展的宝贵财富,有助其确立职业核心价值。

3. 领悟职业内涵　专业教育与临床实践,只是引导护生理性思考和感性认知其职业核心价值,护生对职业内涵的领悟与其职业核心价值紧密关联,同样取决于其自我教育的能动性。

较深刻领悟职业内涵,包括主动遵从"从业是个体社会化发展的必由之路"的人生规律;明晰"就业是人类满足其'自我实现'社会欲求"的充分条件;奉行"职业只有社会分工不同,绝无高低贵贱之分"的价值取向;直面"人生就业之必然性与择业之偶然性"的社会现实;悦纳"珍惜与职业的缘分且倾情投入、快乐分享职业回馈"的哲学理念;认同"切莫拘泥职业现状、更多放眼职业前景"的目标定位等。

自我教育能动性较强的护生,善于从入学初始、"护士节"、毕业典礼等各类主题活动中汲取精华、拓展思路,尝试多视角解读其职业价值(即所从事职业在当下及久远对社会、对他人、对家人、对自己的意义),便可更多领悟职业的发展内涵(如从毕业典礼的授帽仪式感受心灵的洗礼),不至于因一时的职业困境而茫然,甚至义无反顾、更坚定地认同其职业核心价值。

4. 关注职业发展　任何职业的发展均与时代变迁息息相关,更与其中每个职业人的作为相辅相成,职业发展关乎其业内个体的职业认同。

全球性高等护理教育,极大地带动了护士职业心理素质的提升,护士职业的社会职能随社会发展不断增强;但护士职业的社会地位提升尚有赖每个护士的尽心竭力、更多作为,继而形成"促进人类健康事业与提升职业社会地位"的良性循环和共赢局面。

自我教育能动性较强的护生,能以"与职业发展共成长"的"主人翁"态度,纵向、动态地关注职业发展的过程及趋势,可较深入理解历代同道为之拼搏、铸就辉煌的职业精神,较深切地感受职业"由小到大、由弱到强"的苦尽甘来,从而激励自身有所作为的使命感和能动性,并促进职业核心价值的确立。

二、角色人格要素特质的特色教育

"特色教育",指优化护士职业心理素质需紧扣支配护士职业行为模式的要素特质而展开。基于护士角色人格要素特质的主要内容及其可测性,"特色教育"可遵循因人而异的"补缺原则",尤其是角色人格要素特质存在明显缺陷的护士,需接受较具针对性的职业行为培训,以较顺利地形成及稳固护士角色人格的要素特质。

如某护士的情绪稳定性较差,一遇突发事件即极度紧张、手忙脚乱,其较突出的特质缺陷所致职业行为,可能造成特定情境中患者身心的巨大压力,也不利其自身身心健康。其所需接受的"特色教育",即应针对自身情绪稳定性差的弱点,经常、反复地操练施教者为其拟定的"紧张放松"系统化训练方案,逐步掌握适合自己的紧张放松技巧,直至在高度紧张的应激情境中达成较好的情绪自我调控。再如某护士的社会适应能力较弱,因变动工作岗位后持续处于较强应激状态,长时间难以胜任新角色,其即需要换岗前的适应性强化培训。

自我教育能动性较强的护士,善在特定情境下或与他人互动中审视、比较其角色行为,觉察其与角色人格要素特质的符合度,主动就其自身不足寻求指导、接受针对性强化培训,以更好地胜任职业角色。

三、可操作性系统训练的模拟教育

模拟教育,指某些角色人格特质的可塑性较强,可通过系统训练予以强化或利用适宜职业角色行为对护士职业心理素质形成的积极反馈促其优化。可操作性的模拟教育,是护士职业心理素质优化的重要组成。

护生正式进入护理情境之前,一般需通过反复的模拟化角色扮演,逐步矫正其与护士职业行为规范不符的某些习惯,促其达成较适宜职业行为。如利用现场摄像等方式直接观察、随时调控护生模拟"护患沟通"的职业行为方式,通过反复、规范的模拟训练,使护生较熟练掌握与患者沟通的常用技巧、得体的职业行为。近年来,我国业已较普遍开展此类可操作性强且卓有成效的职业行为培训。可操作性系统模拟训练主要可用于以下几方面。

1. 职业仪容的强化训练   此类训练主要涉及护生的职业微笑、得体装束、大方衣着等培训,重在以护士的表情、形体等获得职业心理素质的积极反馈。

2. 言谈举止的规范训练   此类训练主要是帮助护生熟练掌握与他人交往的礼貌姿态、语言技巧、距离保持、与不同患者相处的基本原则及变通方式等,帮助少数护士个体防范言谈举止的"职业禁忌"。

3. 情绪调控的技巧训练   此类训练重在教会护生保持良好心境、适度表达情绪反应等,指导护生通过反复强化、切身体验,熟练掌握、适时应用较适合自己的情绪调控技术,如针对紧张的放松技巧、针对焦躁的平息意念、针对冲动的转移对策等。

4. 模拟情境的适应性训练   此类训练指教师人为设置一些日后最可能造成护生困惑甚至职业心理受挫的模拟化社会情境,帮助护生增强适应各种复杂环境的应变能力,较好把握未来职业场景的处置方法等。

但上述训练内容、方式、途径等,均需以护士个体的职业特质缺陷或角色行为反馈为依据,培训前若能与受训者取得共识,所实施训练则易获得佳效。

四、现实形象与理想目标的符合教育

护士角色的现实形象与理想目标的距离,是造成护生职业价值困惑的重要原因。如常有护理专业教师反映,护生在校2~3年期间,其心目中基本形成的职业理想目标,往往在进入实习阶段即迅速"褪色"。对职业的现实形象与理想目标的差距毫无心理准备的护生,感其追求职业理想目标的积极性受挫,甚至陷入"理想目标破灭"的困境。重视并致力于兼顾现实、理想职业形象的"符合教育",直接关乎护士的职业心理素质优化,或可从以下两方面着手。

1. 职业理想目标教育需兼顾职业现实形象   护生在其前期专业理论学习阶段,大多能在教师引导下较充分了解护士职业目标的理想模式,却对护士职业的现实形象知之甚少。护生对职业理想目标满怀憧憬,缺乏应对"理想与现实职业目标反差"的心理准备,易使其优化职业心理素质的积极性受挫。护生若在前期学习阶段能较清晰了解护士的理想与现实两种职业形象及其彼此间距离,以主人翁姿态思考自身如何付诸努力促进

职业现实形象向理想目标趋近,则有助其应对"职业形象反差"建立较充分的心理准备。如某校曾尝试让一年级护生去临床一线观察护士的职业言行,再结合课堂教学写出主题为"印象中、眼睛里、理想中护士(护士的昨天、今天与明天)"的习文,即收到了护生自我教育的较好效果。

知识链接

护士的昨天、今天与明天(学生习文摘录)……

在我的印象中,护士只负责打针、发药等简单的工作,但她们又是美丽、繁忙和平凡的。我热爱她们、感激她们,同时也为她们感到些许惋惜。《护理心理学》课程刻意安排的现场见习,使我看到了现实中的护士。经过一番观察、访问,我发现护士的形象已经脱离了人们的传统印象,她们依然美丽而忙碌,但她们所做的一切绝不平凡。她们不是刻板地为患者实施各种操作,而是带有浓浓的人情味……现在,我才认识到,做一名合格护士是那么不简单!

实践课使我对护士有了更深入的了解,收获很大。我庆幸能看到护士工作的真实情况,让我深切体会到护理工作真的很重要!护士的现代角色功能让我看到护理工作的内涵之丰富,我开始慢慢地接受并喜欢上了把微笑挂在嘴角的护士。我相信,随着更多高素质人才投身护理队伍,护士职业将具有更大的发展空间。

……

2. 职业现实形象施教需趋向职业理想目标　护生的临床见习、实习过程中对职业现实形象的近距离体验,远比抽象的理论讲授给予其职业心理素质的影响更直接、更深刻。其间,护生若能积极呼应教师为之所做各种探索和努力,便可弱化职业现实形象的不尽如人意之处对其职业核心价值观的消极影响。如为护生优选临床实践场所、职业心理素质优良的临床带教老师等,均有利于护生在较理想职业氛围、言传身教的职业榜样引领下优化其职业心理素质。前期专业教学与后期临床实践彼此呼应,可增强护生趋近职业理想目标的自信心;带教老师的循循善诱、充分理解,可激发护生追求理想职业境界、优化职业心理素质的能动性。

任务二　优化职业心理素质的自我管理策略

优化职业心理素质伴随从业者职业生涯的全过程,护生完成全日制职业教育后,其优化职业心理素质的外在动力便转至职业管理,且职业管理对护士职业心理素质的影响更深入、更持久。仅以护士接受全日制教育数年与其从业数十年相比,二者时间之悬殊,即可知职业管理对护士职业心理素质影响之深。职业管理虽涉及社会、组织、个体多个层面,但护士个体的主观能动性仍是其职业心理素质优化的关键。

优化职业心理素质的自我管理,起始于个体接受职业教育之初,贯穿其职业生涯全程,既要夯实基础,还需不断加固。自我管理策略强调可操作性,主要涉及以下方面。

一、珍视人生机缘

珍视自身与职业的缘分,是护士职业心理素质自我管理的首选策略。

鉴于个体就业的必然性与择业的偶然性,不妨将所从事职业解读为一种人生机缘。珍视且擅长把握其机缘者,便可倾情投入其中,为自己拓展一片开发潜能、施展才华的空间,进而赢得社会的充分认可和普遍尊重,极大地满足个人的成就动机和自我实现需求。如南丁格尔奖章获得者,多是懂得珍视、主动把握其与职业机缘的范例。其成功秘诀,就是脚踏实地地从职业的点滴做起,即使身处职业发展的困境,依然无怨无悔地投身其中。反之,个体若始终排斥、抱怨其所司职业,或"这山望着那山高",难以静心思考或拓展其职业发展空间,其职业投入更无从谈起,又怎能获得社会的认可和尊重?

主动领悟和积极思考,才能珍视和把握职业机缘。图5-2是根据劳动法计算出的我国人均从业时间,占人们漫长人生≤10%。可见,个体的就职时间与其漫漫人生相比实在太短暂!职业人生若想有所作为,就应好好珍惜与职业的缘分!择业朝三暮四者必将一事无成。

- 365－[52 * 2＋11]＝250(天) * 33/38(年)＝8 250/9 500(天)
- 8 h * 8 250/9 500(天)＝66 000/76 000 h
- 66 000 h/24 h＝2 750/3 166.666(天)
- 2 750/3 167(天)/365(天)＝?(年/"岁")

累计就职时间

男性＝8.675 799 08(年/岁)　女性＝7.564 246 753(年/岁)

注:平均22岁就业,女55岁、男60岁退休,去除国定假日、双休日

图5-2　人生就职时间计算公式

二、设定成长目标

个体是否设定职业目标,其精神面貌、拼搏精神、承受能力、个人心态、人际关系、生活态度等方面均可呈现显著差别。设想两个同时步入护理专业的学生,初始即设定职业发展目标者,通常会有明确的学习动机和积极学习行为,随其年资增长和学业积累,对职业的理解和情感日渐笃深,有助于为其日后职业人生奠定良好基础;未设定职业发展目标甚至在整个职业学习过程中朝三暮四者,必定缺乏专业学习的原动力,敷衍或厌倦的学习行为最终可致其学无所成,在职业人生的起步阶段原地踏步,远远落后于设定职业目标者。

优化护士职业心理素质的自我管理,是有机展开、不断修改、动态管理的循环过程,

个体不断反思其自我管理的存在问题,制订并酌情调整或修正方案,才能确保其逐步成长。此过程包括以下 5 个步骤(图 5-3)。

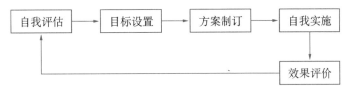

图 5-3　优化护士职业心理素质的自我管理过程

1. 自我评估　此为个体自我管理的第一步,首先需较深入、全面评价自己的职业心理素质状况,结合自身已具备或尚欠缺的具体环节,把握各类资源(发展、提升职业心理素质的信息或路径),制订最适合自己的自我管理目标。

2. 目标设置　此需个性化设定,个体据其自我评价结果,设置相应的职业心理自我管理目标。如从护个体各有其优劣势,自我管理的侧重点亦不同。设置目标可采用逆向思维法和阶段目标法,先确定总体目标,再将其分至长期、中期和短期等不同阶段。长期目标指最终结果,中期目标指整个职业生涯的中途目标,短期目标指近期内可实现的目标。

3. 方案制订　此指为自己度身定做相应的方案,有助个体尽可能接近其预期目标。如某从护个体的人际沟通能力与职业要求存在较大差距,则要就其理念、方式、行为等环节制订改进方案,为其具体实践提供指导。

4. 自我实施　此为护士职业心理素质自我管理过程的最关键环节,正可谓“心动不如行动”,若不能真正付诸行动,再好的目标、方案也毫无意义。自我管理的实施内容很多贯穿整个职业生涯,包括主动适应职业角色、营造良好职业氛围、注重自身潜能开发、参与各种有益职业心理素质的活动等。

5. 效果评价　指经过自我管理的一段实践,方案得当与否? 有否达成预期目标?下一步如何行动? 均需通过效果评价小结其成功经验、存在问题,以达成自我管理的显著绩效。如人际沟通能力较差者制订的自我管理方案及其实施是否奏效,一经效果评价便可得知。

三、信守职业承诺

职业承诺是个体在职业认同基础上追求职业成就的动机强度,其对立面是变换职业,与离职倾向呈显著负相关。

1. 相关概念

(1) 职业承诺(occupation commitment):指基于对职业的情感反应而产生的个体与其职业间的心理联系,反映对职业认同和投入的态度。职业承诺的涵义具双向性,包括个体期望从职业中得到什么、愿为职业付出什么。护士职业承诺包括护士对职业的情感承诺、规范承诺、经济成本承诺、情感代价承诺和机会承诺 5 个方面。究其产生的深层原因,前两者属于主动承诺,指护士基于职业的主观认知和感受所产生的承诺;后三者属于被动承诺,指护士迫于外在条件或损失而产生的承诺。

(2) 职业认同(professional identity):指人们对职业活动的性质、内容、社会价值、个人意义等熟悉和认可的程度。是人们在长期从事某职业活动的过程中,认可其职业的情况下形成,是人们做好本职工作、达成组织目标的心理基础。

2. 相关策略 了解职业承诺与职业认同的概念、内涵及二者关联,便不难理解相应自我管理策略的意义。设想一个对职业缺乏认同及承诺、随时打算离职而去的人,其职业心理素质的自我管理从何谈起?

(1) 理性职业认同:指护士个体能理性地分析职业给自身、家庭及友邻提供的医疗资源保障、就业岗位与收入较稳定、工作环境较舒适等有利条件,对职业持恰当认知评价,有利其调动职业心理素质自我管理的主观能动性,主动应对职业压力、排遣职业倦怠,以其对职业的承诺和投入,感知职业的回馈和褒奖。

(2) 强化主动承诺:指护士个体基于职业认同,侧重对护士职业的情感承诺和规范承诺。其遵守职业规范的意识更强,对职业的投入更多,与职业的情感联结更深,更珍惜所司职业。正所谓"有投入才可能有产出",承诺并在职业生涯中有所作为者,通常也是从职业生涯获得回馈最多者。有人指出:"人与人的差别,是除去工作、睡眠的 2 个 8 小时后的第 3 个 8 小时造成的。"无论从事什么职业,最终成为职业精英、骨干的个体,大多是相对于他人对职业有更多承诺、付出的个体。

四、借助外部资源

自我管理概念所涵盖的自我学习、自我完善,主张人们充分利用一切有助其职业发展的外部资源,达成职业心理素质自我管理的较理想目标。借助外部资源,主要可从以下两方面着手。

1. 乐与他人分享 此指护士个体通过与更多同行交流职业感知、体验等方式,获得职业心理素质自我管理的新理念、新思路等。若某个体陷入职业困惑无法应对时,主动将其困扰暴露给同行,以灵活、开放的心态接受同行的建议,其困惑便有望很快化解;若某个体主动将其解读职业的新视角、新境界与其他同行分享,或可对同行的职业认同产生积极、深刻的影响。如执行过救治 SARS 患者、参加汶川地震救援队等特殊任务的护士,其对生命意义的深刻体验所领悟、升华的职业境界和价值,不仅可令自己受用一生,还可为他人提供启迪。

2. 寻求有益支持 此指护士个体寻求有益其职业生涯发展的各类资源,使其职业心理素质自我管理的效益更高,该策略也是个体与个体、与团队之间彼此支撑和相互促进的需要。如当某个体对其职业发展感到彷徨、踟蹰时,若能主动向持明确职业发展方向、坚定态度的同行寻求帮助,易获得"悦纳职业"等积极引导。有益支持还源于护士职业以外的其他医务人员的理解和鼓励、服务对象及其亲属的认可与接纳、社会的褒奖以及专业咨询机构的指导。特别需要指出的是,各类资源需要靠护士职业自身的作为而谋取、赢得。如美国的护士连续多年以其作为在民众满意度的行业评比中名列前茅,很值得我国同行深思和借鉴。

任务三　**护士身心健康的自我维护**

一、护士身心健康自我维护的内因及策略

护士作为"健康维护者",一旦自身出现身心健康偏差,何谈帮助他人恢复或保持身心健康? 欲掌握护士身心健康自我维护的策略,需先了解护士身心健康自我维护的现状及影响因素。

1. 护士身心健康自我维护的现状　尽管随着医疗设施不断更新,医院工作环境及工作条件等明显改善,护士职业的体力消耗逐年下降,但相当一部分护士却从心理上明显提前了"不上夜班、脱离临床"的年龄。如有人认为"35 岁不上夜班、40 岁离开临床"天经地义;一些年富力强的护士常抱怨"上夜班、干临床太苦太累";但有些护士,以贤妻良母角色承担繁重家务时毫无抱怨。此类同一个体两种角色行为的较大反差,或可提示其充分认同自己的家庭角色,对职业角色的认同则不足。

2. 护士身心健康的内在影响因素　通常谈及护士身心健康的影响因素,人们很容易聚焦其职业风险、工作压力、世俗偏见等外在因素。但事实表明,过度关注"外部因素",对维护护士身心健康近乎于事无补。倘若能改换视角,更多地着眼于护士身心健康的"内在影响因素",或许更有益于增进护士人群的身心健康。

正如有学者所指:"人们身陷困境时,容易聚焦一些无法控制或己所不欲的因素。倘若能转而注意一些本人可控的因素,则可使困境得以改观,自己的处境会越来越好"。"这份心态,不仅可以帮助人们突破困境,还可以更多地把握成功机会"。

某些护士长期身心健康不佳,或许正是陷入了归因的困境,如一味地抱怨社会或他人对己所从事职业的评价"有失公允"或对之"关注不足",以致在"身心健康不佳"的困境中越陷越深。护士身心健康的内在影响因素主要包括以下 3 个方面。

(1) 职业心态:大量研究报道表明,职业心态偏差所致"身心健康不佳",是涉及多个职业领域的普遍现象;个体一旦加入职业群体,就意味着他将承受社会竞争所致巨大压力。

国内外相关研究均表明,护士存在程度不同的身心健康不佳,即"心身耗竭综合征(burnout syndrome)",主要源于护士的职业心态偏差;国内外相关研究也表明,职业认同是影响护士个体身心健康的决定因素。

职业心态有 3 种境界:①劳作:把职业当作谋生的手段;②从业:把职业当作尽责的渠道;③事业:把职业当作人生的乐趣。尽管允许从业人群的职业境界有高低,但护士等特殊职业人群的职业心态不仅仅关乎境界、自身身心健康,更直接关乎其特殊工作对象的切身利益。如教师的教书育人、医护人员的救死扶伤、警察的治安执法等,均与更广大人群的身心健康息息相关,尤应得到更密切关注和更高度重视。

(2) 认知评价:此为当代多种应激理论模式共同强调的重要概念,是社会生活事件

导致应激反应的关键中介因素,指个体对遭遇生活事件的性质、程度和可能的危害情况作出估计。个体对生活事件的认知评价,直接影响其身心反应强度和应对活动效用,对其适应、应对各种压力源具有重要影响。

如同样面对世俗偏见,若护士 A 将其视为职业人生的重大困境,便可倍感受挫并引发自身的职业倦怠等身心失衡;若护士 B 将其评价为"非业内人士不了解自己所从事职业"且淡然处之,便不易造成其职业倦怠等消极的身心影响。再如同样遭遇护患冲突,护士甲将其认知评价为自身职业历程的积淀,以高姿态面对患者的冲动,既有利于问题解决,也有利双方的身心健康,有助其获得职业成就感;护士乙将其认知评价为患者存心找茬,无法自制地与患者争执,既不利于问题解决,还可能殃及双方的身心健康。

(3) 人际适应:我国著名心理学家丁瓒指出,人类的心理适应,最主要的就是对人际关系的适应;任何心理的病态,都是由人际关系不适应所致。

通常,人际适应良好个体的朋友多,人际关系和谐、充分交流,可助其应对激烈竞争的职场压力,有益身心健康;人际适应不良的个体,易与他人产生冲突,容易积蓄和放大心理压力,既不利于问题的有效化解,还易诱发严重的心理障碍。

职业要求护士具有良好人际沟通的主导性,不掺杂个人好恶、无条件地适应职业范畴的各种人际环境。无论与同事、与患者及其亲属,无论与熟悉或陌生的人们交往,无论是否符合个人的意愿,均须与他人共建良好人际关系。人际适应好的护士,可最大限度地与他人共享人际合作的资源,赢得他人对其所从事职业的理解和尊重,达成双方身心健康"共赢"的较理想目标。

二、护士身心健康自我维护的对策

护理学科发展的"主战场"是临床,护士职业心态与其专业技能的成熟、稳定,均需经历较长过程。40 岁上下,正值护士职业心态趋向成熟和完善的阶段,是护士人才创质量、出效益的黄金时期,也是护士人才以其年富力强当骨干、"挑大梁"的最佳时期。任何职业的发展,都有其人才成长规律,都视丰富实践积累为专业的宝贵财富。若 35～40 岁精兵强将都纷纷撤离"主战场",护士人才队伍如何形成合理梯次? 整体水平如何提高? 护士职业的社会职能又如何充分体现? 对此,首先需解决护士的职业心态调控和身心健康维护,其相应对策如下。

1. 纵横职业比较,优化职业心态 纵向职业比较,指与国外同业人员的比较;横向职业比较,指与其他职业人群的比较。

随着国际交流的扩大,我国同行更多地关注国外同行的境况。我国有些护士比较美国等发达国家同业者较高福利待遇而不满自身境遇的同时,也了解到国外同业者的民众信任度始终名列前茅,显著高于医生、律师等高收入职业人群。若把收入作为衡量职业境遇的重要参照系,国外同行究竟靠什么赢得广大民众信任? 一位资深的美国护理学者说:"我们护士每天只做两件事,一是想方设法让患者活着;二是想方设法让患者活着时快乐"。如此境界的职业心态,饱含其对自身所从事职业的充分认同和无比自豪,他们对职业身心健康的维护,无疑是积极、高效的,值得我国同行借鉴。

随着社会不断进步、时代快速发展，一些职业萎缩或兴旺，但"职业无贵贱，行行出状元"则是永恒的真理。若护士人群能以"向下社会比较"的理念，把比较视角多一些指向普通职业人群，指向与本职业受教育程度、年龄等相近的其他职业人群，便会了解，"职业风险或疲溃"绝非护士职业的专利，高风险、不稳定、低回报的职业人群职业倦怠的隐忧远高于护士职业。一位普通的出租车司机以其"开车送客是职业，见义勇为当事业"的职业心态立足本职，效力社会，赢得了社会大众的充分认可和很高褒奖。或许护士以"治病救人是职业，播撒关爱当事业"主宰其职业心态，便可增进其职业认同和身心健康水平，更多赢得社会大众对护士职业人群的信任和尊重。

2. 维护职业自尊，积极认知评价　护士个体维护职业自尊，还需以真诚的交流消除他人对护士职业的误解，引导其与护士形成"积极职业评价"的共识。人们或许无法决定其所司职业及其所处环境、无法选择职业对象及他人对其所司职业的态度；但可以选择积极认知评价其所从事职业，选择积极的工作态度及行为。每每步入职业岗位，人们就面临着积极或消极、快乐或沮丧的选择。珍惜与职业的缘分，才能快乐地感受职业的回馈。

我国学者曾做过万余护士的现场调查，被调查者面对"近邻或亲友有因您做护士而不敬重您的请举手"的设问，几乎无人举手。可见，最熟悉、临近护士的亲友均不认同关于护士职业的非主流偏见。倘若护士自己都不能理直气壮地维护所从事职业的自尊，又何谈赢得他人的理解和敬重？有一位精神科护士说："看着我们精心护理的患者一天天康复；看着那些曾被社会抛弃的精神病患者又能重新回归社会，重新去创造自己的人身价值；我心满意足了，我为自己是一名护士而骄傲、自豪！"在如此维护职业自尊的护士面前，任何对护士职业持有偏见者都会汗颜！

知识链接

教师文摘——让护理人的职业光环闪烁起来

一直以来，有多少护理人常为自己的职业光环不够耀眼而甚为不满，有多少护理人为自己在平凡岗位难创辉煌业绩而心有不甘。然而这种"不满"和"不甘"，正是护理人塑造美好职业形象的希望所在。不满，酝酿着变革；不甘，孕育着创新！不满，催促着奋进；不甘，充满着机遇！

……不满，实际上是护理人不甘落后的一种积极心态。

尽管护理学科比较起那些已有显赫学术地位的成熟学科，因为年轻而有些微不足道，但这恰恰是护理学科能得以飞跃发展的前提条件所在。护理系人从自身发展中获得以下更深切的领悟：护理领域的空白虽然是多了一点，却可以让护理人潜心构思和精心设计最新最美的学科发展蓝图；水平尽管是低了一些，但或许更有利于众多的护士姐妹们建立起超越平凡和重塑自我的自尊形象；起步尽管是晚了一些，却可以催促护理人在求变创新中形成突飞猛进发展的学科态势;成果固然是少了一些,却可以激发护理人采撷科技良种的强烈愿望并为护理学科的百花齐放默默奉献;底子纵然是薄了一些,但在那低洼之处建造起来的"摩天大厦",岂不更显她的雄伟英姿!

时代发展赋予护理人万般重托,也赐予护理人建功立业的宝贵机遇;人类健康寄予护理人无限厚望,也给予护理人大有作为的广阔领域。

然而,闪烁的职业光环下面衬托着深刻的内涵,更有赖于每一个护理人的努力。护理人美好、生动的职业形象,须以丰富的学识为依托,须以不懈的追求来充实,须以顽强的搏击去升华。

没有播种季节的艰辛耕耘,就不会有收获季节的喜悦满仓。我们坚信,有老一辈护理人的老骥伏枥,志在千里;有中青年护理人的承前启后,继往开来;有成千上万未来护理人的凌云壮志,发愤图强,在不久的将来,我们将会以丰硕的果实、骄人的业绩、卓越的贡献、美好的形象向世人展现护理人辉煌事业的独特风韵。

(作者:刘晓虹)

其实,对职业持积极认知评价,首先是护士自身的身心健康受益;其次,持积极职业心态的护士造福于患者及他人的身心需求,他人受益又可提升护士的身心健康水平。如此循环往复,护士便可与患者和谐、持久地置身于健康促进氛围,易达成患者安康修复、护士快乐工作的"双赢"目标。

3. 开发自身潜能,主动人际适应　美国著名的心理学家马斯洛经长期研究指出:心情愉悦且精神振奋的状态下,个体的潜能、创造力常可得到最大程度的调动和发挥,个体的身心更健康,更少产生抑郁等消极情绪,故其成就阈值更高,更具有自信心。

学业生涯只是护士个体潜能开发的起步,职业生涯则可为护士个体的潜能开发提供更广阔的空间。个体意识到并在职业实践中积极开发自身潜能,才能最大程度地自我实现。

主动人际适应,有利于个体潜能的充分拓展,是个体身心健康的重要标志。护士为避免人际适应不良所致负面身心效应,可从以下几方面开发自身潜能。

(1) 解读职业获益,促进心理调适:护士作为医疗群体的一部分,有否关注护士职业给个体带来的切身利益? 在此先解读护士的职业获益:护士的就业前景广阔,从业者一般不会轻易失业;现今世界各国护士普遍短缺的背景下,护士的收入稳中有升;护士还可为其亲友持有一份宝贵的优质医疗资源等。尤其在"看病难看病贵"、"就业、失业"等民生问题短期内难以解决的背景下,从事护士职业不失为诸多女性的上佳选择。据我国某省近年对多所高校护生的就业情况统计,护士的就业率超过90%,且多数在中等以上的城市就业。仅此1项与同学历的医疗专业学生的严峻就业形势相比,护士的职业优势显而易见。

(2) 主动人际沟通,营造和谐氛围:良好人际氛围,是人才潜能得以最大限度发挥的先决条件。鉴于人际关系对护士身心健康的重要影响,在医疗机构内部,护士应主动与医生、其他护士、药师等医疗卫生人员经常交流情感，相互支持、相互协作、默契配合等，营造和谐人际氛围和职业环境；在医疗机构外部，护士还需与患者、患者亲属等达成护患关系的"双赢"——既满足患者身心适宜状态的需求，又有益护士自身的身心健康。

（3）学习放松技巧，运用减压举措：放松训练是一种较简便易行、有效的心理调节方法。它可通过将注意力集中于呼吸、运动、声音、想象等形式，降低个体对周围环境的感应，让肌肉松弛等，从而达到心理放松。放松训练可即时缓解个体的负性情绪，协助个体宣泄心理压力、缓解紧张并维持平衡的心态。另有心理学家提出："离开现场小憩一会，做些较剧烈的身体运动，与朋友、同事交谈是解除心理压力的最常用、最有效办法"。护士个体可选择适合自己的减压方法，经常练习并较熟练掌握，以随时应对有碍自身健康的不良情绪。

（4）酌情身心评估，寻求专业支持：护士既可自评其职业心态的现况，也可借身心健康普查等途径，及时掌握自己的身心健康信息，力求把倦怠限制在最小范围、最低程度。必要时约请专职咨询专家，接受一对一的个别心理咨询。若护士群体普遍具有积极、稳定的职业心态，其本身即为社会大众的身心健康营造了良好氛围。

（刘晓虹）

学习效果评价·思考题

1. "护士角色人格"与"角色人格"相区别的特定内涵是什么？
2. 区别"护士角色人格"与"护士职业心理品质"概念的意义何在？
3. 对"护士角色人格未来形象"有何评价、构想和建议？
4. 举例说明护士角色人格的要素特质对护士个体职业行为有何重要影响？
5. 举例说明护士角色人格的匹配模式对护士个体有何指导意义？
6. 举例说明积极探索护士职业心理素质自我教育新途径的现实意义。
7. 举例说明"现实形象与理想目标的符合教育"为何影响护生或护士？
8. 结合自身体验谈谈优化职业心理素质的自我管理策略及其意义。
9. 评析护士身心健康自我维护的对策及其对护士个体职业发展的意义。
10. 如何解读美国护士每天只做两件事："一是想方设法让患者活着；二是想方设法让患者活着时快乐"？美国护士的"两件事"对我国护士有何借鉴？

第六章　人际关系与护患沟通

学习目标

1. 识记人际关系的概念、人际关系心理结构的 3 个子系统。
2. 识记人际吸引的概念、人际吸引的影响因素。
3. 识记护患关系的概念。
4. 理解人际关系建立的 4 个阶段。
5. 理解人际关系发展中常见的心理学效应。
6. 理解临床常见的护患冲突类型。
7. 理解护患沟通的影响因素。
8. 参照护患关系良性发展对护士的要求并建立与发展护患关系。
9. 应用护患关系 3 种类型进行护理决策与实施。
10. 应用护患沟通的常用技巧提高护理工作质量。

项目一　人　际　关　系

案例导入

　　小华是一名护理专业学生,正在进行三年级的轮岗实习,本月轮转到 ICU 科室。当看到科室内多功能床旁监护仪、呼吸机、输液泵、中心静脉压监测等各种监护设备和治疗护理措施,心中充满求知欲和好奇心;当看到护士工作能力强,捕捉患者瞬间的变化,根据变化对危重患者进行有效的护理,并针对各种突发事件能镇定地作出快捷反应、准确处理,非常钦佩和羡慕,小华很快就喜欢上了这个科室。但是,由于不能熟练掌握技术,也不十分清楚患者的病情,又不知如何与科室护理老师们讲话,心中特别想快速融入这个团队,又没有方法和技巧,内心十分着急。

分析提示

　　刚踏入职场的学生进入新的工作环境,需要尽快建立人际关系,适应工作环境,找到自己的位置。当护生有新的经历后,会有很多新的体验、新的收获;同时也可以学习一些技巧,与医生、护士、患者等建立融洽的人际关系,让医生更愿意与其合作,护士更愿意指导其操作,患者更能接受其操作。同学们将在以下具体学习与他人建立和发展人际关系、增进人际吸引等重点内容。

任务一　概　　述

美国心理学家沙赫特做了个实验。他以每小时 15 美元的酬金先后聘请 5 位志愿者进入一间完全与外界隔绝的小屋,屋里除提供必要的物质生活条件,不提供任何社会信息,以观察被试者与世隔绝时的反应。结果,1 位志愿者在小屋里只待了 2 小时;有 3 位志愿者待了 2 天;最后出小屋的志愿者待了 8 天,但他出了小屋即说:"如果让我再在里面待 1 分钟,我就要疯了"。这个被称为"人际剥夺"的实验说明,没有一个人愿与社会及他人隔绝,良好人际关系是人们心理需要的重要组成,是人们赖以生存的必要条件。

一、人际关系的概念

人际关系(interpersonal relation)的概念非常广泛,定义尚不统一,有广义和狭义之分。广义概念泛指人们在社会交往过程中所形成的包括经济关系、政治关系、法律关系、伦理关系、心理关系等各种社会关系。狭义概念主要指个人与个人之间通过相互交往和作用形成的心理关系,也称心理距离。本教材主要介绍狭义概念的人际关系。

人际关系的心理结构包括人际认知、人际情感和人际行为 3 个子系统。

1. 人际认知　指人与人在交往过程中的相互认知,即通过彼此相互感知、识别、理解而建立的心理联系。人际认知是人际关系的基础,主要包括自我认知、对他人的认知、对人际关系的认知 3 个层面。

2. 人际情感　指人际交往中各自的需要是否得到满足而产生的情绪、情感体验。人际情感是人际关系的核心,是人际关系中最本质、具有决定性影响的因素,是衡量人际关系好坏的晴雨表。人际情感相当细腻、微妙、敏感、善变,需要小心呵护、悉心培养、用心经营。

3. 人际行为　指双方在相互交往过程中外在行为的综合体现,包括人们的仪容仪表、服饰打扮、言谈举止、礼仪礼节等。人际行为是人际关系的调节杠杆,人们可以通过各种行为建立、调节、修补、完善其人际关系。在人际关系中,无论是认知因素还是情感因素,都会通过人际行为呈现。

二、良好人际关系的意义

1. 人际关系可维系心理健康　良好的人际关系可满足人们的安全感、归属感,提高自尊心,增强力量感,获取友谊和帮助,有利于人的身心健康;人际关系失调,则会严重影响个体的身心健康,产生焦虑、不安、恐惧、孤独、愤怒、敌对等不良的情绪反应,甚至导致神经衰弱、抑郁症、恐惧症、偏头痛等病症。可见人际关系对人的身心健康具有重要意义。

2. 和谐人际关系是一种技能 成功与他人交往的能力,包括对人的知觉、印象形成、归因、言语和非言语交流、印象管理、个人关系的建立、群体中交际等大量活动。有学者认为,人际交往是包含人们从童年到青春期乃至成年所习得的种种相互联系的技能,具备人际交往的技能和能力,是个体一切社会生活的必要条件。

实际生活中,个体在社会某职业领域中,所具备社交技能的差异很大。如护士、医生、教师、律师和推销员等职业领域,除必须具备与他人进行一般性交往的能力,还必须具备适合其专业需要的特别技能,如能使他人心情舒畅并诱发其自我表露(使其"敞开心扉")就是一种和谐人际关系的重要技能。

把人际互动视为一种技能的最大益处是:它有助于打破人们日常彼此相处过程中的神秘性。"技能"的术语意味着,每个人都能在这样或那样的场合习得各种能力,即使该技能较弱者,也可经他人协助,以额外的学习经历不断提高自己的人际互动能力。

3. 人际关系是人的重要情商 美国卡耐基工业大学经分析1 000人的个案记录发现:智慧、专门技术和经验只占成功因素的15%,其余85%均取决于良好的人际关系。联合国21世纪智能开发小组的研究结论表明,21世纪的人才应同时具备5种智商,包括:①基本智商;②成就智商;③道德智商;④情感智商;⑤体能智商。其中的情感智商,主要取决于良好的人际关系。

任务二 人际关系的建立与发展

一、人际关系建立的4个阶段

良好人际关系的建立与发展,一般需要经历以下由浅入深的4个阶段。

1. 定向选择阶段 此阶段包括个体对交往对象的注意、认同和初步沟通等多种形式的心理活动。注意和认同都是选择,注意是个体凭直觉作出的非理性选择,如常见的"以貌取人"等现象;认同则多为个体经过考察和思考后作出的理性选择,如"有人交友考虑志同道合"等现象。

初步沟通指人们在选定自己的交往对象后,所采取的试图与之建立某种人际联系的实际行动,也是试图建立更深层人际关系的一种尝试。

人际关系的定向阶段,其时间跨度的长短不一。如有的人一见如故、相识恨晚,其定向阶段便可能一次完成;有的人却经历漫长的过程。

2. 情感探索阶段 此阶段指交往双方开始探索哪些方面能与对方建立共同情感联系的一个过程。此时,双方的交往已不满足停留在一般意义的正式交往模式,随着双方共同情感领域的发现,彼此的沟通更为广泛,并开始有一定程度的情感投入,但其人际关

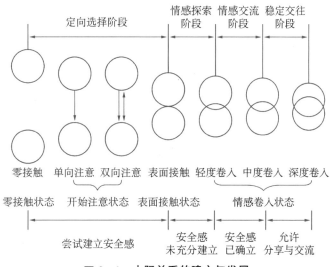

图 6-1 **人际关系的建立与发展**

系的安全感尚未充分建立,此时交往双方处于情感轻度卷入状态。

3. 情感交流阶段 此阶段标志着双方的人际关系已出现实质性变化,双方的人际安全感已确立,彼此间沟通涉及更深、更广的领域,已有较深的情感卷入。此时,双方的人际行为已不拘泥于正式场合中交往模式的各种规则,人们可相互提供建议或评价性反馈信息,彼此以诚相待,给予对方由衷的赞赏和中肯的提醒等。

4. 稳定交往阶段 此阶段指交往双方心理上的相容性进一步增加,彼此沟通的内容也更为深刻、广泛。其"稳定"概念,指发展基础上一种动态的稳定,因根据"不进则退"的法则,停滞不前的"稳定"并非真正意义的稳定。此时,人们可允许对方进入自己内心深层的情感世界,分享自己的生活空间和财产等。一般认为,在人们的实际生活中,能达到此情感层次的人际关系者仅限于至交、爱侣等极少数亲密的人际结构中。而许多人的"稳定"交往关系只是相对保持在情感交流阶段,并未得到继续深入的发展。

以上是正向人际关系的心理过程,是良好人际关系建立和发展依次递进的 4 个阶段。人际关系的发展过程,既包括正向发展,也包括人际关系的负向发展。人际关系的负向发展,与建立良好关系的过程相反,包括漠视、冷淡、疏远、分离 4 个阶段。

临床的护患关系,可因患者的病情、心理状况、教育背景、成长经历等诸多因素不同,形成不同的护患关系行为模式。

二、人际关系发展中常见的心理学效应

人际交往中受个体的主观感受、外在环境、文化背景、心理状态、时间长短等复杂因素的影响,会产生认知偏差,干扰和影响其人际判断的准确性,此即具有一定规律的社会心理效应。了解人际关系发展中的常见心理学效应,有助于人们学会给他人留下好印象,增进其人际吸引程度,也可以提示人们克服其消极作用,增加人际魅力。

1. 首因效应(primary effect) 指人们初次交往接触时各自对交往对象的直觉观察

和归因判断。人际交往情景下,对他人形成的印象即称第一印象或最初印象,进而产生"先入为主"的效果。若人际信息源于看材料、听他人的描述等间接方式,又称间接第一印象。心理学研究发现,与一个人初次会面,45 秒钟内就可产生第一印象。第一印象令他人的社会知觉产生较强影响,且无论正确与否,在个体的记忆中往往最牢固,可长时间影响双方的人际互动。

2. 近因效应(recent effect) 指最后的印象、最近或最新信息对人的社会认知具有重要影响。第一印象产生的首因效应,一般在交往初期,即双方还彼此生疏的阶段尤为重要;但在交往后期,双方已彼此十分熟悉时,近因效应就发挥很大作用。如多年不见的朋友,在人们脑海中的最深印象,就是彼此离别时的情景。人们在交往过程中,常常用近因效应整饰自身形象。如双方感情不和,一旦一方提出分手,另一方主动向对方示好甚至致歉,可能出乎其意料地博得对方好感,甚至化解恩怨。

3. 社会刻板效应(social stereotype) 也称刻板印象或定型化效应,指个人受社会影响而对某些人或事持稳定不变的看法。社会刻板效应主要包括国民刻板印象、区域刻板印象、角色刻板印象、年龄刻板印象等。社会刻板效应的积极一面表现为:在一定范围内判断某类具有许多共同之处的人,无须探索信息,直接按照已形成的固定看法就可得出结论,可简化认知程序,节省大量时间、精力。社会刻板效应的消极一面表现为:基于已知的有限材料作出具有普遍性的结论,易使人认知他人时忽视个体差异,导致认知的偏差或错误,妨碍其正确评价他人。

4. 晕轮效应(halo effect) 又称光环效应或光环作用,指人际交往中对一个人形成某种人格特征的印象后,会藉此推测此人其他方面的特征,作出片面、不够客观的总体评价。犹如日月的光晕,可在云雾的作用下扩大到四周,形成比其本身大得多的光环。

任务三 人际吸引的影响因素

森林中有十几只刺猬冻得直发抖,为了取暖不得不紧紧地靠在一起,却忍受不了彼此的长刺,很快就各自跑开了。可是天气实在太冷了,它们又想靠在一起取暖,但靠在一起的刺痛又使它们不得不再度分开。刺猬就这样反反复复地分了聚,聚了分,不断在受冻与受刺两种痛苦之间挣扎。最后,刺猬终于找出一个适中的距离,既可互相取暖而又不至彼此刺伤。这群刺猬的经历隐喻了人与人相互吸引、互处共赢的道理:人际交往中,维系人与人之间的关系是一种艺术,也是一种智慧,需要一定的方法,也受到外在条件的制约。

一、人际吸引的概念

人际吸引(interpersonal attraction),在社会心理学中又称人际魅力,指人与人之间在情感方面相互喜欢与亲和的现象。人际吸引属于人际知觉的领域,它可使个体处于积极的心理状态,对满足个体的人际交往需求、建立良好的人际关系具有重要指导意义。

二、人际吸引的影响因素

人际吸引的影响因素有很多,如具有类似的信念、态度、价值观和个性心理特征,有能力和才干,令人愉快或能为人接受,职业、地位、收入、年龄、性别和生活目标相似等。本教材主要介绍影响人际吸引的情境因素、个人特质因素、相似与互补因素。

1. 情境因素　人际吸引离不开一定的情境因素,如人际间的距离、交往频率、交往的集群性和个体情绪体验等。情境因素是人际关系的有效载体,反映人际关系的结构和性质。

(1) 距离:指其他条件不变,个体与个体之间、群体与群体之间,距离越接近,交往的频率就越高,越容易彼此吸引。

人际交往中,双方的空间距离往往反映彼此的亲密程度。美国人类学家爱德华·霍尔(Edward Hall)将日常生活中人与人之间的空间距离分为 8 个等级,由 4 个主要距离的远程和近程所组成。

表 6 - 1　人际距离的等级及亲密程度

主要距离	等级(空间距离)	亲密程度	护理情境
亲密距离	近程(0～15 厘米)	指安慰、保护、亲热等与其他人体全面接触活动时的距离,主要在恋人与夫妻之间	某些护理操作必须在亲密距离实施,如肌内注射、静脉输液、导尿灌肠等,因此欲获得患者的支持和配合,需向患者解释清楚,以免引起患者的紧张和不安
	远程(15～45 厘米)	很亲近的人际间距离,其典型行为是耳语	
个人距离	近程(45～75 厘米)	指相互熟悉、关系较好的人际间或好朋友之间的距离	护患交往中,与患者交谈、做健康宣教、解释某项操作时,常在此距离中,以示关心、爱护,也便于患者听得更清楚。在病房中,患者病床之间也多为这个距离
	远程(75～120 厘米)	指一般朋友或熟人之间交往时的距离	
社交距离	近程(1.2～2 米)	是一般关系的人际间距离	护理查房、巡视病房等工作时,常为此距离
	远程(2～3.5 米)	该距离多为不相识的人之间或处理商务的人们使用的距离,反映社交、礼节上的较正式关系	
公众距离	近程(3.5～7 米)	该距离多为演讲者与公众之间,较少为个人交往所使用	护士为患者或其他护理对象实施集体健康宣教、小讲课等,常为此距离
	远程(7 米以上)	普通民众迎接重要人物的距离	

影响人际距离的主要因素包括人们的性别、环境、社会地位、文化、民族等。护理情境中,护士需保持护患距离的敏感性,针对不同沟通目的选择适宜的人际距离,既让患者感到尊重和关怀,又不对其造成心理压力。

(2) 交往频率与内容:通常,人们彼此间交往频率越高,接触对方的机会越多,重复呈现的次数越多,越容易形成较亲密关系。交往频率增多,易形成共同的经验、话题、兴趣、感觉。但护患关系是一种短暂的人际关系,随着医院床位周转加快,护患交往的时间更短暂,对护士提出了更高要求。交往频率在护患关系建立的初期起着重要作用,如患者刚入院时,护士在为其介绍主管医生与护士、科室环境、病房设备的使用、饮食安排、探视陪护制度等内容时,即可增加护患关系建立初期的交往频率,缓解患者由环境陌生所致适应不良,使患者感受到护士的周到、热情,有助较快建立良好的护患关系。

此外,人际间交往的内容有时甚至比频次更重要。临床情境中,患者认为常规护理是护士的份内职责,患者对护士的认同更多来自其对护士与之面对面的服务态度及其体验。如护士在常规护理中展现精湛操作技术的同时面带微笑、予以关切的询问或对患者的疑虑给予耐心解释等,均有助于提升护士获得患者的好感及信任的人际魅力。

(3)结群或集群性:指两人在交往过程的物理距离较接近,且交往者又有结群的需要时,交往的机会便可大大增加。在医疗情境中,患者密切关注医生团队、护士团队的情况,常表现为强烈的与医护人员交往的渴望、主动性和积极性,医护人员若能热情地应答患者,其便可在融洽的人际氛围中获得慰藉。此外,患者群体内部的和谐氛围,也可促进病友间的情感交流与相互支持,有利于营造轻松、愉快、和谐的群体人际关系。

(4)情绪体验:主要指对交往对象的印象好坏等所致的情感,常常影响人际吸引。如人们更喜欢那些喜欢自己、能带给自己愉快和惬意体验的人。但个体的情绪体验有时带有浓厚的主观色彩,评价与选择交往对象时,易受个人的知识、经验、个性等因素的影响。

相关研究显示,患者更期待、更喜欢护士具备以下特征:①有爱心、耐心和高度责任心;②尊重患者的人格尊严,不损伤患者的自尊;③以真诚态度对待患者及家属;④经常面带微笑;⑤从患者的利益出发,为患者着想;⑥护理技术操作熟练;⑦患者需要时,能及时给予关心与支持;⑧能将患者的问题准确地传达给医生;⑨耐心倾听患者的问题,并认真恰当地答复。

2. 个人特质因素　个人特质是影响人际吸引的重要因素。包括个体的外貌、能力、个性等心理特征。

(1)外貌:古希腊哲学家亚里士多德曾说,美丽是比任何介绍信更强大的推荐书。对于初次交往的人们,外貌具有重要的吸引作用。因此,护士的仪表、举止、表情等外在形象,对其在患者面前呈现的良好第一印象至关重要。护士应力求仪表端正、举止大方、服饰整洁、语调轻柔。

(2)能力:在其他条件都相同的情况下,一个人越有能力,对他人的吸引力越强。与显著而稳定的外貌特质相比,能力更重要。相关研究也表明,个体在交际活动中拥有的资本(如能力等)越多,越能产生对他人的吸引力。护理工作中,患者感知的护士能力越强,越有安全感。护士最大限度地发挥自身潜力,全方位提升自己的能力,才能受人喜欢和吸引患者。

(3)个性:良好个性具有持久、稳定、深刻和无与伦比的人际吸引力,实质是个体人格魅力的具体表现。正所谓"外表美取悦一时,心灵美经久不衰"。在其他因素无差异时，具有"诚实、正直、乐于助人、友好、和善"特质的个体，更具有人际吸引力。如男子具有勇敢、冒险、创造、坚韧不拔、宽宏大量、襟怀坦白、不拘小节、理智、正直、忠诚、有思想、思维灵活、事业心强等特质更易吸引他人；女子具有温柔、体贴、善解人意、富有同情心、为人随和、情操高尚、有正义感、待人真诚、信赖、开朗活泼、可靠等特质更易吸引他人。

3. 相似与互补因素　人际吸引的增进因素还有相似与互补。交往双方态度相似，兴趣、爱好、价值观等一致，其需要或个性的互补等，均影响人际吸引的深度和强度。

(1) 相似性：包括态度、信念、兴趣、爱好、价值观等的相似。人们更喜欢与自己态度相似的人；同年龄、同性别、同学历和同经历的人容易相处；行为动机、立场观点、处世态度、追求目标、个人嗜好一致的人容易相互支持；具有共同信念、情投意合的人易建立亲密关系；同阶层、民族、宗教、行业、国籍的人容易产生好感等；所有相似都能增进吸引。总之，人们喜欢并总是以自己的模式去要求和对照别人，当人们的世界观、价值观和人生观趋于一致时，即增加彼此的吸引程度。

(2) 互补性：此指双方在交往过程中获得互相满足的心理状态。当双方需求或个性能互补时，可形成强烈的人际吸引。如有支配型个体易与被动型个体相处，建立的关系易维持；独断专行者可与优柔寡断者成为终身朋友；活泼健谈者与沉默寡言者易结成永久同盟。此与交往双方的动机和目的相关，彼此间可取长补短、互相满足对方的需求。

熟悉人际吸引的影响因素，可以帮助护士较好地把握护患之间的关系与距离，更好地胜任职业角色和履行工作职责，还可以让护士清晰地认知，人际吸引的影响因素既可增进人际吸引，亦可阻碍人际吸引。护士若借力相似(同龄、同乡)、良好个性特质等因素，可增加自身的人际魅力，易获得患者的认同和信任；若避免与患者交往中被个人偏好左右等因素的干扰，则有望减少护患冲突。以患者为中心的现代护理理念，要求护士尽可能以客观的态度，平等面对不同身份地位、不同社会背景、不同文化程度、不同价值体系的每位患者，基于良好护患关系为患者提供优质服务。

项目二　护患关系概述

案例导入

患者女性，57 岁，因无明显诱因的头晕到某中医院就诊，被诊断为眩晕。其舌质淡、苔白腻、脉濡滑，从其年龄、舌、脉分析属痰浊中阻型。该患者 40 年前因心慌、多食在某医院诊断为"甲状腺功能亢进"，口服甲硫氧嘧啶治疗；2000 年又因面部浮肿、乏力，被某医院诊断为"甲状腺功能减退"，间断服用优甲乐治疗；高血压病史 7 年，间断口服药物治疗，血压控制不理想；3 年前患脑梗，无明显后遗症。患者入住病房后，有种久病缠身的感觉，既渴望又质疑治疗，服药依从性较差。

> **分析提示**
>
> 　　患者本身有多种疾病，此次因头晕就诊被收治入院，更引起患者内心的高度紧张，由于患者不甚了解疾病用药及相关健康知识，服药依从性较差。接诊护士如何赢得患者的信任、建立其在患者心目中的威信、建立良好护患关系等减轻患者的疑虑，如何选择合适的护患关系行为模式，提高患者的服药依从性。通过本项目的重点内容学习，或可举一反三、触类旁通。

任务一　护患关系的概念和特征

　　19 世纪中叶，护理学先驱南丁格尔也将改善医疗环境，加强护士与患者沟通交往等作为护理工作不可缺少的内容。基于此建立的护患关系，将更有效地帮助患者达到促其适宜身心状态的目标。

一、护患关系的概念

　　护患关系(nurse-patient relationship)指护士与患者在特定环境中交感互动所形成的一种特殊人际关系，是护士帮助患者达到其医疗护理目标发生互动的过程。护患关系是护理情境中人际关系的核心内容，是实现护士与患者间传递信息、交换意见、表达思想及情感的重要前提。

二、护患关系的特征

　　相对于友情、爱情等一般人际关系，护患关系主要具有以下特征。

　　1. 职业关系　该特征指护士按照职业行为要求与患者有效沟通所建立的人际关系。护士与患者的人际交往是一种职业行为，因此护患关系具有一定的强制性，与友谊、爱情一类自发、非强制性、非规范性的人际关系有显著差别。友谊、爱情的建立与发展，基于交往双方彼此的共同需要和相互吸引。护患关系则不同，无论护患双方是否具备相互吸引的条件或需求，无论患者的年龄、身份、职业、素质如何，护士都需遵循职业的要求与患者建立并保持良好的护患关系。尤其在整体护理模式下，建立良好的护患关系，是护士的基本责任和义务，也是为患者提供优质服务的先决条件。

　　2. 信任关系　该特征指护患之间建立相互尊重、彼此信赖的关系。患者信任护士，是护士顺利完成各项护理工作的前提。护患间的情感联系，需服从护理工作的目的、性质和任务，应避免情感的过度卷入；而不同于友谊、爱情等人际关系以情感卷入深度作为衡量其关系发展的标准。避免护患间过度情感卷入的理由有 3 个：①过度情感卷入可致护士与患者之间情感的高度互动，一旦其中一方出现情绪变化，易致另一方的情绪产生相应波动，或影响护士的理性活动或干扰护士的正常工作；或不利于患者身心康复。

②过度情感卷入极易导致护患间出现友情、爱情、功利性关系等非职业关系,不符合护理的职业规范。③过度情感卷入可耗费护士相当多的时间和精力,甚至涉及患者健康之外的其他需求,易与护士的日常工作任务相冲突,或影响其护理工作的总体效益。但对临终患者、婴幼患儿等特殊人群的情感需求,有时护士可适度地情感卷入。

3. **群群关系**　该特征指护士群体与患者群体之间的关系。衡量护患关系,既要看护士个体与其所负责患者的个体关系,还要评估护士群体与患者群体之间的关系。护士群体包括护理管理者、责任护士、助理护士等;患者群体包括患者及其家属。

临床护理过程中,护士群体中任一个体对患者的态度、责任心等,都会影响患者对护士群体的总体评价及患者满意度。如某患者对其早先曾受到个别护士冷遇、责备等记忆犹新,之后尽管他得到更多护士的热情、友善对待,他仍将其归因于自己很幸运地遇到素质好的少数护士,而不是某机构护士的整体素质高。因此,每个护士都是展现职业群体良好形象的窗口,不仅需与自己所负责的少数患者建立彼此尊重、信任的良好关系;还应对所有患者一视同仁,设身处地为患者着想,热情并真诚地给予患者帮助。

4. **治疗关系**　该特征指护士作为患者获得身心适宜状态的参与者,有责任使其护理服务达到积极、建设性的效果,发挥其治疗作用。护患关系是一种有目标、需谨慎执行、特殊的治疗性关系,对患者群体具有双重影响。良好的护患关系,可有效减轻或消除患者源自疾病本身、环境、诊疗过程等的压力,有助减轻病感,促其诊治疾病或康复的进程。不和谐的护患关系,则可加重患者的病感或不良情绪,甚至影响其治疗或康复的信心。护士的职业素养、沟通的态度和技能、专业的知识和技术都可影响其治疗性关系的发展。

知识链接

钉子:生气留下的伤疤

从前,有一个脾气不好的男孩。他的爸爸给了他一些钉子,告诉他,每次发脾气或者跟人吵架的时候,就在院子的篱笆上钉一根。渐渐地,小男孩学会了控制自己的脾气,每天钉的钉子也逐渐减少了。他发现,控制自己的脾气,实际上比钉钉子要容易得多。终于有一天,他一根钉子都没有钉,他高兴地把这件事告诉了爸爸。爸爸说:"从今以后,如果你一天都没有发脾气,就可以在这天拔掉一根钉子。"日子一天一天过去,最后,钉子全被拔光了。爸爸带他来到篱笆边上,对他说:"儿子,你做得很好,可是看看篱笆上的钉子洞,这些洞永远也不可能恢复了。就像你和一个人吵架,说了些难听的话,你就在他心里留下了一个伤口,像这个钉子洞一样。"插一把刀子在一个人的身体里,再拔出来,伤口就难以愈合了。无论你怎么道歉,伤口总是在那儿。要知道,身体上的伤口和心灵上的伤口一样都难以恢复。

护患关系是一种特殊的人际关系。作为护理服务的提供者、患者健康方面问题的咨询者和健康教育者,护士在护患关系中处于主导地位,要自觉维持和调整自己的情绪,避免不良情绪对患者的影响,避免干扰专业性治疗关系的建立。

摘自:《管理智慧》

任务二　护患关系的建立与发展

一、护患关系建立与发展的过程

护患关系的建立与发展,主要为满足患者的身心需要。护患关系的形成过程中,护士始终处于相对主动地位,护士的行为对护患关系的建立与发展具有决定性作用。护患关系的建立与发展过程不同于一般人际关系。良好护患关系建立与发展的过程,大体可分为以下三阶段。

1. **熟悉阶段——取得良好"第一印象"阶段**　此阶段指患者入院初期。此期,护患交往的内容主要包括3个方面:①护患间彼此认识,如让患者知道其责任护士是谁、护士如何称呼患者等;②介绍护理单元,如介绍科室的人员和环境结构、家属探视和陪伴制度、饮食安排、病房设施的使用等;③收集患者的初步健康资料,使患者熟悉与治疗护理有关的事项等。此阶段护士需注意自己的仪表、言行、态度等,为患者留下良好的第一印象,快速建立良好的护患关系。

2. **工作阶段——获得相互信任阶段**　此阶段指开始执行护理计划至患者出院前。此期,护患交往主要围绕护理程序的实施而展开。护士在此阶段工作中所展现的态度、责任心、知识、能力等,是获取并维持患者信任的关键,是护士顺利完成护理工作的基础。但信任关系并非一劳永逸而呈动态发展,后期若有沟通不当或可失去先前已获得的信任。

护士对患者的态度易致晕轮效应,如患者会认为态度热情的护士还有技术娴熟、负责等更多优点,护士或可利用晕轮效应的正性影响增加对患者的人际吸引,与患者交往时,可更多展现自身的优点,以获得患者的肯定评价。

3. **终止阶段——留下满意评价阶段**　此阶段指患者出院、转院或护士休假、调离等情况。此期,护士应与患者及家属共同回顾患者所取得的进步,收集患者对医院和护理质量的反馈意见,并交代患者出院后的注意事项,酌情为患者实施健康教育、制订康复计划;或向患者说明某护士离开的原因,使患者及家属留下满意的评价。

护患关系的发展过程中,良好的最后印象同样重要,它如同为护患关系画上一个完满句号,可使患者及家属留下满意评价。护士欲赢得完满的最后印象需做到以下几点。

(1) 小结与嘱咐:通知患者出院时,护士应与患者共同回顾其康复进展,让患者清楚知道其疾病近况,必要时从患者角度解释其出院的理由,让患者及家属愉快离院;届时向患者及家属详细嘱咐出院后各项注意事项,有条件的医院科室可留下咨询电话,实施延伸服务。

(2) 收集反馈意见:主动征询患者及家属对医疗、护理质量的反馈意见,既是更好增进医院服务质量的手段,也体现对患者的尊重。

（3）致谢与祝愿：按照现代理念，患者如期康复取决于护患的共同努力与合作，护士以真诚态度向患者致谢并予以真诚祝愿，可让患者及家属切身体验到医护人员的人文关怀。

（4）容留与相送：许多患者一旦接受出院安排后便显现局促不安，特别是等待家人接走的时段里多无所适从，他们担心因其滞留而影响医院处置病床、生怕面对"人走茶凉"的尴尬境遇等。此时护士若以包容姿态安定患者的情绪，真正做到善始善终，直至把患者送到病室门口，其所体现的"以患者为中心"的言行，必定给患者及家属留下完满的最终印象。

二、增进护患关系的护士品质

护士的个性品质，会表现在护患沟通的一言一行、一举一动中，影响护患关系的建立和发展。大量研究表明，护患沟通中游刃有余的护士多具有以下良好的个性品质。

1. 尊重　尊重不仅是一种态度，也是一种价值观，即维护人的尊严，重视每个人的人格。尊重患者主要体现为护士对所有患者一视同仁，能容忍或接受患者的不同观念、习惯等。尊重患者，是护士赢得患者好感、获得患者信任的重要因素。护士尊重患者，也会赢得患者的尊重。

患者来自不同的文化背景和不同的社会阶层，他们有不同的社会角色、信仰和习惯。无论是学者、公务员、企业家，或是学生、市民、民工，他们的地位和修养如何，都应受到尊重，护士不应以世俗偏见仰视优待或轻视冷落患者。临床上，个别护士对文化层次低、有不良习惯的患者，采用指责甚至不屑的姿态，不仅有损患者自尊，引起患者反感，而且常可致患者采取抵触方式，引发护患冲突。但尊重并非纵容或听之任之，对个别不可理喻、行为有损于他人的患者，可采取合理、非对抗性方式加以劝导、制止。

2. 体贴　体贴是爱的表现，主要体现为护士能理解患者的痛苦感受，设身处地为患者着想，了解和满足患者的需要。护士的体贴可带给患者温暖，常会使患者产生好感、亲近，甚至感动。成语"体贴入微"即提示体贴常表现在细小情节或言行举止中，如护士为睡熟的患者拉上窗帘、盖好被子等。体贴既容易做到，有时仅需护士的举手之劳；又难以做到，因为体贴需要有爱心，要细心地观察、了解患者的需要。

3. 真诚　真诚是一种态度，表现为护士真心实意地帮助患者，能坦率地说明给予或不能给予患者需求满足的理由，以适当方式向患者表达自己对某事件的真实感受，以其真诚赢得患者的信任和理解。

临床护理实践中，护士常常面对患者提出的各种要求，有的与其健康相关，也有些是额外要求；有些合理，也有些不尽合理。通常，护士都会尽可能、及时、较充分地满足患者与康复有关的合理要求；对与康复无关或不尽合理的要求，却有些不知所措。此时，护士若坦率地告知患者暂时无法满足其要求的较充分理由，或许更容易被患者所接受。例如，急性阑尾炎患者术后3天仍不肯下床活动，甚至要求护士像其家人般陪伴在侧，随时照顾其饮食起居。很显然，该患者的某些需求明显与其护理目标（如患者术后早期活动有利其康复）相悖。此时，护士可坦率地告知患者早期活动对其康复的重要意义，并酌情给予具体指导和必要帮助。护士如此的真诚态度,不仅可得到患者的理解,更能赢得患者的信任。护士若遇到个别患者不配合护理操作,甚至提出不合理要求时,不妨委婉、如实地表达自己的感受,可尝试用语言与患者交流。如表述为"你这样做,了解我的感受吗? 我很生气,但我可以原谅,为了你的康复,请你配合……"等。

4. 责任心　责任心是个体对工作的态度,是护士获得患者信任的最基本条件。护理行动事关患者的生命与健康,护士的责任心表现为对工作认真、对患者的健康负责。临床护理工作中,护士从各种专业技术操作到对患者的人文关怀,都需对患者高度负责,容不得半点马虎。护士若缺乏工作责任心,无论其外在言行如何示好,也无法真正得到患者的信任。

良好的个性品质,是护士建立良好护患关系的根本途径。无论护士的沟通技巧如何娴熟,若其欠缺以上个性品质,便易显露在其沟通言行中,阻碍其建立良好的护患关系。

任务三　护患关系的行为模式

根据护患双方在共同建立及发展护患关系过程中所发挥的主导作用、各自所具有的主要特征、适用范围、护士的主体作用,将护患关系的行为模式分为3种(表6-2)。护患关系的行为模式的基础,是美国学者 Szasy 和 Hollander 于 1979 年提出的医患关系基本类型。

表6-2　护患关系的行为模式

类型	主导作用	主体作用	适用患者
主动-被动模式	护士占主导,具有不容置疑的权威性	"为患者做什么"	危重、昏迷、休克、严重创伤、婴幼儿、精神病发作期、全麻等患者
指导-合作模式	护士占有相对的主动地位和一定强度的权威性	"教会患者做什么"	急危重症、重病初愈恢复期、手术及创伤恢复期等患者
共同参与模式	在平等关系的基础上,护患共同发挥各自的主动性	"让患者选择做什么"	各类慢性躯体疾病、心身疾病、精神疾病缓解期、受到良好教育等患者

1. 主动-被动模式(activity-passivity model)

(1)主要特征:护士在护患关系中占据绝对主导地位,具有不容置疑的权威性,通常以"保护者"的形象出现在患者面前,为患者提供必要的支持和帮助;患者则处于完全被动的地位,一切听任护士的处置和安排,基本不具备发挥自身主观能动性的能力。

(2)适用范围:该模式适用于护士与某些难以表达主观意愿的患者,如危重、昏迷、休克、严重创伤、婴幼儿、精神病发作期、全麻等患者之间护患关系的建立。由于此类患者尚未形成或因故失去正常的思维能力或确切的表述能力,除完全服从护士,他们别无选择。

（3）主体作用：护士关注"为患者做些什么"。此模式要求护士以较强的工作责任心、爱心、善解人意的同情心等主动为患者提供全面的扶持和帮助，使良好的护患关系成为此类患者战胜病痛、获得适宜身心状态的主要精神支柱。

2. 指导-合作模式（guidance-cooperation model）

（1）主要特征：护士仍具有相对的主动地位和一定强度的权威性，但必须将其建立在取得患者充分信任和良好合作的基础上；护士通常以"指导者"的形象出现在患者面前，为患者提供必要的指导和咨询；患者则处于相对被动的地位，根据自己对护士的信任程度有选择地接受护士的指导和咨询。

（2）适用范围：该模式适用于护士与急危重症、重病初愈恢复期、手术及创伤恢复期等患者之间护患关系的建立。此类患者虽然神志清楚，但由于疾病状态较大地限制他们能力的发挥，康复需求强烈而又力不从心，或对疾病的治疗及护理了解不足，他们对护士的依赖性较强，有时甚至出现过度依赖或"退行"行为。

（3）主体作用：护士关注"教会患者做些什么"。此模式要求护士以良好的职业素质、积极职业心态和良好角色形象等赢得患者的充分信任，取得患者的密切配合，以实现指导和咨询的最大效能，让默契的护患关系成为此类患者增强信心、加速康复的重要精神力量。

3. 共同参与模式（mutual-participation model）

（1）主要特征：护士与患者在平等关系的基础上，共同发挥各自的主动性。护士的主动性较突出地体现在引导患者的主观能动性方面，通常以"同盟者"的形象出现在患者面前，为患者提供合理的建议和方案；患者也能处于积极主动的地位，对自己疾病过程的参与意识和行动较强，一般都能主动寻求与护士的沟通，并随时采纳护士给予的各种合理化建议等。

（2）适用范围：该模式适用于护士与各类慢性躯体疾病、心身疾病、精神疾病缓解期等患者之间护患关系的建立。此类患者基本保持其常态能力，他们虽然参与意识较强，但由于受到自身疾病知识、人格特征等主客观因素的影响，会产生一些不适宜的角色行为，需要在护士的正确引导和积极影响下，逐步形成对自己疾病过程的适宜行为方式，以较好地发挥自身康复的主观能动性。

（3）主体作用：护士关注"让患者选择做些什么"。此模式是"责任制护理"、"整体护理"的核心模式，不仅要求护士有丰富的知识结构，能为患者设计个性化、多层面、较合理的护理计划和方案，还要求护士具有较强的建立良好护患关系的主导性及增进人际吸引的职业魅力，能与不同层次的患者实现最充分的人际沟通。护士应力求以护患双方的相互支持、精诚合作等，营造全面促进患者适宜身心状态的人际氛围。

项目三 护患沟通

案例导入

患者男性,65岁,3天前吃韭菜馅饺子饱餐后出现胃部不适、上吐下泻、无力行走、少尿等。自认急性胃肠炎到医院就诊,被医生发现其因房性早搏长期口服阿司匹林,疑为上消化道出血,急诊收入消化内科,经检查后确诊,同时发现患者的肾功能异常。患者得知病情后,非常紧张,因既往很少输液,本次住院后对禁食水、绝对卧床等很不适应,患者由于不了解其病情,心理非常焦虑。入院之初,迫切希望从医护人员处了解疾病信息,看到忙碌的医护人员又不忍过多打扰。患者经两天治疗后,出血基本控制,心情稍微放松,但又不知治疗所用各种药物,一直没敢服用治疗早搏的药物。一周后患者下床活动时,突感心前区不适,马上呼叫医生护士,要求做心电图,由于病房工作很忙,患者两小时后才做上心电图,期间护士未曾到病房巡视,患者对此非常气愤,感到未被医生护士重视。

分析提示

护患关系的建立与发展需在护患沟通中实现,高效的沟通有助于形成良好的护患关系,可增进护患间的相互理解与支持,有助于医疗护理工作顺利进行。上述案例中的患者因缺乏其疾病信息而情绪紧张,其紧张的情绪状态又可能加重上消化道出血;患者有心脏病既往史,其从心前区不适到接受心电图检查的两小时之间,未见到护士巡视或给予必要解释而愤怒,其愤怒或可加重其心脏病症……上述案例给予医护人员的启示是:即时有效的护患沟通(提供信息、传递关爱)或可缓解患者的压力和病症,是为患者提供优质服务的重要路径。了解常见的护患冲突,熟悉护患沟通的影响因素和常用技巧,有助于提高护患沟通的质量。

任务一 概 述

一、护患沟通的概念

沟通(communication),是指人与人之间的信息交流过程,它是人类社会交往的基本形式。护患沟通是指护士与患者之间的信息交流及相互作用的过程。交流的内容主要与患者的治疗、护理和康复等直接或间接相关,同时也不同程度地卷入双方的思想、感情、价值观、经验等,护士应避免与患者之间的物质交换。

二、护患沟通的目的

1. 创建良好沟通环境,收集资料 护理工作离不开收集患者的各种资料。护士除通过常规临床检查获得患者身体状况的资料，还需了解患者的社会背景、心理状况、需求，以及患者对医疗、护理工作的意见等。获取相关资料必须通过沟通实现，如交谈、填写调查问卷、观察患者的行为举止等途径。离开了沟通或沟通无效，难以获得必需的资料或真实情况。

2. 建立和完善护患关系　护患关系的质量，取决于护患沟通的效果。有效沟通，不仅可使护士获得完整、真实的患者资料，还可令患者体验到护士的友好态度、尊重、体贴等，可增强患者对护士的信任，促成和完善良好的护患关系。

3. 治疗或辅助治疗　有效沟通所建立的良好护患关系本身就具有治疗作用，它能满足患者的需要，使患者感到心情舒畅、机体功能增强，达到较好疗效。沟通也是护士影响患者的重要手段，它可以调整或改变患者的观念、情绪和心态，使患者主动配合治疗或辅助治疗。如护士通过沟通可有效地缓解手术患者的过度焦虑，帮助患者应对压力，以减少不良情绪对患者手术过程、术后康复的影响。

4. 预防和化解护患冲突　人类对自身、对生命奥秘的认识至今还只是冰山一角，仍有很多问题难以解决、很多现象难以解释，医疗服务业较其他服务业具有更多的不可预测性和不可控制性。国内外共同认可的医疗确诊率、各种急重症抢救成功率为70%～80%。虽然多数患者及家属对此能理性对待，仍有少数患者及家属因冲动而一再追责医护人员。此时，良好的护患沟通尤为重要，善解人意的耐心解释、换位思考的真诚交流等，均有可能将护患沟通冲突的概率和风险降至最小。

三、临床常见的护患冲突

护士了解临床常见的护患冲突，有助其制定相应的处理预案。护患冲突的原因很多，但均可归结于患者的"需要与满足"的对立，最常见为以下几类。

1. 期望与现实的冲突　护士被誉为"白衣天使"，较完美的护士群体形象在一些患者的社会知觉中形成"刻板印象"，并以此衡量现实中其面对的每个护士，用较高标准要求客观现实中难以理想化的护士个体。护士若不了解患者的过度期望或不与其适度交流，或根本不查找自身可能存在引发护患冲突的原因，甚至显现完全对立的情绪，认定患者苛求、挑剔等，或可导致更激烈的护患冲突。

2. 休闲与忙碌的冲突　护士必须面对为患者实施护理的大量繁琐、庞杂事务，还需随时应对突发性事件，其忙碌程度更甚。患者则相对处于专心治病养身、看似"休闲"的状态，但疾病带给患者的较大压力不可能使其真正清闲，有的患者几乎把全部注意力集中到其病痛上，对外界许多事务常视而不见或对他人处境无暇顾及等。当个别患者的急需与护士的工作安排有"撞车"时，患者可因其急需但未及时解决而对护士不满或指责护士不尽责；个别护士也可因疲惫、忙累等对患者不够耐心或抱怨患者不体谅。此时能否避免护患冲突，关键在护士。护士若一味强调己方理由而不能宽待身心失衡的患者，护患关系将受损。

3. 伤残与健康的冲突　患者与护士交往时，因丧失健康的自卑、沮丧以及羡慕、嫉妒他人健全体魄，常可引起其内心激烈冲突。特别是躯体严重伤残者，更易在与其形成较鲜明对照、身手敏捷的护士面前自惭形秽,个别伤残者甚至难以自控地迁怒于与其交往最频繁的护士。此时,护士若不能识别其情绪的应激状态,而强行实施护理计划,即可能出现双方各执一词、互不相让的紧张气氛,或引发较激烈的护患冲突。

4. 外行与内行的冲突 此类冲突,一般由患者对其疾病转归的关切引发。患者的强烈康复愿望驱使其想全面了解自己疾病诊治、护理操作的每个细节,详尽过问与之相关的治疗、护理方案,更对诊治新技术充满好奇心和疑惑感。若护士因其长此以往、司空见惯而习以为常,有时不能设身处地感知患者渴望康复的急切心情,对患者的反复提问缺乏耐心或懒于解释或简单敷衍等,易致此类护患冲突。

5. 依赖与独立的冲突 此类冲突较多发生在患者的疾病恢复期。患者经过较长病程,已逐步适应被部分解除社会、家庭责任的患者角色,甚至疾病角色习惯化,对医护人员的依赖心理显著增强,有患者在其躯体已较完好康复的同时呈现回归社会角色的心理障碍。此期,护士若不能晓之以理地与患者充分沟通,增强其独立意识的良苦用心反而易引起患者误解,导致护患冲突。

6. 偏见与价值的冲突 来自社会各层次的患者,对护士职业价值的认同难免受其自身社会、心理、文化等因素影响,他们或不了解护士职业的社会职能的深刻变化,有些患者只据其道听途说,把对护士职业的社会偏见带入护患交往,话语中常流露对护士职业的曲解。而长期受职业价值困惑的部分护士,特别反感他人对护士的消极评价,容易就此与患者当面争执,引发护患冲突。

7. 制度与己欲的冲突 医院为保障患者的诊疗秩序所制订的各种管理制度,难免与患者的个人意愿相冲突,如医院的探视、陪护制度,常与某些患者及家属的需求相抵触。护士作为医院管理制度的主要执行人,易成为患者不满的焦点。当值护士常有受"夹板气"的苦恼,一边是患者及家属不满,另一边是管理者的要求,情绪易激惹,可致护患冲突。

四、易发生护患冲突的场景

有学者研究易发生护患冲突的工作场景(表6-3),指出以下敏感的事件和时间点,或可供护士化解护患冲突时参考。

表6-3 易发生护患冲突的场景

情境类别	敏感的事件、时间点
护士与患者日常交往	向患者催缴费用时,患者对费用过高不满时,医院无药需让家属外购药时,患者提出要核对费用时,患者抱怨治疗效果时,患者抱怨医生护士对其不重视时,需向癌症患者隐瞒病情而患者询问时,患者或家属在病区吸烟时,改变液体、停止液体、欠费无药而未提前通知时,患者抱怨倒床麻烦时,患者欠费不能及时治疗时,患者不愿穿病衣时,癌症患者已知病情需要安慰时,患者对治愈无望、不配合治疗时,误记费用时,患者要主管医生的电话时,患者抱怨没有地方放东西时,患者要求看病历时,患者的提问不会回答时,患者躁动不安给其上约束带而不允许时,患者要求请假回家时,患者想随意换床、换房间时,患者抱怨夜间治疗影响休息时,因护士语气不当引起冲突时

（续表）

情境类别	敏感的事件、时间点
护士为患者实施治疗	用药、操作失误时，认为某些治疗护理患者没必要不让实习生操作时，患者或家属出入治疗室时，输液时患者对是否加够药量表示怀疑时，患者怕痛苦（如插胃管等）不配合治疗时，同时更换多个患者的液体而护士未能及时到达时，患者抱怨护士操作技术差时，操作不成功仍需收取费用时
护士与患者家属交往	患者病情突变家属无法理解时，请多余陪护患者家人离开时，家属在走廊打地铺时，患者或家属违规使用电器时，家属要求进 ICU 看患者时，家属抱怨陪伴患者无处休息时，家属酒后辱骂医护人员时，患者或陪侍人在病房大声打电话时
其他人员与患者交往	会诊医生不能立即到达时，病区设施损坏不能及时修理患者有意见时，患者需要做检查而预约期长时，因病房无床位 ICU 患者无法倒出时，患者病情有改变而医生上手术、去急诊或不明原因不在时，患者着急输液但药房取不回药时，同病房患者躁动影响休息时，需要住院的患者等床过久时，住院时间长而未诊断明确时，患者因医技科室一次检查不成功而需重新检查时，同病房患者之间出现矛盾时

知识链接

野马结局

野马结局的心理效应，主要来源于非洲草原上野马与蝙蝠的故事。

在原始的非洲草原，有一种很小的飞行动物叫做吸血蝙蝠，它身体轻小，靠吸取动物的血液为生，是非洲草原上野马的最大天敌。蝙蝠攻击野马的顺序是：首先附在马腿上，用锋利的牙齿敏捷且迅速地刺破野马的腿，然后用尖尖的嘴慢慢地吸血。野马是一种极其敏感的动物，受到外来的挑战和攻击后，会迅速地做出甩尾、蹦跳、狂奔等反抗动作。但野马却无法驱逐吸血蝙蝠，因为蝙蝠可以快速地从野马的腿上飞到它身上，再从它身上飞到野马的头部，直到吸饱血后才扬长而去，野马则因经常生活在暴怒、狂奔和流血中，最终无奈地死去。

最初人们认为，野马的死因是其体内流失了大量血液，可动物学家的研究证明，蝙蝠所吸血量微不足道，根本不会危及野马的生命，野马真正死因是它的暴怒和狂奔。

野马结局给人们留下了深刻警示：生活中，每个人都会遇到不顺心的事情，此时若不能从容处之，而是时常冲动、暴躁、愤怒，既危害自身健康，还可能使事情向更坏的方向发展。

摘自《百度百科》

任务二　护患沟通的影响因素

护患沟通过程中,主要存在以下几种影响有效护患沟通的因素。

一、信息编码

信息编码得当与否,直接关系护患沟通的效果。临床护理工作中的信息编码不当主要表现在 3 个方面:①护士较多使用专业词汇或者患者不熟悉的术语,如"虚恭"等;②护士表达的内容含义模糊,如"明日检查前,您必须禁食",患者很可能把"禁食"理解成"进食";③护士选择了患者不懂的语言,如使用方言等。因此,护士在与患者正式沟通前,应明确沟通内容,了解患者背景,选择恰当语言,对必须使用的专业术语予以通俗解释等。

二、态度

护患沟通的目的不仅是简单地传递信息,更主要的是通过沟通去影响患者、了解患者的真实感受,为此护士必须先赢得患者的接纳和信任。患者能否接纳和信任护士,关键是护士在沟通中所展示的对患者的态度。热情友好的态度能使护患沟通深入进行,有效地实现护患沟通的目的;若护士抱以冷漠、强势的态度,患者会拒绝交流。

三、知识

知识是影响护患沟通的最一般背景因素,护士若缺乏必备的知识,可致护患沟通的各个环节出现障碍。例如知识丰富或不足,均可影响护士的信息表达及患者对护士所表达信息的理解。尤其是随着现代护理观念的进步,护患沟通已从原先一般意义的信息传递发展为具有治疗性目的的沟通。欲使护患沟通达到治疗效用,护士需具有医学、护理学、心理学、社会学等综合性知识。如对心身疾病患者,护士除实施临床护理,还应让患者了解与疾病相关的社会心理因素,学会应对技巧。若护士没有健康教育等相关知识,其护患沟通便无法达此目的。

四、沟通技巧

一定的沟通技巧是使护患沟通迅速、顺利完成的要件;缺乏沟通技巧者可使其护患沟通障碍重重。若护士与患者交谈时东张西望,或常打断患者说话,或在患者伤心痛哭、情绪波动时缺少适当反应等不当沟通行为,均可阻碍护患沟通的深入。总之,沟通技巧对整个护患沟通过程起着加速与催化的作用。

五、社会文化背景

临床患者来自社会各个阶层,有不同的社会角色、观念和风俗习惯。虽然他们进入医院后的共同角色是患者,但其背景因素仍会无形地影响护患沟通。例如,社会地位较高的患者,可能在言谈举止中表现出优越感、支配欲;有的患者可因对护士存有偏见,对待医生与护士的态度有明显反差,以致挫伤护士的自尊,影响护士与之沟通的积极性。此外,我国的多民族的国情,还要求护士对不同民族患者的文化风俗习惯有更多尊重、理解和谅解,若忽视这种差异,可能阻碍护患间的沟通。

知识链接

撕纸游戏

目的:培养全面的沟通技巧,增强沟通能力。

时间:15分钟

地点:室内

形式:团体参与

道具:准备总人数两倍的A4纸(废纸即可)

程序和要求:

1. 给每位成员发一张纸。

2. 教师发出单项指令:①大家闭上眼睛;②全过程不许问问题;③把纸对折;④顺时针旋转180度,再对折;顺时针旋转90度,在纸的右上角撕下一个边长为1.5厘米的正方形;再将纸旋转90度,在纸的左上角撕下一个边长为1.5厘米的正方形;⑤睁开眼睛,把纸打开;⑥检查结果。

3. 重复程序1和2的过程。但是大家可以睁开眼睛,教师一边示意,一边带领大家做这个游戏。学员也可以向教师提问。

4. 检查撕纸的结果

分析:

(1) 第一次和第二次撕纸结果是否相同?为什么?

(2) 第二步完成之后为什么还会有误差?

(3) 在实际学习工作中,作为护士如何更好地与患者及家属进行沟通?

(4) 如何运用反馈,使自己理解患者或管理者的意思?

摘自《百度百科》

任务三　护患沟通的常用技巧

一、护患沟通的语言技巧

交谈是临床护士收集资料、建立关系、解决问题的最主要方式。为达到有效的沟通,交谈需蕴含以下技巧。

1. 充分准备 交谈前,护士应明确交谈的目的,确定初步交谈的主题,选择适当地点,同时了解患者的基本背景资料。

2. 提问方式 有封闭式提问和开放式提问两种:封闭式提问是一种将患者的应答限制在特定范围之内的提问,患者回答问题的选择性较少,有时甚至只要求回答"是"或"不是"、"有"或"没有",多用于采集病史、核实或澄清患者的某些反应等情境;开放式提问的问题范围较广,不限制患者的回答,可引导和鼓励他们开阔思路,说出自己的观点、意见、想法和感觉,多用于心理评估、了解患者基本情况等情境。

护士拟定的交谈主题宜简明、通俗、易懂,宜使用普通话。

3. 认真倾听 是护患交谈过程中护士对患者关注和尊重的表现,有助于保持信任的护患关系。

倾听并不只是听对方的语词,更要通过对方的表情、动作等非语言行为,真正理解患者所表述的内容,体会患者的真实感受。有效倾听并非易事,有统计表明,仅10%的听者能做到有效倾听。有效倾听患者的诉说须注重以下技巧:

(1) 聚精会神,避免看表、东张西望等分散注意的动作。

(2) 距离适当,姿势自然,保持眼神交流。

(3) 不轻易打断患者说话。

(4) 适当地反应,如倾听患者说话时,可轻声地以"嗯"、"是"或点头等表示正接受对方所述的内容,并希望听他继续说下去。

(5) 仔细观察患者的非语言行为,患者交谈时的非语言行为包含丰富信息,有助于护士理解患者真实的想法、情感,如患者说"我很担心",其面部表情、语调常能反映其情绪反应程度。

4. 恰当反应 交谈过程中,护士的反应非常重要,它是使护患沟通达到目的的关键因素。恰当反应的常见技巧如下。

(1) 复述:即重复患者所述的部分或全部内容。复述可让患者知晓护士已听到他所述内容,可起到鼓励和引导患者进一步阐明本意的作用,还可协助患者表达他的想法和感受。

(2) 澄清:指弄清患者模棱两可、含糊不清、不够完整的陈述,同时也试图获得患者的更多信息。澄清的常用语句为:"我不完全明白你所说的,能否告诉我……"、"你的意思是……"等。

(3) 沉默:即以沉默给患者思考和体会的时间。有时护士的沉默比交谈更令患者感到舒适与温暖,尤其在患者勾起伤心事时,护士若能保持沉默,患者会感到护士很能体会其心情,真诚听取其想法、尊重其感受。

(4) 共情:指能深入到对方的精神世界,能从对方内心的参照系去体验对方的感受,并能准确地向对方表达你对他的理解。

5. 小结 指交谈结束前,护士把患者所述主要内容复述一遍,以核实其理解准确与否,并可为下一次会谈做好铺垫。

6. 记录 每次会谈后做好记录非常必要,但最好不在交谈过程中记录,以免影响倾听和理解,或给患者造成压力,影响护患沟通的效果。

二、护患沟通的语言形式

护患沟通中,除运用一定的语言技巧,还有些常用的语言表达形式(表6-4)。

表6-4 护患沟通的主要语言形式

语言形式	含义	举例
礼貌性语言	一种对患者表示谦恭的语言,能使患者人格、尊严得到赞许、尊重,是护患满意沟通的前提	交谈中使用的礼貌语言:"您好"、"谢谢"、"打扰了"、"对不起"等
安慰性语言	一种能使患者心情安适的语言,是护士针对患者及其家属的恐惧、疑虑、悲观、急躁等状态给予劝慰的语言,具有安抚患者的独特作用	"我是您的责任护士,名叫××,有事请找我,不必客气""您昨晚睡得还好吧,看您今天气色很好"
劝说性语言	一种对患者劝导、宽慰的语言	"您看您这次由支气管扩张引起的出血多危险!虽然您已吸烟31年,但咱为了健康,把烟戒了吧!"
鼓励性语言	一种能激励患者的语言,对调动患者与其疾病抗争具有积极作用	"小朋友,加油!你很勇敢,打针不哭!你真棒!"
赞美性语言	一种称颂患者的语言,或可激发患者自身的内在潜能	"老奶奶,看您的女儿把您照顾得这么好,多孝顺,多疼您啊"
指令性语言	一种指令性、强制性语言,可提示患者重视某事件	"大爷,明天早上您要空腹做检查,今晚12点以后,您就不能吃东西或喝水了"

此外,护患沟通的语言形式还包括保护性语言、解释性语言、暗示性语言、引导性语言、趣味性语言、赞美性语言等。

三、护患沟通的非语言技巧

美国心理学家艾伯特·梅拉比安曾提出以下公式:信息的全部表达＝7％语调＋38％声音＋55％表情。该公式提示,表情等非语言信息在人与人之间情感、态度的传递过程中扮演着最重要的角色。

1. **非语言行为的类型** 非语言行为是影响他人的一种有效手段(表6-5)。人际沟通中判断对方的态度时,主要观察对方的非语言行为。护士擅长运用非语言行为,是体现其护患沟通技巧的关键环节,主要体现在以下方面。

(1) 面部表情:是沟通双方判断对方态度、情绪的主要线索。如微笑是护士角色的基本功,常可给患者很大抚慰;但若患者正因伤心而潸然泪下时,护士仍面带微笑则会令患者反感。因此,护士应学会在各种场合恰当地运用面部表情。若护士表情与患者情绪体验趋于一致,患者就会因护士的理解而欣慰。

表6-5 非语言行为及其意义解释

非语言行为	可能表明的意义
直接的目光接触	人际交往的准备就绪或意愿、关注
注视或固定在某人或某物上	面对挑战、全神贯注、刻板或焦虑
双唇紧闭	应激、决心、愤怒、敌意
左右摇头	不同意、不允许、无信心
坐在椅子上无精打采或离开访问者	悲观、与访问者观点不一致、不愿继续讨论
发抖、双手反复搓动不安	焦虑、愤怒
脚敲打地面	无耐心、焦虑
耳语	难以泄露的秘密
沉默不语	不愿意、全神贯注
手心冷汗、呼吸浅、瞳孔扩大、脸色苍白、脸红、皮疹	害怕、正性觉醒(兴趣、感兴趣)、负性觉醒(焦虑、窘迫)、药物中毒

(2) 目光接触:护士与患者的目光接触,可产生许多积极的效应。如护士镇定的目光可给恐慌的患者带去安全感;护士热情的目光可使孤独的患者感受到关爱;护士鼓励的目光可助沮丧的患者重建自信;护士专注的目光可给自卑的患者带去尊重;护士记录病史时抬头注视一下患者以示重视等。但注视对方的时间长短十分重要,注视对方的眼神若超过全部相处时长的 2/3,易让对方不舒服。

(3) 身体姿势:护士的身体姿势,包括手势、静止体态和运动体态等,应能给人以饱满热情、充满活力的健康形象。运用手势尤其要注重对方的习惯风俗,避免失礼性举止。

(4) 沟通距离:护患沟通的距离,需根据患者的性别、年龄等因人而异。如对老年患者或患儿的沟通距离可近些,以示尊重或亲密,但年轻护士对同龄异性患者沟通距离则不宜太近,以免造成误解。

(5) 触摸:必要、适宜的触摸行为,也是积极有效的护患沟通方式。触摸可满足某些患者的特殊需要,使患者感受到情感支持与关注。如常抚摸婴幼患儿,可消除其"皮肤饥饿"(指1~2 岁的婴幼儿若经常得不到适当抚摸和搂抱,就会出现身心方面的问题,如食欲不振、发育不良、智力衰退、行为失调等),使之产生安全感和促进身心的良好发展;定期给长年卧床不起的患者按摩,会使其愉快、舒适,体会到人间真情,更加珍惜生命。

2. 副语言 副语言是指说话时的语调、语气、声音强弱、节奏快慢、抑扬顿挫及嗓音的音质、音量和言语速度等在人际沟通中的运用(表6-6)。副语言在沟通过程中起着十分重要的作用。一句话的含义不仅取决于其字面意思,还取决于它的弦外之音。语音表达方式的变化,尤其是语调的变化,可使字面相同的一句话具有完全不同的含义。护理工作中,护士保持平和的语气、适中的语速(每分钟 80 个字左右)等,可给患者稳重、自信、可靠的感觉。沟通中语速太快或太慢、声音太重或太轻、音调太高或太低都可能影响沟通的效果。

表6-6 副语言表达的情感和思想

副语言	表达的思想和情感
音调升高	强调内容,也表达激动、兴奋、愤怒、惊喜
音调降低	强调,怀疑,回避,涉及敏感、痛苦、伤心的事情
声音强度增大	强调,情绪激动
声音强度减轻	失望、不快或软弱、心虚
节奏加快	紧张、激动
节奏变慢	冷漠、沮丧、犹豫
呻吟	痛苦
朗朗笑声	愉快
尖锐叫声	惧怕
叱咤	愤怒

知识链接

【琼·玛卡若线:爱心的结晶】

这条线叫琼·玛卡若线,它以美国内布拉斯加州女外科医生琼·玛卡若(June McCarroll)的名字命名,其来源还有一段经历。

琼·玛卡若是美国内布拉斯加州的一名外科医生。日常工作中她看到太多因车祸受伤的患者,伤者的痛苦时时让她感同身受。她开始思考如何减少交通事故,她注意到驾驶员总喜欢靠公路的中间行驶,正是这个偏好让汽车相撞的可能大大增加。她脑海里闪现一个念头:在公路中间画一条醒目的线,让不同方向的车辆各行驶在线的一侧。

当她把自己的想法提供给有关部门时,得到的却是冷漠和拒绝,他们认为自从有汽车那天起,从没人怀疑过汽车在公路上跑还用画什么线,至于汽车相撞那是不可避免的,快速行驶不相撞才不正常! 他们嘲笑琼·玛卡若的提议是异想天开。

琼·玛卡若并没忘记医院里伤员痛苦的表情与呻吟,她不停地向有关部门呼吁。经过七年坚持不懈的努力,1924年内布拉斯加州的公路管理委员会终于同意在99号高速公路上做试验,试验的结果是该州所有公路都画上了“琼·玛卡若线”,并以此为荣。

因为有一颗关爱他人的心,琼·玛卡若医生决心去改变人们习以为常的行车习惯,并与官僚的冷漠进行了历时7年的抗争,从而改变了全世界公路的行车规则。世界因一个小人物而彻底改变。

(邢国媛 王艳波)

学习效果评价·思考题 ···

1. 如何在工作中运用护患关系模式。
2. 举例说明人际吸引的影响因素对维系和增进护患关系的作用。
3. 如何建立和促进护患关系的良性发展。
4. 人际关系发展中常见心理学效应对护理工作的启示。
5. 简述影响护患沟通的因素。
6. 如何从心理学视角认识人际关系构成的 3 个子系统。
7. 简述临床中常见护患冲突的类型。
8. 良好护患沟通需掌握哪些常用的语言沟通技巧？
9. 良好护患沟通需掌握哪些常用的非语言沟通技巧？

案例分析

患者男性，84 岁，有高血压、冠心病、前列腺增生病史，因肾功能衰竭、肾性贫血入院治疗。入院后继续予保肾、降压、血液透析、营养支持等治疗，后出现消化道出血等。患者病情较重，患者及家属均比较紧张和焦虑。

请问：如何与该患者建立、发展护患关系？可能出现哪些影响护士与该患者沟通的因素？如何运用护患沟通技巧做好患者及其家属的安抚工作。

提示：患者病情较急，年龄较大，多种疾病缠身，病情较复杂，在其疾病发展的不同阶段，护士可酌情将不同的护患关系行为模式与患者的重点需求相结合；预见性地避免阻碍护患沟通的因素，运用相关沟通技巧赢得患者及家属的信任与合作，即可达成关爱患者，化解其紧张、焦虑的护理目标。

第七章 患者的心理反应规律与特征

学习目标

1. 识记患者角色的行为特征。
2. 识记患者的常见心理反应及其影响因素。
3. 识记急、危、重症、癌症患者心理反应的主要特点。
4. 理解患者角色模式的表现形式。
5. 理解患者术前焦虑程度与其术后效果之间的倒"U"字型函数关系。
6. 理解慢性疾病患者、器官移植患者的心理反应特点。
7. 参照急、危、重症患者心理反应的影响因素缓解其心理压力。
8. 依据意外创伤者的心理反应特点为其身心康复提供心理支持与辅导。
9. 依据器官移植患者心理反应特点为其制订心理支持、辅导的对策。

项目一 患者的心理反应规律

案例导入

　　李阿姨原本是一位游泳健将,参加过多次游泳比赛获得很多奖项,她也以此为荣。退休后,她每天会花很多时间锻炼身体、打扮自己,是一个乐观开朗的人。可是这一切都因为一次体检发生了改变。体检时,李阿姨被发现肝脏有肿块,经进一步检查确诊为肝癌晚期。李阿姨很快因为黄疸、下肢水肿被收治入院。入院后,她像变了个人似的,整日躺在床上,言语不多,对于护士的提问也是一问一答。病房里有 3 张病床,李阿姨住最里面,她的床帘以及旁边的窗帘大部分时间都是紧闭的,吃饭也要爱人喂。经过 1 周的治疗,李阿姨的黄疸稍好了点,她的心情也似乎改变了一些,竟然跟管床护士聊了聊她原来游泳有多么棒,也会主动跟为其治疗的护士点头示意。可是,过了两天,她的病情恶化,整个人又没有了精神,也不太愿意搭理人了。

分析提示

当一个人患病后,她的很多方面都可能因此而发生改变,患者也会表现出一系列心理反应。患者在患病入院治疗过程中会产生哪些需要?出现何种心理反应?有哪些因素影响着他们的心理反应?是本项目的重点内容。

任务一　概　　述

一、患者角色的行为特征

患者角色(patient role),又称患者身份,是一种处于患病状态中同时兼有就医要求和医疗行为的特殊社会角色。一旦进入患者角色,便应该有与患者角色相称的心理和行为。

1. 原有角色退位　即患者为诊治疾病不得不迫使原有社会角色暂时退居其次,甚至完全以患者角色取代原有角色。如患者可因患病减轻或不承担工作重任、家务劳动,获得医疗服务及同事、家人的照顾等。

2. 自制能力减弱　患者被人们视为遭遇不幸、需要同情与呵护的弱势人群。疾病所致身心失衡、情绪多变等,也易使患者产生对医护人员、亲友的依赖,自我调控能力下降等。

3. 求助愿望增强　疾病状态下很少有个体能独自排遣病痛,故求助他人的愿望显著增强。如表现为主观夸大困难或困境、怀疑自己解决问题的能力、过度企盼他人相助等。

4. 康复动机强烈　面对疾病所致身心危害和损伤,强烈的康复动机易致患者"病急乱投医",道听途说地选择康复捷径,结果却"欲速则不达"。

5. 合作意愿加强　进入患者角色,归属新的人际群体、取得他人理解与支持等需要均可强化患者的人际合作意愿;历经患者角色者,则视良好人际合作为其身心康复的适宜氛围,多数患者愿积极配合医护人员诊治其病症。

二、患者角色模式

患者若能与患者角色的期望基本符合,如承认患病、积极接受治疗、主动采取各种措施促进康复、病愈后能及时从患者角色再转换至原本社会角色,那么这是一种角色适应(role adaptation)的状态;反之,若患者不能顺利地完成角色转变,则是患者角色适应不良。适应不良主要有以下模式。

1. 角色行为冲突　指个体适应患者角色过程中,与其病前各种角色发生心理冲突所致行为不协调。此类患者虽自知有病需要就医,却因其他社会角色责任或利益影响其行使患者角色的权利、义务。如有人因公务繁忙无法安心就医;有人因牵挂家人中断疾病诊治;有人怀疑自己染有肝炎需就医,又担心确诊后遭人嫌弃而长期回避就医;有人发现心脏疾患时适逢人才选拔考核,因担心前程受阻而拖延就医。

2. 角色行为缺如　指未进入患者角色。虽被医生确认患病,但本人执意否认,根本不愿承认自己患病。如有人因经济拮据、不能承受高额医疗费用等未进入患者角色。此类患者易忽略自身疾病的严重程度或后果,仅凭主观感觉行事,即使医护人员提醒也不以为然。

3. 角色行为减退　指个体进入患者角色后,因家庭生活、工作环境变化而迫使其淡出患者角色的现象。如家庭生活中的突发事件、工作岗位变动等信息,均可致患者角色减退。有患者大病未愈便急于摆脱患者角色,甚至参与不符其身心状态的超负荷活动,可致疾病转归受挫等。

4. 角色行为强化　指个体进入患者角色后因过度认同疾病状态而致其“患者角色行为固着”,对康复后回归原社会角色忧心忡忡等现象。如过度关注所患疾病、依赖医疗机构的帮助、要求亲友照顾等;不愿承认病情好转或痊愈;对脱离医护人员呵护、重返社会角色缺乏信心等。其中某些个体为逃避社会角色的责任、义务,或为获得某些切身利益而采取称病模式,如被他人不慎碰撞后虽无大碍,却夸大伤情以索取对方经济赔偿等。

5. 角色行为异常　指患者角色适应不良的一种特殊类型。患者无法承受患病或不治之症的挫折和压力,对患者角色感到厌倦、悲观、绝望,并伴有行为异常,如冷漠、拒绝治疗等,甚至以自杀的极端手段解脱其病痛之苦。此模式多见于慢性病或晚期重症的患者。

三、患者的就医行为

就医行为(health seeking behaviour),指个体感到身体不适、有“病感”或出现某种症状,寻求医疗帮助的行为。患者的就医动机和行为,事关其能否与医护人员密切合作、积极参与疾病诊治。

1. 患者就医行为的类型　患者的就医行为大致可分为以下3种基本类型。

(1) 主动就医行为:指人们察觉“病感”或经他人提示并认同自己有病时,主动前往医疗机构或要求家人陪伴就医的行为,该行为在就医个体中占绝大多数。

(2) 被动就医行为:指患者无法和无能力作出就医决定和实施就医行为,而由第三者帮助或代为就医的行为。如婴幼儿,处于休克、昏迷的危重患者等,必须有家长、亲友或医护人员的帮助才能去就医。

(3) 强制就医行为:指个体虽自知患有对本人生命形成威胁或对社会、公众形成危害的严重疾病,却无“病感”或就医动机,甚至讳疾忌医而被他人强制送医的行为。如严重危害公共安全的传染病患者虽染病却拒绝就医、严重抑郁症患者拒绝就医于精神专科、对毒品严重依赖者因惧怕被强制戒毒而拒绝就医。

2. 影响就医行为的因素　患者就医行为直接关系到本人、家庭甚至整个社会的健康质量。就医行为的影响因素来自许多方面,系统分析患者就医行为的影响因素,对提高患病人群的就医行为具有积极意义。患者就医行为的主要影响因素如下。

(1) 患方因素:主要包括以下 6 个方面。

1) 疾病认知:患者对疾病的认知适当与否,是影响其就医行为的最主要原因。患者对其疾病的严重程度、预后及康复进程等信息的掌握程度,是其疾病认知的主要内涵。在患者就医之前,人们往往先有一个"自我诊断"的过程,即根据症状和自我感觉判断自己是否有病,有多严重,会不会有后续影响,是否该去就医。"病情严重但预后良好"的疾病认知,通常可促使患者主动积极就医;而"病情较轻,或预后不良,或康复进程过长"等疾病认知,则可能导致患者及亲属的消极就医行为。

2) 既往就医经历:此主要与患者对其曾就医的医疗机构及医护人员的满意度有关。既往就医满意度高者,日后大多持积极的就医动机与行为;既往就医经历有较强挫折感者,日后易致其消极的就医行为。

3) 社会支持:主要指患者的亲友及单位等对其就医行为的态度、个体的工作待遇及职业发展目标等。一般情况下,亲友、同事的关注和支持,有利于促成患者的主动就医行为;但个体的较高职业发展目标及繁忙的工作安排等,则易阻碍其就医行为。

4) 个体人格:指影响患者就医行为的性格倾向、病痛体验、生存动机等个体人格因素。一个人乐观开朗与否、病痛体验是否敏感、生存动机是否强烈等,均可影响其就医行为。生存动机强烈者、病痛体验较敏感者、对疾病预后乐观自信者等,其就医行为通常比较积极;反之,易导致消极就医行为模式。

5) 个体的社会经济状况:通常经济条件优越、社会地位高的个体往往更关心自己身体的健康,且易获得医疗资源,因此其就医率较高;而家境贫寒、社会地位低下的人群则会因为经济的考虑多为被动就医。

6) 其他个人因素:个体患病年龄、文化教育程度也可能会影响患者的就医行为。

(2) 医疗保健服务方面的因素:主要包括以下两方面。

1) 就医条件:主要指患者所就医场所的行医理念、医疗设施、医疗水平、交通状况等与其就医期望吻合与否,也是引发其相应就医动机及行为的前提。一般地说,患者就医场所的行医理念越贴近患者、医疗设施越先进、医疗水平越高、通往医疗机构的交通条件越便捷,越易激发患者的就医动机、促成患者的就医行为。

2) 就医经费:主要指医疗费用高低、就医个体所承担经费的支付比例、人们对医疗经费的价值认同等。有医疗保险、无需承担高额医疗经费者的就医行为一般较主动;无医疗保险、需自行承担高额费用、不能对所支付费用产生价值认同的个体,其就医行为大多较被动。

四、患者的遵医行为

遵医行为(compliance behavior)指患者遵从医护人员开具的医嘱或护嘱等进行检查、治疗和预防疾病复发的行为。疾病的治愈不能单纯依靠医护人员选择有效的治疗手段,同时还需要患者积极参与、主动配合治疗方案的实施。患者良好的遵医行为对疾病的治疗护理和预后有重要意义。

影响患者遵医行为的因素很多,最主要的是患方和医方因素。

1. 患方因素　主要包括两方面。

(1)疾病因素:疾病的类型、严重程度影响患者的遵医行为。疾病不严重的个体,遵医行为往往较差。

(2)心理社会特征:患者的年龄、性别、职业、受教育程度、信念、社会经济地位、心理特征等影响患者的遵医行为。如家庭经济条件差的患者因担心疾病治疗带来的经济压力,而选择中途退出某些昂贵但有效的治疗、服药随意减量等。

2. 医方因素　主要涉及以下两方面。

(1)医(护)患沟通:沟通是影响患者遵医行为的重要因素,若沟通不畅,一方面患者可能无法理解或接受治疗护理方案,另一方面也会削弱其对医护人员的信任,致其不愿意采纳医护人员的建议,采取不遵医行为。

(2)医护人员的公众形象:患者倾向于去大医院找知名专家就诊,且愿意采纳并遵从其治疗方案。说明高超的医院(或医生)医疗水平、良好的服务态度等公众形象有助于增加患者对医护人员的信任感,提高遵医率。

3. 治疗相关因素　主要包括3个方面:①治疗或护理方案的复杂性,如果治疗和护理方案过于复杂或冗长,患者可能记不住,也可能因厌烦而不采纳。②治疗效果,如果前期的治疗效果不明显,或未达到预期效果,患者就会对治疗方案产生怀疑,从而降低遵医率;相反,某些慢性病患者会因为治疗效果明显,达到其较低预期,自认为可以停药而终止治疗。③患者对治疗方案的认知,若患者对治疗方案缺乏了解,或虽然了解但因担心可能的疼痛、毒副作用等不良影响而影响其遵医行为。

任务二　患者心理需要的主要内容和基本特点

一、主要内容

患者除具有常人的心理需要,还有其特殊角色背景的心理需要。患者心理需要既有因人而异的独特性,也有众人相似的共同性。

1. 角色适应的需要　身心失衡的患者,需适应从未体验的新角色。患者住进医院,不只是单一地面对陌生环境,还需与素昧平生、同处身心失衡状态的其他患者朝夕相处。来自天南海北、饮食与睡眠习惯迥然不同的个体共居一室,医院作息制度与众多个体的日常起居习惯完全不符等,与患者原有角色行为模式大相径庭,均需个体逐一适应。而且,患者也需要从原来的社会角色尽快转变进入患者角色,行使自己的权利,如监督治疗和护理,承担患者应有的责任和义务,如配合治疗和护理方案、参与自身治疗方案的决策等。患者只有顺利适应了角色,才会关注自己的疾病,遵照医嘱。若任由其持续处于不适应状态,不予以及时干预和有效引导,患者可能发生严重身心失衡,延误疾病的治疗。

2. 恢复健康的需要　当伤病所致人们丧失部分组织器官、某种躯体功能或卧床不起时，人们才越发感到健康之宝贵。恢复健康几乎成为患者的第一需要，此有助于患者采取有利于康复的行为，促进患者康复。但是急切康复的心态可致其康复行为偏差等。如某些患者就医后就觉得应该药到病除，吃了几次药就希望马上看到明显效果，若感觉症状没有改善就擅自停药，对其疾病康复极为不利。殊不知大多数疾病的恢复都需要一个过程，如一般感冒需要 1 周时间恢复。

> ### 知识链接
>
> **于娟的《此生未完成》**
>
> "我曾经一度犹豫是不是把下面的文字写下来，因为我将要写下来的经历，充分暴露了我和光头对医学科技的无知，对自我判断的偏执，对求生的贪欲，希望癌症一招搞定三月痊愈的偷懒……"（摘自：于娟《此生未完成》）
>
> 背景知识：2011 年 3 月，于娟突然放弃了在医院的正规治疗，来到一位"杨神医"处接受了他的所谓"中医＋饥饿"疗法，共计花费了 6 万多元。结果在短短一个多月内癌细胞广泛扩散，4 月 19 日不幸离开了人世。
>
> 对于娟的受骗，有人会很惊讶："像她这样受过良好高等教育的海归女博士，应该具备一定的科学素养，但为何在'神医'面前丧失了辨别能力？"其实，在生命垂危之际，绝大多数人即便受到再好的教育，平时处事非常理智都会失去理性。这反映了个体对于生命、对于健康的渴求。

3. 保障安全的需要　安全需要常与个体的自我保护能力呈负相关，即个体的自我保护能力越差，其安全需要越强烈。疾病本身已对患者的安全造成威胁，再加上医院完全陌生的环境、侵入性治疗、不知名的药物等，均会显著增强患者安全的需求。例如，患者常因为担心静脉输液时空气进入血管而一直盯着输液瓶，会因担心"手术可能再也醒不了"而在手术前夜辗转反侧难以入眠，在护士为其做治疗时不停发问，在医生查房时仔细聆听医生说的每一句话。若不能从医护人员处获得及时、确定的承诺，患者可能处于持续焦躁难安的警觉状态，对其身心康复极为不利。因此，医护人员技术娴熟、取得患者信任、诊疗过程顺利、治疗效果显著等均是满足患者安全需要的有效措施。

4. 群体归属的需要　患者入院后离开亲人、朋友，可强烈地感到孤立无援；病痛常可使人更多表现其情感脆弱的一面，特别渴望他人的同情、安慰，所以患者比任何时候更需要他人的情感支持。此时，住院患者多产生更强烈的归属动机，需要得到新人际群体的接纳、认可和支持，需与病友"同病相怜"、"患难与共"，需从同伴处寻求精神寄托，重建战胜病痛的信心；也需要从病友、医护人员处获得疾病、治疗的相关信息。故医护人员应尽快与患者建立和谐关系，在任何时候都能报以和颜悦色、体贴入微，及时为其分忧解难，并促进患者与其他病友的交流与沟通。

5. *赢得尊重的需要*　此为人类的高层次需要，并不随患者原有社会角色的丧失而减弱。尊重患者意味着要尊重患者的权利、尊重患者的意愿。如医护人员在制订和执行治疗护理方案时应尊重患者的自主权，征求患者的意见，让患者参与到自己的治疗护理中，同时要注意保护患者的隐私，尊重其人格，应主动热情、态度亲切、称呼礼貌，切忌直呼床号。尊重患者还意味着医护人员对待所有的患者应一视同仁，不能因为某患者在入院前具有较高社会地位即对其采取不一样的服务态度，也不能因为某患者患传染病而对他唯恐避之不及。

6. *获取信息的需要*　患者在适应新环境、新角色中需要大量信息，如医院各项规章制度、疾病相关知识、所患疾病的治疗方案和处置程序、医护人员的专业水平等。若不能及时获得信息，患者可能会产生紧张和焦虑。如肠镜检查患者想知道术前如何做肠道准备、检查过程中如何配合医生才能减轻不适、肠镜报告上的图片代表的含义。针对此，医护人员应酌情给予患者相关疾病知识等专题宣教，帮助其较全面掌握准确、可靠的信息。患者自身也会通过各种途径获取相关信息，如通过网络搜索、询问他人等，但由于某些途径信息的不可靠及个体差异性，患者有时获得的信息可能是错误的，反而会对其身心康复造成消极导向。

二、基本特点

1. *患者心理需要的错综复杂性*　病痛困扰、与亲人分离、置身于陌生环境、面对太多的不确定和不了解、担忧疾病预后等，可使患者在短时期内同时迸发多种较高强度心理需要，如角色适应需要、安全需要、恢复健康需要、信息需要等。

2. *患者心理需要的不稳定性*　患者心理需要随身心动态而不断变化，其主导地位也随之时常变更等。如大部分患者在病情严重时，安全需要占据主要地位；但是随着病情好转，高级需要就会出现，患者开始希望得到疾病、治疗的相关信息，开始希望亲友、医护人员的关注；进入康复期后，患者开始为出院后的工作生活做准备，自我实现的需要占据主导地位。一些患者在治疗不同阶段也可能会出现相同的需要，如某骨肿瘤患者在刚入院时对于自身疾病诊断、治疗、预后等的信息需求占主导地位，到出院前对康复锻炼的信息需求又上升到主导地位。

3. *患者心理需要的不可预料性*　虽然患者的需求随着病情的变化具有大致的规律性，但是不同个体、不同疾病、不同疾病状态等多因素的影响，患者的心理需要也会出现不可预见的变化。如为插有导尿管每日须进行会阴护理时，某些患者的安全需要占据首位，任由护士来进行会阴护理，而某些患者却因担心暴露隐私部位而要求自行会阴护理，这些患者对于尊重的需要尤其强烈，医护人员应切实了解每一位患者的心理需求，并在护理过程中予以满足。

任务三 　患者心理反应的若干规律

一、患者心理反应的概念

患者在患病后,因疾病、治疗、环境等各种因素影响会出现认知、情绪、意志等心理活动过程的一系列变化;某些情况下,疾病本身也会导致患者心理活动的变化,如脑外伤等各种原因导致神经功能损伤的疾病。简言之,患者心理反应,指个体因患者的特定角色所产生的一系列心理现象。平素健康、心境平和、从不担忧的人,一旦进入疾病状态,会突然间像变了个人,表现为精神不振、心烦意乱、忧心忡忡等。

二、患者心理反应的主要形式

1. 认知功能变化

(1)感知觉异常:患病后,患者的注意力由外部世界转向自身的体验和感受,感知觉会发生相应的变化。某些患者感受性提高,感觉敏感性增强,如对外环境中的声音、光线等刺激特别敏感,影响休息和睡眠,甚至因此产生不良情绪;有些患者感觉敏感性会降低,如患者在患病后味觉异常,吃再美味的食物也觉得没有味道。

(2)记忆异常:由于受到疾病本身或应激的影响,患者有不同程度的记忆力减退的表现。如脑卒中患者、长期慢性阻塞性肺病患者记忆力出现衰退;某些意外创伤患者在伤后初期想不起在伤前做了什么,受伤是怎么发生的。

(3)思维异常:疾病也会使人的思维活动受到一定的影响,表现为分析判断能力下降。如医护人员向患者详细解释了实施某种治疗措施的必要性和重要性并给患者考虑的空间,可是患者经过一夜的考虑还是没太明白,难以做决定,最后表示一切由医生决策。

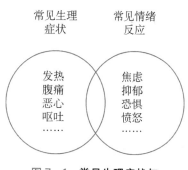

常见生理症状　　常见情绪反应

发热
腹痛
恶心
呕吐
……

焦虑
抑郁
恐惧
愤怒
……

图 7-1 　常见生理症状与负性情绪反应

2. 情绪反应　诸多临床报道表明,患者在疾病过程中产生的各种情绪反应,以焦虑、忧郁、恐惧、愤怒等负性情绪状态为主要表现形式,且对患者的身心具有持续的消极影响。任何负性情绪状态,如同许多临床疾病的共有症状、体征(发热、腹痛、恶心、呕吐等),都属于非特异性反应(图 7-1)。

(1)焦虑(anxiety):指个体面对即将发生的重要事件或预期要发生的不良后果时产生的紧张不安的情绪体验。如新入院患者因不熟悉环境产生的焦虑、手术患者的术前焦虑等。焦虑的生理反应,以交感神经系统激活为主,如疲乏、失眠、腹泻、恶心、呕吐、厌食、多汗、心悸、胸闷等,患者常有"透不过气"、"心好像要跳出来"等主诉。有些患者为缓解内心紧张,常伴有精神运动性不安,如来回踱步、坐立不定,出现难以自控地重复无意识或刻板的小动作,如咬手指甲、搓手握拳、反复摆弄某种物品、不停地敲击发出声响等,有的患者沉默不语、面容紧绷、愁眉不展,有的患者则反复向医护人员询问与自身健康有关的某个问题。

　　焦虑普遍存在于人们的日常生活中,如考试、面试等重大事件前的紧张、无眠。适当焦虑有助于人们适应变化,是一种保护性反应。如考试前的焦虑有助于个体在考试前认真复习,为考试做好准备。护理工作的目标不是要完全消除患者的焦虑,而是协助患者把焦虑程度控制在适当的水平,防止过度焦虑对患者的不良影响。

　　(2) 恐惧(fear):患者易产生恐惧感,主要是因其意识到有危险存在,却又缺乏独自应对危险情境的能力;患者力不从心的内心冲突,又可加剧其恐惧感。恐惧可能干扰或延误患者的疾病诊治。如某溃疡病患者因对其手术极度恐惧,术前过度受惊吓而发生虚脱。恐惧感还可导致患者处于惶惶不可终日的境地,不仅严重影响其健康修复,甚至可造成致命性危害。如急性心肌梗死患者的极度恐惧即属于致命性打击,可能成为导致患者病情恶化的直接诱因。

　　(3) 抑郁(depression):相关研究表明,疾病严重或迁延不愈易致患者出现抑郁反应,而这也常是引起患者萌生轻生意念或自杀行为的直接原因。抑郁患者中轻者自觉脑力迟钝、四肢乏力、无精打采、懒于参加各种活动;或表现为多愁善感、终日以泪洗面等。重者以上表现更加典型、明显,患者因深陷情绪"沼泽"不能自拔,欲以自杀了结此生的意念更加强烈等。但也有个别患者抑郁反应严重、行为表现不明显,其自杀前兆易被他人所疏忽,最终发生悲剧。因此,对身染重疾且沉默少语的患者,医护人员尤应引起高度重视和密切关注。

　　(4) 愤怒(anger):愤怒也是患者常见情绪之一,尤其是患者难以接受疾病及其预后时,常会因"世道不公"而产生愤怒情绪;另外,身心均处于虚弱状态的患者容易激惹,易因琐事而产生愤怒情绪。研究者指出,愤怒时的生理反应十分剧烈,其分泌物成分比其他任何情绪反应都更复杂、更具毒性。"怒大伤身"乃众所周知的不争事实,生活中被"活活气死"者并非鲜见。美国生理学家爱尔玛所做的"心理状态对健康的影响"研究表明,愤怒是最大危害人们健康的负性情绪状态。研究发现愤怒时人体内会分泌毒素,他便收集人们愤怒状态时呼出的气体,制作成"生气水"后注入大白鼠体内,不出几分钟大白鼠即毙命。愤怒与其他负性情绪状态的显著区别在于,它既有溢于言表、易被察觉等特点,又有作用迅速、危害直接、恶性循环等特性。特别是高血压病、脑动脉硬化的患者,其盛怒之下发生猝死的概率最高,故其特别需要得到医护人员的高度关注及时疏导。

　　3. 意志行为反应　治疗过程对患者,也是其为实现康复目的进行意志活动的过程,此过程中患者会产生一系列意志行为的变化。

　　(1) 意志变化:有些患者在患病后意志力减退,稍遇到困难或病情稍有反复就会失去治疗的信心,不能按医生的要求完成治疗;有些患者缺乏自制力,敏感、易激惹,如身体稍有异常感觉便胡乱猜测;但也有些患者意志力增强,改变原来的不良生活方式,采取有利于健康的行为。

　　(2) 依赖行为:患病后,因为疾病的影响,患者自理能力下降,会对他人的依赖性增强。适度的依赖行为有利于疾病的治疗和康复,有利于患者的角色适应和转换。但过度依赖则对患者健康不利,如患者事事都依赖别人,能胜任的事情也不愿自行完成,久而久之不利于其采取有利于康复的行为;若依赖的目的得不到满足,患者易产生被遗弃感或自卑感,间接影响患者的康复。

(3) 退化行为:有些患者在患病后会出现退化,即患者表现出与其年龄、社会角色不相称的行为,这在重症患者中较为常见。如某些老年患者入院后虽能自理,但不顾儿女工作忙,还是要求他们陪伴左右;再如某些患者感觉身体不适时,会故意呻吟、哭泣甚至喊叫,以引起周围人的注意和关爱。

知识链接

照顾陷阱(care trap)

当人们身为严重疾病或损伤患者的家属时,可能有一种需经常面对应激且相当痛苦的体验。"照顾陷阱"是较常见的情况之一。它所关注的是那些患者配偶,他们最初以一种强烈的情绪方式进行反应,可能是恐惧和害怕。此反应通常诱发患者配偶的包括同情在内的其他情绪,有时还因配偶正在遭受痛苦、活动受限等而感到内疚。人们在疾病状况下,很容易激发此类情绪,虽然通常只是轻度的,但它影响着我们中的许多人。……对某些患者配偶而言,那些情绪的复合占了优势,因此过度照顾的补偿行为也就占据了主导,最终变成有害、给人压力的境遇。患者配偶可能固着于一种思考和行为模式,使他们的生活面变窄,甚至脱离社会、职业和娱乐活动。最初,预想中那或许是一种友善的方式,但它所致的一切后果是很难逆转的。过度照顾的行为模式导致依赖的增长及一系列对照顾"服务"的期待。试图改变此方式常引起患者的阻抗和拒绝——可能是患者本人都未意识的迂回方式。这种拒绝继而又引起其配偶的内疚,随后便导致上述模式的不良循环。不久,患者配偶就真正陷入其所致情境的陷阱。随后,某些人能以新的生活模式生活,接受新的安排;另一些人却因发现其生活很孤独,压力很大,愤怒和怨恨开始滋生,但对应其的同情患者或内疚可阻碍愤怒等情绪的发展。但愤怒被压抑是一种很难忍受的情绪状态,所以在导致危机的情境中,其情绪状态可呈现逐步趋劣的态势。

三、患者心理反应的若干规律

患者心理反应受各种因素的影响,包括患者个人因素,如年龄、性别、文化水平,也受疾病及治疗的影响,如疾病严重程度、疾病预后、治疗方式等,还有环境因素的影响,如患者的社会支持、诊疗水平等。以下仅从年龄、疾病严重程度、治疗方式等介绍患者心理反应的若干规律,了解这些规律可帮助护士理解患者行为、指导制订护理措施。

1. 患者心理活动与年龄特点 患者的心理活动遵循个体心理发展的基本规律,可因不同年龄阶段而呈现不同特点(表7-1)。

表7-1　年龄与患者心理特点

年龄层次	心理活动或其主要表现
婴幼儿	哭、闹
儿童	短暂、朦胧的恐惧和悲伤
青少年	年轻气盛、易冲动
中、壮年	强烈内心冲突
高龄老人	"退行"、直白、幼稚

（1）患者心理活动的复杂性与其年龄增长呈正相关：婴幼患儿除因疾病所致不适而哭闹不止，基本不具备产生其他心理活动的能力。随着个体自我意识的增长，便逐渐有了自我保护意识和对死亡的恐惧。但此时疾病致其所产生的健康危机感，通常还比较抽象、含糊，故患儿因疾病而导致的心理活动也比较单纯。如患儿看到同龄人患重病死去时，可能会以为小伙伴睡着了；稍微年长的患儿，可能会有些偶然、短暂的恐惧或伤感，并出现相应的行为反应，但他们仍无法真正理解"死"的概念，儿童天性中的无忧无虑很快又得以恢复。多数情况下，患儿凭借其对当时身体状态的尚好感觉而保持着天真和快乐。此外，由于患儿的社会化水平很低，他们大多不懂得因其疾病严重后果对父母等长辈的影响，不太关注父母及他人对其的态度，更不会有成人般的牵挂或担忧。在青少年向成年过渡的年龄阶段，患者因疾病而产生的心理活动逐渐变得复杂。他们开始懂得关注自己的疾病预后，重视自身的健康问题，会根据已有疾病知识作各种推测、担忧未来等。但大多数未婚的年轻患者因疾病而产生的心理活动，基本围绕着自己与疾病这个中心，一般也不会太复杂。

疾病过程中心理活动最复杂的患者，是处于中、壮年阶段的个体。家庭、社会等特别角色，往往使其对疾病不良后果所致各种影响考虑得特别多，疾病使其产生的内心冲突尤其激烈，他们自身因疾病所承受的心理压力也特别大。尤其是事业上"如日中天"或距成功仅"一步之遥"的患者，常常难以自拔地陷入"要事业还是要健康"等激烈心理冲突中。尚有幼小孩子的重病患者（如接受心脏换瓣手术的患者），他们既有为孩子而求生的强烈愿望，又有担心发生意外而撒下孩子的极度恐惧；他们既有为根治病痛不惜一切代价的坚定决心，又有无法排遣对"人财两空"的惶恐不安等。此类强大心理压力和激烈内心冲突，有时可能成为中、壮年患者身心健康状况急转直下的直接原因。

老年患者在疾病过程中的心理活动，比中、壮年患者似乎又单纯了许多。当他们自以为基本完成对其家庭和社会应尽的人生义务时，通常能较平静地对待病痛，可以没有太多的遗憾和牵挂。虽然当今人们都有健康长寿、安享晚年的良好愿望，但多数患者终有"年龄越大越能坦然面对不良疾病预后"的心理活动规律。随着现代人健康水平的普遍提高，老年患者已不再满足于多活几年，显现出更加追求生活质量的趋势。

（2）患者心理活动的外显性与其年龄增长呈负相关：患者心理活动的外显性，即患者对疾病的情绪表达。个体的情绪稳定性、自控能力或掩饰能力，都呈现"患者心理活动的外显性与其年龄增长呈负相关"的规律。

患者年龄越小,其心理活动的外在表现就越与其内心体验相符。通常患儿总是用最直接的情绪表现形式,如哭闹等易被他人识别的外显行为,表达其病痛的主观体验。但同龄患儿因疾病所致心理活动的具体表达方式,又可因患儿的个性特征而不同,性格外向的患儿总是比性格内向的患儿更直接地反映其内心体验。

随着个体社会化的发展和自我意识的不断成熟,人们开始学习适应社会、按照社会化标准规范自己的行为后,逐渐形成维护自身形象等自我保护的心理现象,学会了根据他人评价调节自身行为等。能掩饰内心的真实情感,是个体心理发展到一定阶段的标志。从人们公认"孩子最真实"的不争事实中,也可了解"年龄越小,情绪的掩饰性越差"的心理活动发展的基本规律。但毕竟患者的情绪外显程度还与其动机、个性特征、对疾病的承受能力等许多因素有关。在"患者心理活动的外显性与其年龄增长呈负相关"的基本规律中,老年患者可有例外,尤其一些高龄老年患者可因其自身已发生"退行性"心理变化,出现类似"稚童"的心理活动特点。

2. 患者心理活动与疾病严重程度

(1)患者的心理活动强度与其疾病实际严重程度呈正相关:即指那些平日乐观、开朗且自制力较强的个体自知身患重病后,会因其疾病的严重后果而产生复杂心理活动或激烈内心冲突。虽然他们通常能冷静地面对现实,一般不会有过激情绪反应或极端冲动行为,但同样会对其疾病所致一系列严重后果产生恐惧感。理由很简单,因为任何一个具有正常心理活动的个体,都不会对其可能面对的"死亡威胁"无动于衷。包括个别没有"病感"的患者在内,当他们在家人强制下就医自知其病情严重后,一般都不会再拒绝就医,相反会产生一种悔之晚矣的感叹。

(2)患者的心理活动强度与其"疾病认知"严重程度呈正相关:患者的"病痛程度"体验,通常具有较强的主观色彩,即患者所认识的疾病严重程度与其疾病的实际严重程度并不一定呈正相关。病痛体验的深浅,更主要取决于患者对其疾病的认知强度。如某患者乳房 B 超检查时发现有结节,虽然提示良性增生,但她认为此可能是乳腺癌,一直郁郁寡欢。

3. 患者心理活动与疾病治疗方式

(1)患者的心理活动强度与其疾病治疗方式的实际危险程度呈正相关:治疗疾病的方式存在的危险性越大,患者的心理活动越强。如手术前夜,将接受单纯性阑尾炎手术的患者可能若无其事、安睡如常;而将接受心脏换瓣手术的患者,则可能因对手术风险的担忧而彻夜难眠。即使医护人员不作特别交代,患者也可根据其自身疾病严重程度的判断,或经其他途径了解其疾病治疗方式的危险程度,相应地产生一系列复杂心理活动。

(2)患者的心理活动强度与其对疾病治疗方式的认知危险程度呈正相关:患者对治疗方式的认识越危险,心理活动越强烈。如拟经皮冠状动脉支架植入术和冠状动脉造影的患者,造影相对于支架植入实际危险程度低,但患者会因为这个手术与心脏相关,而认为具有较高的危险性,心理反应较强烈。对疾病治疗方式的认知危险程度,与患者医疗知识背景有一定相关。来自实践的报道表明,对其疾病治疗方式的危险程度估计过高的患者,其中自己是或曾经是医务工作者占相当一部分。特别在其发生急症或接受有一定风险的治疗时,他们总会过多地联想曾经直接或间接经历过的最严重不良预后,因而由疾病治疗方式所致心理活动的强度也特别高。

项目二　患者的心理反应特征

案例导入

　　李某,42岁,在钢厂锅炉车间工作。一日在上班时,车间里突然发生爆炸,紧接着大火扑面而来。李某被巨大的冲击摔倒在地,感到热浪袭来,使劲全力往外爬,可是火很快烧到了他的衣服,他心里想着"我一定要出去,老婆孩子等着我呢"一直坚持往外爬,爬出车间后就晕了过去。外面的工人赶紧用灭火器灭火,很快他被120救护车送到急诊。李某烧伤面积达到了99%,只有脚底还有完整皮肤,且大部分都是深Ⅱ度、Ⅲ度烧伤。入院后患者经历了休克期、感染期,在这个过程中,患者接受了多次手术,报过多次病危。他也曾经因为疼痛想放弃过,可是一想到自己的妻子和女儿他坚持了下来;他曾无缘无故地对爱人发火,把爱人做的饭打翻,然后又很后悔,可就是无法控制无名的怒火。因为需要植皮、整形等后续治疗,他的住院时间很长,在医院里的大部分时间也无事可干,除了到病友那里聊聊天,大部分时间是躺在病床上,有时会纠结着"为什么会发生在我身上"?

分析提示

　　全身99%体表面积烧伤,对李某生理上无疑是很大的挑战,然而,更大的挑战则是他在治疗过程中面对疼痛、康复锻炼、瘙痒、形象改变等情感支持的需求。妻子、女儿等家人的支持对他来说是一笔巨大的财富,帮助他度过了一个又一个难关。

任务一　特殊患者的心理反应特征

一、急、危、重症患者的心理反应

　　随着现代医学的进步,对急、危、重症患者的临床救治水平显著提高,帮助许多濒临死亡的患者挽回了生命。但与此同时,急、危、重症患者的心理反应愈显突出,直接影响患者"死而复生"后的病情稳定、疾病转归、生活质量等。

　　由于起病突然或病情凶险,急、危、重症患者大多伴有情绪冲动、认知狭窄、意志减弱等心理特点。他们高度紧张地关注其自身健康问题,对任何自认为有可能影响康复的细节都十分敏感、计较。一向很有主张的人会突然变得犹豫不决、优柔寡断。例如,有的患者及其亲属甚至无视必要的秩序,一味强调自己应优先就诊的理由,动辄与医护人员或

其他患者起冲突;有的患者一见到医护人员,就求助般大呼小叫,并伴有纠缠医护人员的行为;有的患者激惹性明显增高,难以自控地计较细微小事,稍不遂愿便乱发脾气;有的患者对病痛及必须反复实施的检查、治疗手段缺乏耐受,甚至出现孩童般哭闹等退行性幼稚行为。

多数急、危、重症患者就医后,须在重症监护室(ICU)进行治疗和监护,因患者病情、治疗方式、ICU 环境等影响,其心理活动大致可分为以下几个阶段。

1. 初期的恐惧、焦虑　患者入室后的 1~2 天可呈现不同程度的紧张、恐惧、焦虑。主要是与监护室的环境、家属不能探望有关。此外,医护人员的装束和紧张的工作气氛,也可增加患者的恐惧感;还有些患者的焦虑源自其疾病本身、家庭、社会和经济的影响。多数患者的这种初期恐惧和焦虑在 3~4 天后逐渐减轻。

2. 早期的否认　患者进入监护室第 2 天即可出现否认心理,第 3~4 天达高峰。约 50% 的患者可发生心理否认,有人因急性病得到控制而否认自己有病;有人虽承认有病,但否认入住监护室的必要性。这种心理防御机制对患者具有一定保护作用,可遏制极度恐惧心理对患者的更大伤害。一般情况下,患者的心理否认反应可持续 2~3 天,也有人可出现 1~2 次反复。

3. 中期的孤独与忧郁　约 30% 的患者在入室后第 5 天开始出现孤独、抑郁症状。此为心理损失感的反应,患者因认识到自身病情、自理能力丧失、失去社会活动能力、担忧经济来源及发展前途等而产生。

4. 后期的依赖或急躁　此期有些患者经过精心治疗,病情明显好转,并允许其离开监护病房时,他们却因熟悉并习惯监护病房环境、认同监护病房对其生命安全有较大保障而产生心理依赖、害怕离开监护室的反应;有些患者则始终不习惯监护病房的环境,有度日如年之感,病情稍有好转尚不稳定便急于离开监护病房,烦躁情绪溢于言表。

二、意外创伤患者的心理反应

意外事件致个体的生理功能与适应能力严重受损时,常可致其认知、情绪、行为等多方面的异常心理反应,直接关系伤者的创伤修复。若应对不当,可引发伤者的心理危机或影响其身心康复进程,甚至导致其心理疾患、永久性身心残障等。

1. 创伤早期的心理反应

(1)"情绪休克期":意外创伤给个体造成的"打击",通常比罹患疾病更为严重。特别在受伤早期,遭遇创伤者对毫无先兆、突如其来的意外伤害完全没有心理准备,大多无法面对瞬时由充满活力的健康人变成不能动弹、身不由己的伤残者的现实。在此超强度应激源的作用下,伤者经短暂的应激或激情状态后,其心理防御机制濒临"崩溃",部分伤者可持续数天处于"情绪休克期"。伤者可表现得异常平静或冷漠、表情漠然、寡言少语,任由医护人员救治,对各种医疗处置反应平淡、无动于衷等。情绪休克是一种超限抑制的心理防卫机制,可减少伤者因焦虑和恐惧所致的过度身心反应,在一定程度上对个体起保护作用。这种心理反应有时可持续数天。

(2)"情绪休克复苏期"——迷失:随着伤者从"情绪休克期"逐渐恢复,部分伤者在其躯体创伤日渐康复的同时,其心理创伤却趋于加重。当意外创伤所致死亡威胁一天天远离伤者时,伤者对创伤可能造成其终身残障的担忧却可显著增强。任何一个意外创伤前身体状况健全、完好的个体,都难以承受因"飞来横祸"使其成为躯体功能缺陷或失能的残障者的沉重打击。有些伤者伤后即陷入昏迷期,恢复意识时可能面对截肢、损毁性器官被摘除等难以接受的状况。面对身体的伤残,想到日后生活可能面临的困境,有些伤者可因无以应对而产生复杂的情绪反应。

2. 创伤康复期的心理反应　一般创伤后不遗留任何躯体功能残障者,因创伤所致心理失衡大多会随其身体状态的复原得以改善;而那些因意外创伤造成其躯体功能永久性严重残障者,则可能从心理上被彻底击垮。凡因意外创伤遗留残障者,虽其残障程度轻重不一,但都无一例外地担忧其日后的生活及工作能力、社会适应等问题,且各自所伴随的心理反应直接影响其康复。特别是面部毁容或肢体残缺的年轻未婚伤者,其负性心理反应最显著。如某创伤致面部遗留瘢痕伤者因害怕看到他人眼光而寻找各种理由推迟出院或再次入院。有些患者因创伤过程中的巨大心理冲击,在伤后未得到及时干预,也会发展成创伤后应激障碍。对于此类患者,应及时转诊,寻求心理咨询和心理治疗的帮助。

但同时,也可看到大部分伤者在其创伤的修复过程中,能接受医护人员的积极引导,不断地尝试自我调整,愿与其他伤者互动交流,利用各种社会支持等,随其躯体逐步康复,伤者的心理也日渐适应,有的伤者则以积极乐观的人生态度获得了前所未有的人生体验(即创伤后的成长)。伤者创伤后的适应和成长,受诸多因素的影响,如其伤前性格、伤后情绪反应、伤后其他应激事件、受伤期间所获社会支持等。经较长时间的适应过程,有些伤者逐渐接受了新的自我,他们以寻求其生活自理为基础,开始规划其因伤致残的人生,他们希冀自食其力的同时,也期盼着能为家人乃至他人提供帮助,以证明自己的人生价值。伤者的创伤后适应和成长,有助其达成较完好的身心状态,有助其回归家庭和社会,但有时需要医护人员予以引导和鼓励。

三、癌症患者的心理反应

癌症一直以其高死亡率使患者产生强烈的心理反应。癌症患者的消极心理反应的表现形式及程度千差万别,但都可归因于人本能地畏惧死亡。癌症患者对死亡产生畏惧的心理活动本身,乃人之常情,并不一定都是消极的。只要患者的反应适度,如渴望通过积极配合治疗延长其生命等心理活动,反而对其身心状态有益。

1. 癌症早期患者的心理反应　因癌症早期的临床治愈率相对较高,早期患者一般能持较乐观的态度。他们大多在经过一个短暂的较强心理反应之后,很快便会产生积极配合治疗的主导心理需求。在此期间,大多癌症早期患者,虽并不否认自己所面对的"残酷现实",但又无时不在幻想着"奇迹"出现。他们或对手术等"根治疗法"抱有很高期望;或心存"侥幸"地企图通过各种重复检查,推翻先前已被确定为"癌症"的临床诊断。例如当别人问及癌症患者"患什么病"时,患者的回答多为"……有点问题",而不愿把"癌"加到自己的诊断上。这对于癌症患者来说,既是其谋求自我宽慰的心理应对方式,也是一种与癌症抗争的不可或缺的强有力心理支持。但有些癌症早期患者,由于治病心切,动机冲突强烈,又有可能陷入"病急乱投医"的误区,如服用各种所谓"神药",而耽误正规治疗。

2. 癌症晚期患者的心理反应

(1) 病情反复的癌症患者的心理反应:由于比早期患者更多地意识到自己所患疾病的不良预后,他们的心理反应也随之更加复杂多变。一方面,他们希望自己的病症再次得到缓解;另一方面,又难以排遣"病情恶化"的阴影,寝食难安。患者常产生很强的孤独感,内心介于期盼希望和陷入绝望的激烈冲突之间。同时,癌症治疗所带来的各种不良反应,也可对患者的心理构成很大的压力,如化疗药物引起的脱发、各种根治手术给患者的组织器官造成的损毁性后果。

(2) 临终癌症患者的心理反应:当患者得知自己所患病症治疗无望时,他们通常会经历短暂的否认、抗议或愤怒等偏激的情绪反应;紧接着便转入抑郁、恐惧等消极心境状态等。美国精神病学专家库伯勒·罗斯(Kubler Ross)在其《论死亡与垂危》一书中将临终患者从获知病情到生命结束的心理反应分为 5 个阶段:否认期、愤怒期、协议期、抑郁期、接受期。这五期并非完全按顺序发生和发展,存在个体差异性。有的心理阶段可能提前,有的心理阶段可以拖后,甚至可以重合,有的心理阶段则从未出现。各个心理阶段所持续时间长短也不尽相同。

3. 癌症患者的心理反应过程　有学者认为,无论癌症早期或晚期,无论癌症患者知情早或晚、病情轻或重,多数癌症患者的心理反应大致经历以下 4 个阶段,但不同患者各阶段反应的时间、强度、分期清晰度则因人而异。

(1) 休克恐惧期:多发生于患者突然得知其患癌的消息之初,此期患者的心理反应比较剧烈,可有惊恐、心慌、眩晕、昏厥甚至木僵状态等表现,其中最常见的心理反应是恐惧。如某患者在被诊断为癌症后,每日哭泣不止,认为:"10 个癌症 9 个埋,剩下 1 个不是癌。"觉得自己的病情已不可能医治,只有等待死亡。

(2) 否认怀疑期:当患者逐渐从剧烈情绪跌宕中冷静下来后,便在潜意识中运用"否认"的心理防御机制,怀疑癌症诊断的准确性,四处就医,企图寻求推翻癌症诊断的可能证据,以减轻内心的紧张、痛苦体验。如某癌症患者在最初的恐惧后,觉得自己不可能也不应该得癌,可能是医生诊断错误——因为自己一生兢兢业业、老老实实,从没有做过对不起别人、对不起社会的事情,癌症不可能发生在自己身上。

(3) 愤怒沮丧期:当患者不得不面对所有会诊意见均支持原有癌症诊断、无法实现原有企盼的残酷现实时,其情绪反应会再度动荡起伏,患者可有心烦意乱、愤怒、攻击性行为等表现;有的患者同时伴有悲哀、沮丧、绝望等恶劣心境,严重者甚至有轻生念头和自杀行为。患者可能整日以泪洗面。此时患者对任何道听途说的偏方都不想放弃,甚至不惜铤而走险想要亲身尝试一下,有时甚至盲目地听信或采用对自身有害无益的民间巫术。

(4) 接受适应期:随着病程的推进,多数患者只能无奈地接受和适应罹患癌症的现实。有的患者主动适应,持积极乐观心态,在人生最后时刻努力去享受生活;有的患者被动适应,陷入慢性抑郁与痛苦体验难以自拔,他们中有些人更易感到万念俱灰、厌世轻生,有的患者更是郁郁寡欢、沉默寡言、痛不欲生。

四、器官移植患者的心理反应

随着现代医学的发展,器官移植范围日益扩大,接受器官移植的患者也越来越多。面对在自己身体内发挥作用的他人器官,器官接受者多会产生各种心理问题,其心理反应直接关系器官移植的成败及其日后生活质量。

1. 异体物质期的心理反应　此期为器官移植术后初期,患者的心理反应主要包括罪恶感、排斥感等。

(1)罪恶感:指接受器官者常有一种难以排遣的罪恶感。罪恶感在许多患者身上都可能出现,他们大多不能接受自己所面对的现实,即"以损害他人健康为代价来延续自己的生命",即使了解到器官"供体"已亡故,仍觉得自己的生存机会是以他人死亡为基础,易陷入极度的抑郁与自责。这种罪恶感在移植后供者出现功能障碍、受者出现合并症或移植失败时更为明显,因为虽然进行了移植,但损坏了他人的健康,且即使亲人失去了器官也没能使自己康复,患者罪恶感非常强烈,痛苦万分。

(2)排斥感:指有的患者一想到自己体内的某个器官为他人所提供,就会产生一种强烈的异物感和排斥感。他们为自己丧失了原本具备的个体独特性和完整性而悲伤不已,惟恐所移植的他人器官与自己的机体功能不协调,成天担心自己的生命会随时受到威胁。有些患者甚至会因为提供器官的一方是既往讨厌的人而拒绝接受他的器官移植。患者因为自己的疾病恐惧不安希望获得移植,但又因为丧失自身尊严而拒绝治疗,陷入抑郁、悲伤。

2. 异体同化期的心理反应　异体同化期还可细分为部分同化期和完全同化期两个阶段,此期间患者的不良心理反应较前明显减轻。此时,器官接受者的身心基本趋于康复,他们大多四处走访、打听,希望详细了解器官提供者的一切。随之,器官接受者对异体器官提供者的部分同化或全部同化,便可通过器官接受者的言谈举止加以表现。一旦器官提供者的详情被某些器官接受者了解,后者的心理活动即可明显地受到前者心理特征的影响,此即患者异体同化期心理反应的基本特点。如某女性患者接受了异性器官后,行为特征变得男性化。此期患者的心理反应还表现为对医护人员、仪器、药物等的高度依赖,他们大多认为其器官功能或生命取决于医护人员、仪器、药物等,被动地接受各种治疗方案,祈盼更多"奇迹"的发生。

任务二　其他患者的心理反应特征

一、手术患者的心理反应

随着医疗技术手段的日新月异,手术的覆盖面愈加广泛,近乎无年龄禁忌,从刚出世的新生儿到近百岁的耄耋老者,均可列入手术适应证的对象;尤其是微创手术基本无内、外科室之差别,已成为各类疾病的治疗方式。但无论何种手术,患者均可因手术成功而康复如初,也可因手术过程的任一环节意外而伤残,甚至死亡。即使是心脏起搏器的皮下植入,也可成为手术患者本人的较强烈应激事件,并令其对手术产生恐惧等心理反应。

1. 术前患者的心理反应　国内学者研究发现,择期手术或病情稳定的患者,术前有明显焦虑者约占76%;紧急救治手术或病情严重者的术前焦虑约占24%。患者表现为紧张不安、忧心忡忡、焦躁、失眠多梦等,严重者甚至会伴有胸闷、出汗等生理反应。导致或影响患者术前焦虑的因素很多,国内资料提示如下:①担忧手术安全;②担心手术效果;③挑剔医护人员;④惧怕伤口疼痛;⑤其他原因,主要涉及手术患者的家庭关系、单位人际关系、治疗费用、日后工作、环境等。Janis(1958)提出,患者的术前焦虑程度与其术后效果之间存在倒"U"形函数关系,即术前焦虑水平很高或很低者,术后的心理反应严重且恢复缓慢、预后不佳;术前焦虑水平适中者,术后效果最佳。这是因为术前过度焦虑反应可降低患者的痛阈,使其术中或术后感受更强烈的创痛,对手术效果的自我感觉不佳;术前焦虑水平过低的患者,源于其心理所采取的回避和否认等应对机制,缺乏应有的心理准备,手术后极易将手术造成的实际痛苦体验视为严重打击;术前焦虑水平适中的患者,其心理可对手术及其造成的种种问题有恰当认知和充分准备,能较好地适应手术、术后的各种情况,患者术后则感觉较好,躯体恢复亦较顺利。

2. 术后患者的心理反应　多数患者在得知手术顺利完成后,心理会放松下来。但是某些患者可因切口疼痛、手术效果不满意、生活不能自理及后续的治疗护理、康复预后而产生焦虑、抑郁等心理反应。此外,某些患者手术后还可能出现一系列病理心理反应,从而影响其手术预后。

患者手术后常见病理心理反应有以下3种:①意识障碍:手术所致创伤、失血、电解质紊乱等均可诱发患者术后出现意识障碍,一般在术后2～5天出现,轻者理解困难、记忆障碍,重者可出现幻觉、妄想。②抑郁状态:主要表现为患者的悲观失望、自我感觉欠佳、睡眠障碍、缺乏动力、兴趣丧失、自责、想死,甚至出现自杀行为。③术后精神病复发:患者常因心理压力过重且无法及时排遣所致。

二、慢性病患者的心理反应

医学科学的进步与发展,使许多急性、严重病症患者经抢救得以生存,同时也使伴随不同后遗症的慢性患者显著增加。此外,人类平均寿命延长,年迈体衰者的慢性病患病机会及绝对数也日趋增高。慢性病已成为危害人们身心健康和生活质量的主要症结。

1. 沮丧抑郁　慢性病患者,常有"长痛不如短痛"之感,患者可因其疾病需长期治疗且经久不愈而持续地陷入沮丧、不安等心境状态。有的患者难耐长期病痛折磨而一再丧失治疗疾病的信心,担心遭亲友嫌弃、邻里鄙视而自卑、精神不振。有的患者因反复多次住院而难以坚持工作,对原有角色地位有强烈的丧失感,甚至自觉周遭的人均与其作对,与家庭成员的关系也日趋紧张。慢性疾病给患者工作、经济、家庭、社交活动造成诸多不利,可使患者灰心丧气、孤独、失望,甚至会采取自杀行为。临床实践证实,慢性病患者的自杀率远高于其他患者和一般人群。

2. 敏感多虑　疾病久治不愈或反复发作,可致患者逐渐变得以自我为中心、渐生诸多疑虑,他们常年在猜测中度日,情绪起伏不定。病情稍有好转,便情绪高涨,病情稍有反复或出现新近症状,即胡乱猜测是否又染上其他预后不良疾病,甚至无端怀疑患有不治之症。如某些患者听到医护人员低声谈话,即认为是在讨论自己的病情,且是因为自己病情严重,医护人员故意隐瞒;又如某些患者对医护人员、家人的好言相劝也是半信半疑。

3. 焦躁厌倦　因治疗过程漫长、病情反复变化等,慢性病患者大多需长时间、定期就医或住院接受系统且规范的治疗。中青年患者及家庭经济拮据的患者,可因其所面临的职位危机、入不敷出而极易产生焦躁不安,随其病程延续可出现失眠、烦躁、易怒、自觉度日如年等。患者挑剔、任性、易动感情,易将其焦躁情绪迁怒于他人。

4. 依赖他人　指有的慢性病患者由于长期依赖于医护人员的治疗及他人照顾,可从其患者角色中"继发性获益",易形成其患者角色的习惯化。此时患者角色作用极易成为慢性病患者身心康复的巨大障碍,甚至妨碍其疾病的良好转归。如某些患者安于"患者角色",将家人的照顾视为理所当然,一方面其生活自理能力下降,也不利于其采取有利于健康的行为,另一方面患者的依赖也会给家人造成负担。

5. 自责　由于疾病迁延不愈,某些患者感觉自己是家庭的负担,耗费了许多财力、精力,自觉成了家人的累赘而自责,从而回避、拒绝治疗,丧失治疗疾病的信心,丧失生活信念或消极厌世,尤其是性格内向的患者易产生自责的想法,因其心理上所承受的压力得不到及时宣泄和调节。

三、传染病患者的心理反应

传染病患者一旦被确诊,除蒙受病痛之苦,更痛苦的是自己成了对周围人健康甚至生命造成威胁的传染源。医院里采取的隔离制度虽有效保障了患者、家属、医护人员的人身安全,但同时也限制了患者的爱与归属、社会交往等高层次需要。另一方面,患者在出院后的生活、工作也因为疾病发生了改变,对患者心理造成了一定的影响。

1. 愤懑　患者在得知自己感染某种传染性疾病后,易出现恐惧和愤怒情绪,认为自己运气差、倒霉,憎恨疾病的传播者,但同时又很担心疾病的后续影响。2003 年严重急性呼吸综合征(SARS)肆虐全球时,在人群中引起极大恐慌,某些患者出现呼吸道症状,但因害怕隔离而否认自己染上传染病,担心就诊反而被传染上而选择逃避,最终延误了治疗,也导致了疾病的扩散。还有些患者在得知自己患病后产生怨天尤人的愤懑情绪,甚至迁怒于他人或其他事物,易激惹、动辄发脾气。

2. 自卑　传染病患者因隔离措施的影响,其心理、行为也常会与外界或他人隔离。患者自觉令他人望而生畏、遭人嫌弃,自认倒霉,产生自卑、孤独等心理反应,甚至自暴自弃。如某些患者对医护人员戴着手套为其进行治疗不理解甚至反感,认为是医护人员怕脏。有些患者尽量减少与其他人交往,不愿意参加集体活动,久而久之失去了朋友,患者陷入孤单寂寞;有些患者甚至因不堪忍受与世隔绝般寂寞、遭他人歧视等,造成自杀悲剧。

3. 悲观　许多传染性疾病具有病程长、难根治等特点,易致患者产生悲观、猜忌等负性心理反应。患者可因病情迁延、反复发作而烦躁、苦恼和丧失信心。

任务三　患者心理反应的主要影响因素

一、疾病认知

患者对疾病的认知适当与否,是影响其心理反应的最主要原因。患者对其疾病的严重程度、预后及康复进程等信息的掌握程度,是其疾病认知的主要内涵。若患者对疾病认知不当,如缺乏疾病基本常识、担忧疾病预后、惧怕诊疗手段、难以承受疾病诊治过程中可能出现的不良反应,或集中于对疾病及其诊疗手段的威胁性评价,患者的心理反应就强。如某胃癌患者虽早已有明显的胃部不适,却自认是偶然现象而十分大意,很随意地自服一些药物对症处理,迟迟不去医院诊治,直至其疾病晚期发生各种严重并发症后,才为自己已丧失宝贵的治疗时机而痛悔不已。又如某女性中年医务工作者,因其下腹部良性包块接受风险不大的常规手术。因她始终对手术过程中可能发生的各种意外极度担忧,整个手术过程都处于高度亢奋的紧张状态。她情绪激动且痛阈显著偏低,对手术治疗过程呈明显不合作状态,迫使麻醉师不断追加药量,致其术中麻醉用药达到较高浓度。术后患者自认为已闯过所有风险关,加之其术中高度亢奋所致身心疲惫,她不得不放松其持续紧绷的情绪状态。然而,此时该患者的机体应激能力已趋向衰竭,其体内积聚的较高浓度药物迅速扩散而致呼吸抑制死亡。这虽然只是个别现象,但该典型案例可进一步说明,患者的心理活动强度,既可因其对疾病治疗方式的"认知"危险程度而起,也可反过来对其疾病治疗方式的实际危险程度发生作用。

二、就医环境

就医环境包括物理环境和人文环境。

1. 物理环境　主要指患者所处的医院、病房设施等,如 ICU 环境中,各种导线、引流管、输液管等多达几条或十几条,监护仪器不断发出噪声,频繁检查、复杂治疗、反复操作等,极易使患者产生紧张、焦虑和恐惧。

2. 人文环境　相对于物理环境,人文环境更重要,如医护服务质量、医护人员对患者的态度、患者与患者的关系、与家庭环境显著不同的病室氛围等。医护人员以真诚的态度关心体贴患者,及时满足患者的需求,对患者的疾病康复不亚于是一剂良药。同时医护人员也应尽量为患者营造一个温馨的病室环境,促进患者之间的沟通,让患者在祥和的氛围中获得同伴支持,保持适宜的身心状态。

三、社会支持

社会支持(social support)是指个体与社会各方面包括亲属、朋友、同事、伙伴等社会人,以及家庭、单位、党团、工会等社团组织所产生的精神上和物质上的联系程度。社会支持所包含的内容相当广泛,可从多个维度认知。

1. 客观社会支持　指一个人与社会所发生的客观的或实际的联系程度,包括得到的物质直接援助和社会网络关系。

2. 主观社会支持　指个体体验到在社会中被尊重、被支持、被理解和满意的程度。许多研究证明,个体感知到的支持程度与社会支持的效果是一致的,但客观支持高的未必主观支持也高。

与患者相关的社会支持因素包括患者就医的经费来源、家庭经济状况、亲友或同事对其的关心程度等。家庭经济状况良好、医疗费用被医保覆盖比率高、亲友同事常来探望的患者,其心理反应强度往往较低。

知识链接

社会支持的界定

社会融入(social embededness):属广义的社会支持,其定义为:个体所拥有的能够给他提供帮助的重要他人的数量。社会融入与社会孤立相对,一个社会融入良好的个体有很多朋友、家庭成员以及从中可以得到社会支持的其他社会关系。实际得到的社会支持(exacted social support):指从他人那里可以实际得到的真实的支持性帮助行为。个体可能有很大的社会支持网络或很好的社会融入,但其朋友因为距离太远而并没有给予支持,也就是我们经常所说的远亲不如近邻,实际上支持他的朋友数量要少于他所拥有的朋友数量。领悟社会支持(perceived social support):指个体对自己与他人可靠联结的认知评价,换句话说,它是个体对如何得到社会支持或得到的支持频率的感知。例如,个体可能有许多能够支持他的朋友,但是这些支持有时是不能利用或者是不及时的。也就是我们现在经常提到的社会支持利用度。社会支持总量很大,但是患者究竟能利用多少才是最值得我们思考的问题。研究结果表明,相较于实际社会支持,领悟社会支持对于了解和预测个体的心理健康有着更为重要的意义;领悟社会支持更可能表现出对个体心理健康的增益性功能。作为一种主要的弹性资源,社会支持对身心健康有显著影响,良好的社会支持有利于健康,而不良的社会关系的存在则损害身心健康。

摘自:张利增,陈英敏.社会支持:社区心理学的重要概念与应对策略.山东师范大学学报(人文社会科学版),2009,54(4):69—72.

四、人格特征

患者产生负性情绪的主要原因是其人格特征的制约。人格特征包括患者的情绪特征、性格倾向等。许多研究表明,特定的个性确易导致特定的负性情绪反应,进而与精神症状和躯体症状发生联系。乐观的个体在对待事物的变化时能看到积极向上的部分。如电弧烧伤致一侧小腿截肢患者伤后看到只要安装假肢还能如常人一样行走而感到庆幸,但悲观的个体在遇到这种情况时可能会更多关注于失去了一侧肢体而陷入沮丧抑郁。作为护士,可引导、帮助患者发现自身的优势,使其在自身条件下保持适宜的身心状态。

(吴 菁)

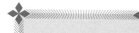

学习效果评价·思考题 ·····················

1. 患者角色行为特征可为护士提供哪些信息和提示?
2. 如何指导角色适应不良的患者适应患者角色?
3. 如何帮助各类不同的就医行为患者?
4. 举例说明特殊患者群体心理反应与其身心状态的关系。
5. 如何干预意外创伤致残者的消极心理反应?举例说明。
6. 如何对待癌症患者的畏惧死亡、否认癌症诊断等现象?
7. 器官移植患者的心理反应与其器官移植成败有何关系?护士能为其提供什么帮助?
8. 如何从心理反应的影响因素入手促进患者应对其不良情绪反应?
9. 如何从心理学视角提高慢性疾病患者的身心水平和生活质量?

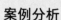

案例分析

　　患者王某,女,51岁,公务员,洗澡时无意间发现左乳有一小包块,黄豆大小,压之无疼痛。考虑应该是乳腺增生结节,且因为女儿即将高考,王女士非常重视,比其女儿还紧张,不愿因为这件小事而浪费时间,所以没去医院检查。女儿高考后,王女士一颗悬着的心也放下来,一日洗澡时她发现包块增大,并有刺痛,于是到医院检查,经B超检查后医生建议切除结节,但如果术中病理是乳腺癌的话须行乳腺癌根治术。王女士很快办理入院,但她不认为自己会是癌症,因为既往听说过一般都是性格内向的人容易患癌症,而她比较外向,且她以往身体健康,单位每年一次体检,也没有高血压病、糖尿病病史,生活中也没有什么特别操心的事,遇到事情会积极应对。但是术中病理提示乳腺癌,做了乳腺癌根治术。术后得知是乳腺癌,且一侧乳房切除,左手也不听使唤,大脑一下处于空白状态,想到乳房没有了就觉得自己是不完整的人了,想想别人会怎么看自己呢?以后生活工作怎么办啊?以后治疗会怎样?要求她丈夫不要告诉任何人。后来看到同病房里多数跟她患同样病的人,也就慢慢想开了,按照医生的建议尽快化疗。但是责任护士注意到王女士与人讲话时会经常用胳膊或挎包挡住自己的左胸部,并且会用"这病""那病"来表述"乳腺癌"。护士巡视病房时多次听到王女士唉声叹气,看到王女士与病友讨论呕吐、掉头发等问题。

　　请问:患者主要的心理反应有哪些?患者心理反应的影响因素有哪些?

第八章　非精神疾病人群的临床心理评估

学习目标

1. 识记心理评估的概念。
2. 识记临床心理评估的主要功能、实践意义与实施原则。
3. 理解标准化心理评估的基本特征。
4. 应用观察法、访谈法和量表法对患者心理进行评估。
5. 应用临床常用评定量表对患者心理进行评估。

▌项目一　概　　述

案例导入

　　王娟,女,38岁,已婚,某中学教师。3个月前到医院就诊,被诊断为糖尿病。近3个月来经常紧张不安,担心发生眼底出血、尿毒症、昏迷等。平时讲课,讲着讲着就不知道讲到什么地方了,晚上躺在床上辗转反侧,久久不能入睡。整日提心吊胆,不能像以前一样工作,上3天班就得休息1天。与同事交往减少,听到与"糖"有关的话题,就心神不定,局促不安,设法躲开。总是想自己有糖尿病真糟糕,病重了怎么当老师;丈夫怎能与一个患者生活一辈子;自己不行了父母怎么办。服用降糖药效果不佳。

分析提示

　　患者生病后,会表现出各种心理反应。面对患者的心理状况,我们如何进行科学地评估?为什么要进行评估? 这将是本项目关注的重点。

任务一　基本概念与主要功能

一、基本概念

心理评估(psychological assessment)是依据心理学的理论与方法对人的某一心理现象进行全面、系统和深入地客观描述、评价、鉴定的过程。心理评估在心理学、医学、教育学、人力资源管理、军事和司法等部门有着十分广泛的用途。将这些方法、技术运用于临床医学，以了解患者的心理状态及其性质和程度，为临床诊断提供依据的过程，称为临床心理评估。

二、主要功能

心理护理始于心理评估，止于心理评估。临床心理评估贯穿于心理护理的整个过程，是心理护理中非常重要的环节。临床心理评估的功能，主要包括以下 3 个方面。

1. 筛选干预对象　患者会因生病而产生不同程度的心理失衡或危机。有的患者反应适度，能自行或主动寻求帮助而实现有效应对；有的患者负性情绪反应强烈且人格外倾，可及时通过言行宣泄其心理压力，有机会接受专业人员指导而达成心理平衡；有的患者负性情绪反应超强但人格内倾，外表平静内心却跌宕起伏，独自深陷痛楚、无法自拔，以至于有的患者甚至因一念之差导致轻生。

因此，以观察、访谈、量表等方法综合评估患者心理状态，区分患者心理反应的轻、中、重及对应的心理干预等级，可减少临床心理护理的盲目性，提高心理护理的效益。未区分患者的心理反应差异，一律予以泛泛地劝慰、疏导，对患者的轻度心理反应似乎不必，对患者的严重心理危机却很难奏效。若依据患者的心理评估结果区分心理干预等级，可指导护士有所侧重地制订心理护理对策，更充分地体现心理护理对患者身心康复的效用。如从癌症患者群体中迅速甄别出有自杀意念的患者个体，及时采取干预对策，便可在最短时间内化解其心理危机、挽救其生命、避免其家庭悲剧。

2. 提供干预依据　临床心理评估不仅需把握患者的心理状态(心理反应的性质、强度)，更需要深入分析其影响因素(直接或间接原因)。各科疾病患者均可发生焦虑、抑郁、恐惧、愤怒等负性情绪，但患者产生负性情绪的影响因素各不相同，且涉及范围很广。若经评估后确认疾病认知、就医环境、社会支持、人格特征等某个因素对患者的心理活动具有决定性影响时，便可为增强心理干预策略的针对性提供依据。

患者情绪影响因素评估，如同疾病诊治中查找病因，只有查明患者的主要病因，才能拟定适宜治疗方案，有效地缓解患者的病痛；借鉴疾病诊治的科学路径，明确诱发患者情绪的主要原因，才可能有的放矢地选择干预对策，有效降低患者的负性情绪反应强度，促进积极情绪，改善患者不良心境。

3. 评估干预效果　当患者一个治疗阶段结束时，对其情绪、认知、行为等的临床心理评估将有助于客观地反馈治疗效果。倘若干预对策明显奏效，患者的负性情绪反应强度便会显著降低;倘若干预对策针对性不强或力度不够,患者的负性情绪反应持续状态可对其身心健康构成更严重的威胁。此时,需及时调整干预策略。由此可见,心理护理的结束及干预措施的调整,都需要心理评估提供依据。

任务二 实践意义与实施原则

一、实践意义

1. 体现整体护理理念　"以患者为中心"、为患者提供全方位身心维护的整体护理理念虽早已被普遍接受,但其临床应用模式始终不尽如人意。其症结之一,即临床心理评估的薄弱,如方法单一或不规范,操作随意或不深入、结果含糊或不可靠等问题长期困扰着临床护士。许多医院认同临床心理评估的重要性尚停留在口头,护士大多对及时把握重点患者的心理危机深感力不从心,更无从谈及据其心理评估结果制订针对性心理干预方案。只有切实把临床心理评估引向规范操作、分析深入且结果可靠,才能真正实现对患者身心的全面维护,才能凸显新型护理模式的主旨。

2. 有益患者身心　现代医学模式在我国运行已20余年,但患者到医院就诊,仍按惯例做一系列体格检查及生理指标监测;始终未见将心理评估列入临床医护常规。医护人员大多未将临床心理评估视作份内职责,实施临床心理评估的主观性、随意性较大;少数医护人员对患者的心理危机毫无觉察,不经意的言行反而加重患者的心理创伤,甚至酿成无可换回的悲剧。

若把患者心理评估列入临床医护常规,作为其疾病诊治的必需环节,至少可强化医护人员关注患者心理状态的意识,以评估结果提醒医护人员时刻关注患者的心理动态,防范不当言行对患者身心的不利影响,身体力行地促成患者身心适宜状态。此外,对患者实施访谈评估的过程,既可让患者感受护士给予的关心,又可促使患者宣泄不堪负荷的压力,对患者的身心十分有益。

3. 促进护患沟通　临床心理评估要求护士以观察、访谈、量表测评等途径,较系统地评估患者的心理状态及其主要原因,再评估心理干预的效果等。各环节均需以护患的充分接触、有效沟通为基础,既可为护患沟通提供实质性内容,又可经评估过程辅佐护士走进患者的内心世界、融洽护患关系。

护士虽有与患者最密切接触的空间,但许多临床护士反映其缺乏与患者充分交流、有效沟通的时间或技巧。有的护士不善言辞,很少主动与患者交流,不知如何与患者沟通,以致患者很少有机会暴露其真实想法。临床心理评估的制度化、规范化及可操作性,既可督促护士主动与患者互动,较快达成有效沟通,又可丰富护患沟通的内容、形式、途径,辅佐护士赢得患者的信任,成为患者身心康复的高威望指导者。

知识链接

心理评估的历史渊源

人的心理行为能否测量？如何测量？早在两千多年前的春秋时期，孔子在《论语》中就提出"性相近，习相远"的观点。这是对人类个别差异的认识。战国时期的思想家孟子就说过："权，然后知轻重。度，然后知短长。物皆然，心为甚。"三国时期诸葛亮在《心书》中也提出用行为观察法来识别个体人格特点的七条："问之以是非，以观其志；穷之以词介，以观其变；咨之以计谋，以观其识；告之以祸难，以观其勇；醉之以酒，而观其性；临之以利，而观其廉；期之以事，而观其信。"在《黄帝内经》中更是用分类法，详尽阐述了"阴阳五态之人"、"阴阳二十五人"的人格差异及鉴别的标准。我国古代的七巧板、华容道、九连环、益智图等娱乐用具，也有智力测验的用途，均说明心理评估在我国有悠久的历史。现代心理评估是一门年轻的学科，它随着实验心理学而发展，只有100多年的历史。

二、实施原则

1. **综合评估原则**　对已获得的患者资料要综合考虑，灵活分析。了解各种心理评估方法的局限性，不宜将评估结果绝对化，需与实际情况相结合，并结合其他评估方法综合判断。

2. **动态实时原则**　患者的心理活动除随疾病变化而波动，还可受诊疗手段、医院环境、自身人格特征等影响，任何阶段都有发生心理失衡或危机的可能。因此，心理评估是个动态的过程，评估者需动态、实时评估患者的心理状态及其变化。

3. **循序渐进原则**　临床心理评估，可借鉴疾病诊疗路径，以先简后繁的方式、循序渐进地展开。一般可先确定患者是否存在威胁身心健康的负性情绪，若某患者的心理评估结果提示其伴有严重的抑郁或焦虑，则要进一步评估该患者发生不良心理反应的原因。若某患者经初步心理评估显示其可有效应对疾病而无明显负性情绪反应，便无需进一步评估。此外，遵循循序渐进的原则，还可减少心理评估的盲目性，不给评估者和患者增加过多的负担。

项目二　常　用　方　法

案例导入

对急性心肌梗死患者的访谈提纲：从最初发病到入院后的经历和感受是什么？

个案1："当时疼得胸口好像不是自己的，从脖子到胳膊都酸疼，疼起来情愿一下子就去了，觉得一天也活不下去。"患者由于感受到死亡临近而产生恐惧感,在其看来发病时"很吓人,太可怕了!""很危险,感觉随时随地会死亡。"

个案2:"害怕啊,因为事情一下子这么严重,眼睛发黑,整个人出冷汗……我想到最坏的情况有可能起不来,就像往阎王爷那儿走了一圈。"

个案3:"以前身体真的像牛一样,平时血压、血脂都不高,连感冒都没有……抽烟喝酒比我厉害的人多了,他们怎么都没事……得这个病都是年纪大的,我这么年轻怎么会呢?"

个案4:"急诊时医生说要手术(眼中开始有泪水,身体微微发抖),我当时就感觉问题严重……手术后我一直问医生'我怎么还是没感觉好呢,我会死吗?'"

分析提示

对患者进行访谈,是临床心理评估常用的方法。以非结构式的问题"从最初发病到入院后的经历和感受是什么?"开始,让患者自由表达,不同的患者感受不一样,访谈可收集到丰富的资料。

任务一　观　察　法

在心理评估中,离不开对被试者的观察,这是评估者获得信息的基本手段。观察法(observation method)是指在自然条件下,有目的、有计划地观察被观察者的外显行为表现,如表情、语言、动作等,以及内部体验反应,并根据观察结果,研究或了解个体心理状况和活动规律,作出判断的一种方法。

一、观察法的特点

观察法作为一种最基本的心理评估方法,贯穿于整个评估过程,并在评估中起着十分重要的作用,具有其他方法无法取代的作用,同时也有其局限性。

1. 优点

(1) 结果较客观真实:大部分观察是在自然情境下进行的,被观察者多数情况下意识不到自己正在被观察,因此观察者可以掌握真实的、详细的第一手资料。观察具有即时性的优点,可以捕捉到正在发生的现象。

(2) 患者可不受干扰:观察法不需要被观察者的配合,尤其适用于卧床不起、言谈举止力不从心的重症患者,可弥补其他方法不便实施的不足。

(3) 简便、快捷、易操作:观察法操作相对简便易行,不受时间、地点的限制和制约。一般无需特别安排时间,可随时随地采集信息。对婴幼儿和某些特殊的人群(如发育迟缓儿童、聋哑人和语言障碍者等),访谈法和量表法均很难应用,观察法就有独到的作用。

(4) 受护士个体水平制约:观察法的评估结果,受护士个体临床经验和专业水平的影响。如新护士初到临床的观察视野较局限,易被患者的某些表面假象所蒙蔽;经验丰富的高年资护士则观察视野开阔,能识别患者外在行为的潜台词及其实质。

2. 缺点　观察法除不适用于人群的评估,还有以下局限性。

(1)有些现象无法重复观察:某些在自然状态下发生的现象,可能只出现一次,无法重复观察。

(2)间接性:不能直接观察到事物的本质和人们内在的心理活动。

二、观察法的设计

为保证观察结果的科学性和客观性,在设计一个观察方案时,应该考虑以下几个方面的内容。

1. 观察的目标行为　它是与评估的目的密切联系的行为特征,因心理评估的目的、采用观察方法的不同,以及在观察的不同阶段可能有所不同,但是观察的目标行为必须十分清楚。

个体的行为有很多,人们不可能在一次观察中同时将对象的所有行为都进行全面的观察,这样只会造成顾此失彼,完不成观察任务。因此,确定观察的目标行为至关重要。心理评估中常见的观察内容有体型、仪表、言谈举止、注意力、兴趣、爱好、应对行为等。观察的目标行为可以是单个的行为,也可以是某类行为。另外,对准备观察的目标行为要给予明确的操作定义,这样便于准确地观察和记录。有些观察方法每次仅对几个或一个行为进行严密的观察,有些则先对被观察者进行综合观察,以便形成对他们的整体印象,然后才对少数行为进行重点观察。

2. 观察时间　首先要确定每次观察持续的时间以及每天观察的次数。每次观察的时间一般在10~30分钟,这样观察者不会太疲劳。当然根据需要观察也可更长一些。若采用间接手段(如录像),观察则可持续进行。每天观察次数越多,收集到的数据越全面,但考虑到时间成本,只要达到观察目的即可。如果观察期要持续几天,那么每天的观察次数和观察持续时间应该保持一致。其次,就是要确定观察期。从理论上说,对同一观察对象的观察期越长,观察的次数也就越多,其结果的可靠性、真实性、客观性也就越高。当然从效益原则出发,只要能满足需要就可以了。观察次数多少和观察期的长短,一般取决于观察者的条件,对观察误差的控制效果和观察对象的复杂程度等因素。

3. 观察资料的记录

(1)叙述性记录:可采用笔记、录音、录像或联合使用,也可以按照观察时间顺序编一个简单记录表。这种方法不仅记录观察到的行为,有时还要进行推理判断。

(2)事件记录:又称事件样本,记录在一次观察期间目标行为或事件的发生频率。观察过程中,特别是在自然条件下进行观察时,经常会出现一些特殊事件,对于那些不同程度干扰目标行为的事件,观察者应详细记录这些特殊事件,并分析这些特殊事件对目标行为产生的影响。如同病房里有一位快要出院的患者突然发病去世,必须记录特殊事件对该患者心理行为的影响。

任务二　访　谈　法

访谈法(interview method)又称晤谈法,是通过与患者交谈,让其叙述和追忆所要研究的心理活动的表现、性质及其原因,以进行心理评估和诊断的方法。

一、访谈的分类

根据对访谈的控制程度,访谈法可分为 3 种方式:结构式访谈、非结构式访谈和半结构式访谈。访谈法常用提问方式见表 8-1。

表 8-1　访谈法常用提问方式

提问类型	注意事项	举例
开放式提问	让患者自由回答,但有一定范围	您能谈谈您现在的感受吗?
促进式提问	鼓励患者提供更多信息	您能更详细地告诉我当时的情况吗?
阐释式提问	鼓励解释和扩充	我想您的意思是不是……
质询式提问	询问不一致的问题	我是否误解了您所说的……
封闭式提问	带有限制性,便于澄清具体问题	您喜欢她(他)吗?

1. 结构式访谈　是以比较固定的程序和结构,按照一定的目的,事先设计好访谈内容和要提的问题,向患者依次提出问题,要求作出回答的一种访谈方式。其优点是控制性强、目的明确、重点突出和节省时间。缺点是单调刻板、缺乏深度、不易取得患者的积极配合。

2. 非结构式访谈　没有固定的程序和结构,而是以自由交谈的方式进行,交谈目的隐蔽。其优点是比较灵活,容易取得患者的积极配合,使其在轻松的自由交谈中吐露内心的真实感受,从而获得更为真实的资料。其缺点是费时较多、掌握困难、容易偏离主题。

3. 半结构式访谈　是介于结构式访谈和非结构式访谈之间的一种访谈方式。其特点是既有事先准备好的各种心理评估的问题提纲,又不拘泥于固定的程式和谈话方式,这是一种常用且易为患者所接受的访谈方式。

二、访谈技巧与策略

1. 与患者建立良好的关系　访谈的成功很大程度上取决于护士与患者之间建立的良好关系。创造一个温暖和可接受的氛围,使患者感到进行开放式的交谈是安全和被人理解的,而不担心受到批评或"审判"。例如,对于一个准备进行阑尾炎手术的患者,患者对手术很担忧,我们应该理解患者,而不是对患者说就一个小手术,有什么好担心的,这样患者就不愿意把自己的真实想法说出来。

在访谈的开始阶段要向患者问好、自我介绍、说明访谈的目的等。通过这些活动,与患者建立良好的关系,并创造良好的访谈气氛,为访谈的成功奠定基础。另外,在访谈中也要注意维持这种良好的关系。为此,要注意以下方面:

（1）努力使交谈双方都积极参与活动。

（2）若非必须,不要随意打断患者的谈话。

（3）访谈中尽量不要使用裁决式的口吻。

（4）适当的自我暴露,即适当地向患者分享自己的情感、思想、经验。

2. 提问　恰当的提问才能获得较多的准确信息。一般而言,心理学上的访谈多采用开放式的提问,可以让患者在一定范围内自由回答,如"能告诉我就诊的原因吗"?

提问中需要注意以下几个方面:

（1）尽量不使用专业词汇或模棱两可的词汇。

（2）尽量避免使用令人难堪的问题。

（3）尽量避免答案为"是"或"否"的问题,因为此类问题无法给护士提供更多的信息。

（4）问题不宜过长或含有多个提问,因为患者在回答此类问题时,有时会回避其中的一部分,而只回答部分问题。

（5）提问应直截了当,不要转弯抹角,避免给患者的理解增加困难。

3. 倾听　一名好的倾听者不但要注意患者说的内容,而且要注意他们说的方式以及说话时各种各样的非言语行为,如语速、语调、表情、姿势、眼神、躯体动作等。因为说话的方式与非言语行为能带给护士更多的信息,包括患者尚未说出来的信息。例如,说话时低着头不敢看护士,可能意味着他没有说出自己真实的想法或者为自己所说的问题感到难为情,双手反复搓动可能意味着他比较焦虑。

另外,在倾听的时候要给予反馈。例如用点头、"嗯"、"是吗"等表示自己的关注,有时还用"就这样,请继续"来鼓励患者说下去。当患者的谈话引起自己共鸣时,也可以适当诉说自己的情况和感受,使患者产生一定程度的亲切感和接近感。倾听时还经常使用重复和总结策略。重复就是将患者的话重复一遍,表示确认没有听错。总结指把患者的话进行归纳概括,一方面可以起到理清思路的作用,另外一方面可以检查自己是否抓住了患者所要表达的主要意思。

4. 追问　护士就患者交谈中出现的某些概念、事实、观点、疑问等进一步询问,以达到深入了解问题的目的。

追问是一种比较特殊的提问。有些追问属于细节性的追问,例如患者说得比较笼统,护士认为其细节更有意义和价值,因此可以问"您可以说得再具体一些吗?"有些追问则属于理解性的追问,例如当患者提到一些较难理解的概念或词汇时,护士可要求患者给予适当的解释。

5. 记录　访谈一般不做笔记,可记录关键要点,如有影响便立即停止记录。如果患者声明不许记录,应尊重其意愿。有时为了教学和研究目的,需要对访谈进行全程录像和录音,一定要事先征得患者的同意。

记录的内容分为3个方面,分别为内容性记录,主要记录患者所说的话;观察性记录,主要记录护士所看到的患者的表现,如患者的姿态、表情等;内省性记录,主要记录护士的个人因素可能对访谈产生的影响以及访谈过程中自己的个人感受和心得。应该将内省性记录和内容性记录区别开来。

6. 访谈结果的整理与分析　首先,要注意收集到的资料是否符合事先的规定和要求,有无遗漏项目。其次,应注意收集到的资料是否能说明问题,有无答非所问的现象,对于这一类资料,若不能补救则应在整理资料的过程中剔除。对数字资料,需要进行耐心细致的核实审查,然后再对审核过的资料进行分析处理。

三、访谈法的特点

1. 优点

(1) 访谈具有较好的灵活性:首先,它是护士和患者之间的直接接触和相互作用,在访谈过程中可以及时解释或者提示、澄清问题,提高回答的有效性;其次,护士可根据具体情况调整问题的多少、决定时间的长短。

(2) 由于访谈是口头语言的形式,对那些不适用书面语言的对象,更恰当和容易被接受。对患者的读写能力无特殊要求,适合于文化程度低、老年患者等文字表达困难的患者。

(3) 较多使用开放性问题,且相对于"写",患者更愿意"说",因此访谈便于患者充分表达自己内心所想,使访谈获得更多完整的材料,进而可对某一问题作更深入细致的研究。当发现某些问题时,可及时进行深入探讨。

2. 缺点

(1) 访谈效果受访谈者的知识经验和熟练程度影响较大,因此对护士的素质要求较高。在非结构式访谈中,访谈者容易产生偏好效应。在访谈前或者访谈刚开始时,护士对患者的印象往往会影响整个访谈结果,从而易致错误的结论。对患者的语言不熟悉容易导致理解错误,尤其是当患者来自于与护士不同的民族和文化背景时。

(2) 访谈问题较复杂时,其结果不易量化。访谈法尤其是非结构式访谈的信度和效度难以确定。另外,访谈资料的分析较为复杂。

(3) 访谈的内容,除非进行录音,很难完整地记录下来。

(4) 费时费力,在大面积调查中这种方法容易受到限制,所以一般在调查对象较少的情况下采用。

任务三　量　表　法

量表法(scaling method)指选择通用、标准的心理量表对患者进行心理状态的测评,也是心理测验中常用的方法。

在医院看病时,医生会对患者的一些生理指标(如血压、血红蛋白、尿蛋白含量等)进行测量。人的心理现象也可以测量,一般情况下,人的心理活动都是通过行为表现出来的,量表法就是通过测量这些人的行为表现来间接地反映心理活动的规律和特征。但是,任何一种量表都不可能也没必要测查反映某项心理功能的全部行为,而是测查其部分有代表性的行为,即取部分代表全体,推断出心理特质。

一、量表法的注意事项

人的心理行为是非常复杂的,难以直接测量而取得结果,一般是通过间接方法来进行,因此容易受到主客观因素的影响。量表法作为一项严肃而细致的工作,在进行评估的过程中,忽略任何一个环节都会导致评估的失败。因此,在量表法的实施过程中,必须注意下述问题才能准确顺利地完成评估。

1. 按测验目的选用标准化的量表　任何量表都有其目的和适用范围,在选用时必须慎重考虑、认真取舍,按测验目的选择标准化的量表。

心理量表的种类很多,临床工作者如何选用量表是很重要的。量表选用原则可具体为以下要点:①首选可实现研究目的的特异量表。②辅选具同类评定功能、可佐证结果的量表。③坚持简便、实用原则。④优选有国内常模的量表。⑤优选结果统计、分析简便的量表。

2. 实施方法标准化　即严格按照规定的方法、按照指导语进行操作。标准化测验工具的测验手册对测验的实施方法、指导语、测验内容、答案、评定方法都有明确的规定,并有适合我国或本地区的常模。

3. 对测试环境的要求　环境应当安静清洁,桌椅高低要合适,室内布置应不新异、不华丽,避免分散患者(特别是儿童)的注意力。为了避免不必要的干扰,在进行测验时,除护士和患者外,第三者最好离开测试的现场(婴幼儿进行测试的除外)。

4. 对护士的要求　护士必须经过严格训练和有一定的心理学基础。态度必须认真负责,并具有一定的智力水平和健康的人格。熟悉测验的内容、功用、适用范围和优缺点。严格按照标准化的程序进行,不做任何暗示。操作熟练,以腾出精力观察患者的表情和反应。处理好护士与患者的关系有助于相互密切配合,顺利完成测验。

心理测验工作的原则之一,就是测验工具必须严格掌握在心理测验专业人员手中,以便合理地控制使用。要成为一个心理测验工作者或一个具体测验的主持者,必须经过正规的心理学理论学习和心理测验的专业训练,以及通过一定时期的测验实践才能具备这种资格。

一个测验包括选择测验工具、施测和记分、解释测验结果3个过程,这3个环节都必须由合格的测试者操作,才有可能取得正确的结果。合格的主试能够从繁多的测验中选择适合被试情况的量表,解决被试的具体问题;合格的主试应该掌握某种测验标准化的施测方法和步骤,严格遵守施测的指导语,按照测验手册中规定的程序进行测验,同时在施测中正确地记分;合格的主试能对测验结果作审慎的、客观的、科学的解释,还要能恰当地掌握这些结果和相应的解释以及结论所能公布的范围,并根据被试的施测状态及干扰因素判断测验结果的可靠性。有经验的主试还能够根据被试测验结果的异常,正确地指导被试进一步的检查和治疗。

总之,心理测验是关系人们心理和行为评价的严肃问题,非专业人员轻率的、不当的施测与评价,将导致对被试的伤害,需要严格注意避免。

5. 对患者的要求　患者进行测验时应情绪稳定、态度认真、没有顾虑,并能集中精力努力完成测验。

6. 正确解释测量结果　标准化测验常常用分数来表示其结果,而测验的分数只是一个相对值。因此,一般地说,不应当把这种结果告诉患者或其家属,而只是告诉他们对结果的解释。由于心理测验的理论和技术都处在发展之中,对它的评价不可过于绝对化。对测验结果的过分怀疑,拒绝承认或过分依赖、绝对信任,都是有失偏颇的态度。以一次测量结果就给患者下结论,是尤其不可取的。心理测验的结果只是一个参考,在做结果评价时应结合患者的生活经历、家庭、社会环境以及通过访谈法、观察法所获得的各种资料全面考虑。

7. 注意测验的保密　心理测验应遵守的保密原则主要有两个方面:①测验材料的保密:测验材料必须由专业人员保管和使用,不可以向社会泄漏,也不可以随意让不够资格的人员使用,以免使测验失去控制,造成滥用。②测验结果的保密:测验结果和解释只能透露给必须告知的极少数人,而且不一定告知具体得分,测验结果也不得随便查阅。任何有意、无意地扩散此类信息的行为,都将可能对患者产生不良影响。

二、量表法的特点

1. 优点

(1) 使用比较简单:心理量表的使用手册对施测过程、记分方法及结果解释都有详细的说明,护士很容易掌握。一些传统的纸笔心理测验已经被转化成了计算机软件测试,它可以直接给出被试的测试结果,使用起来更加方便。

(2) 数据来源、计分和解释比较客观:由于心理测验的数据多数直接来自被试的作答,所以数据来源客观。另外,测验的记分和解释都是标准化的,测验者的主观因素影响较小,因此比较客观。

(3) 数据适宜做统计分析:量表法的数据类型都是一些定量的数字,可以直接用统计软件进行分析。因此,与观察法和访谈法相比,量表法所获得的数据更适宜做统计分析。

(4) 比较经济:量表法可以进行团体施测,短时间内可以对很多人进行测量,因此可以节约大量的时间和精力,比较经济。

2. 缺点

(1) 量表法结果反映的是特定情景与时间下的心理状态,而且结果受患者的情绪和认知态度影响较大,不一定完全反映真实的情况,所以对心理测验的结果下结论要谨慎。

(2) 量表法普遍存在开发周期长、投入大的问题。编制量表费时费力。

由于量表法与观察法、访谈法一样都有各自的优缺点,因而使用单一的方法难以对个体的心理和行为作出准确的判断。在临床心理评估中,常常将这 3 种方法联合使用,从而从多方面获得对个体全面而准确的信息。例如,先通过观察个体的行为来发现个体的问题行为或可能存在的心理问题,然后用量表对其进行相应的测验。如果对心理测验的结果存有疑问,可以再对其进行深度访谈,从而发现真正的问题所在。

项目三　心理评定量表

案例导入

李大妈因心脏病突发被送至医院,经诊断需做心脏搭桥手术。手术前几天,患者精神状态不是很好,夜里经常失眠。

用焦虑自评量表和特质应对方式问卷对患者进行心理评估,结果如下:

(1) 焦虑自评量表测验结果:SAS 标准分 75。

(2) 特质应对方式问卷(TCSQ)测验结果:消极应对分值 33。

分析提示

根据心理评估的结果,该患者处于重度焦虑和消极应对状态。因此,应对该患者进行心理干预,以保证手术顺利进行。

任务一　概　　述

评定量表是量表法中的常用工具。评定量表多是以实用为目的,理论背景不一定严格,多是在一些问卷的基础上进行结构化、数量化而发展起来。评定量表强调实用性、简便易操作,因此在临床心理评估上被广泛使用。下述按心理评定量表的分类进行概述。

一、按量表项目编排方式分类

1. 数字评定量表　提供一个定义好的数字序列,给受评者的行为确定一个数值(等级),如症状自评量表(SCL - 90),即由受评者对每项症状陈述作出从无至极重的程度选择,其数字序列为 0～4 分的 5 个数字序列。

2. 描述评定量表　对所评定的行为,提供一组有顺序的文字描述,可由评定者选出一个适合受评者的描述;也可综合描述量表与数字量表,给每个描述一个等级。此法简单易懂,较常用。如以儿童适应行为评定量表评定儿童的穿衣技能,评定者据知情者对受评儿童的观察,在下列评定项目的 6 级数字序列中选其一。

5 分——自己能穿各种季节衣服

4 分——稍加提醒,自己能穿各种季节衣服

3 分——在提醒下自己能穿夏天衣服

2 分——在帮助下东拉西扯地穿衣服

1 分——被穿衣服时能伸手脚给予配合

0 分——完全靠别人穿衣服

3. 标准评定量表　根据一组评定标准判断受评者状况,如患者出院时的疗效判断,即根据痊愈、近愈、好转、无效、恶化等标准择其一。

4. 检选量表　提供一个许多形容词、名词或陈述句构成的一览表,评定者将表中所列词汇与被评者的行为逐一对照,挑选出适合其行为特征的项目,最后分析结果。此类量表常用于人格自陈量表的效度检验。

5. 强迫选择评定量表　评定者在各项目中选择一种与受评者状况最接近的情况。

二、按评定者性质分类

1. 自评量表　受评者自行对照量表的各项目陈述选择符合自己情况的答案并作出程度判断。自评量表实施方便,可作为团体测评,但要求受评者有一定的阅读和理解能力。

2. 他评量表　由心理评估工作者、医生或者护士等专业人员操作,评定者可根据其观察,也可询问知情者评议,或综合两方面情况对受评者进行评定。评定者需具有所使用量表的相关专业知识,且需接受严格训练。

三、按评定量表的内容分类

心理卫生评定的常用量表颇多,包括反映身心状况的症状评定量表、与应激相关的生活事件量表、应对方式量表以及社会支持量表等。

任务二　标准化心理评估的基本特征

只有通过一套标准程序建立测验内容,制定评分标准,固定实施方法,而且具备主要的心理测量学技术指标,并达到了国际上公认的水平,才能称为标准化测验。标准化测验主要技术指标包括以下 3 个方面。

一、信度

信度(reliability):是指测验分数的可信程度,它是心理测验稳定性的标志。没有信度的测验量表,就好比一把橡皮筋尺子,测验的结果会随着测验者掌握的松紧不同而变化,人们无法相信其正确与否。因此,一个可靠的测验必须具有较高的信度。

信度检验结果用信度系数表示,其数值在 $-1\sim+1$ 之间。绝对值越接近 1.0,表明误差越小,测验结果越可靠;绝对值越接近 0,表明误差越大,测验结果越不可靠。通常,能力测验的信度要求 0.80 以上,人格测验的信度要求 0.70 以上。检验信度常用的方法如下。

1. 重测信度(test-retest reliability)　指同一组受试的两次不同时间做同一套测验

所得结果的相关性检验。

2. 分半信度(split-half reliability)　指将一套测验的各项目按奇、偶数号分成两半，对所测结果进行相关性检验。分半信度是以两点为前提的，即测验的各个项目是同质的，并且以难易的顺序排列着，因此两半部分的得分偏差应是相等的。

3. 等同信度(equivalent form reliability)　是对同一对象同时实施两个同一性质的测验，求出两个测验得分的相关系数。例如，斯坦福-比奈法(1937年)的L和M两种测验，就是等价测验。同时进行这两种测验所得的相关系数是0.91，所以说这两个测验的信度高。使用这种方法求信度时，必须有两个相似的测验复本，所以也称复本法。这两个复本的难度、平均值、变异数、内容等方面都应十分近似。

4. 内部一致信度(internal consistent reliability)　是目前较流行且效果较好的信度评定方法。它是从测量构思层次化入手，使测量各项目形成一定的内部结构，并以内部结构的一致性程度对测量信度作出评价。

二、效度

效度(validity)是指测验结果的有效性，即某种测验是否测查到所要测的心理品质，在何种程度上测查了所要测的心理品质。如果一个测验测到了也测准了所要测的东西，这个测验的效度就高；如果没有测到或没有测准所要测的东西，这个测验的效度就低。例如，一个智力测验，测得某人的智商很高，在现实生活中他学习、工作的确很聪明，说明测验的效度高；反之，效度低。故对测量工具的要求，效度是要首先考虑的。效度检查主要有3种类型：内容效度(content validity)、效标效度(criterion validity)和结构效度(construct validity)。

1. 内容效度　用于系统评估测验项目反映所测量内容的程度，即测验的行为取样是否能代表所测量的心理功能及代表的程度，通常通过专家评审的方法进行，主要在设计项目时考虑这一指标。

2. 效标效度　即将测验结果与某一标准行为进行相关检查。例如一个焦虑测验或量表，与另一权威的焦虑量表或护士对患者焦虑水平评定的结果等的相关度，可称效标效度。

3. 结构效度　反映了编制的测验所依据理论的程度。例如编制了一个人格测验，必定有关人格理论，那么该测验反映所依据的人格理论程度，可用结构效度检验。因素分析是结构效度检验的最常用方法。

三、常模

所谓常模(norm)是指某种心理测验在某一人群中测查结果的标准量数，也就是提供一个可比较的标准。例如，一名被试者在一项心理测验中得到30分(最高分为50分)，而在另外一项心理测验中得到90分(最高分为100分)，但由于两者的全距不同，测验分数的离散程度也不同，所以我们无法判断该被试者在哪个测验中的成绩更好。在这种情况下，只有确定各自测验分数的比较标准，才能将它们进行比较，而这个比较标准就是该测验的常模。这一结果是否正确,在很大程度上取决于常模样本的代表性。

1. 样本　指标准化常模样本。为了保证常模样本的代表性,一般而言,取样时需考虑影响该测验结果的主要因素,如样本的年龄范围、性别、地区、民族、教育程度、职业等,再根据人口资料中这些因素的构成比情况,采用随机抽样方法获得常模样本。如果样本代表全国的,可制定全国常模,代表某一地区的则建立区域性常模。区域性常模适用范围局限,但对相同区域被试者比全国常模更准确。另外,还可以为了某个特定的目的建立特殊常模。如果是临床评定量表,常模样本取样还应考虑疾病诊断、病程及治疗等情况。由于社会的发展和变迁,几年前所编制的常模可能不再适合,因此常模必须定期修订。

一般取样误差与样本大小成反比,所以在其他条件相同的条件下,样本量越大越好。但考虑到人力、物力、财力的限制,样本量只要可以提供稳定的常模值就可以了。究竟达到多少,可以根据测验要求的可信程度与容许的误差范围进行统计推算。

实施心理测验时,必须考虑被试者情况与该测验常模样本背景资料相符合的程度。如果不得已使用了不很相应的测验,则在解释测验结果时须持谨慎态度,否则容易得到错误的结论。

2. 常模的形式　包括均数、标准分、百分位、划界分等。

(1) 均数:这是一种常模的普通形式,是标准化样本的平均值。某被试者在测验中直接得分(粗分或称原始分)与之相比较时,才能确定其成绩的高低。

(2) 标准分:标准分能说明受试者的测验成绩在标准化样本成绩分布图上居何位置。标准分形式很多,其共同点都是基于统计学的正态分布理论。因此,采用标准分作为常模形式的基本条件就是测验的分数在常模样本中要呈正态分布。

(3) 百分位:也是一种常用的常模形式,其优点是不需要统计学的概念便可理解。一般将成绩差的排列在下,好的在上,计算出常模样本分数的各百分位范围。将被试者的成绩与常模相比较。如果被试者成绩相当百分位为 25(P25),说明其成绩相当于标准化样本的第 25 位,也就是说样本中 25％的成绩在他之下(或一样),75％在他之上,以此类推。

(4) 划界分:筛选测验和临床评定量表中常用。如教育上用 100 分制时,60 分为及格,即划界分。

任务三　临床常用评定量表

一、症状评定量表

1. 90 项症状自评量表(symptom check list 90,SCL‐90)　该量表由 L. R. Derogatis 编制(1973)。量表由 90 个项目组成(表 8‐2),测查 10 个范畴的内容,用于反映有无各种心理症状及其严重程度。每个项目后按"没有、很轻、中等、偏重、严重"等级以1～5(或0～4)的5级选择评分,由被试者根据自己最近的情况和体会对各项目选择恰当的评分。最后评定以总平均水平、各范畴的水平以及表现突出的范畴为据,借以了解患者问题的范围、表现以及严重程度等。SCL－90可前后几次测查以观察病情发展或评估治疗效果。

表8－2　90项症状自评量表(SCL－90)

(说明:以下列出了有些人可能会有的问题,请仔细地阅读每一条,然后根据最近一周内您的实际感觉或情况在各项目后的5个答案中选择打勾或画圈。)

1. 头痛	40. 恶心或胃部不舒服
2. 神经过敏,心中不踏实	41. 感到比不上他人
3. 头脑中有不必要的想法或字句盘旋	42. 肌肉酸痛
4. 头昏或昏倒	43. 感到有人在监视您,谈论您
5. 对异性的兴趣减退	44. 难以入睡
6. 对旁人责备求全	45. 做事必须反复检查
7. 感到别人能控制您的思想	46. 难以作出决定
8. 责怪自己制造麻烦	47. 怕乘电车、公共汽车、地铁或火车
9. 忘性大	48. 呼吸有困难
10. 担心自己的衣饰整齐及仪态的端正	49. 一阵阵发冷或发热
11. 容易烦恼和激动	50. 因为感到害怕而避开某些东西、场合或活动
12. 胸痛	51. 脑子变空了
13. 害怕空旷的场所或街道	52. 身体发麻或刺痛
14. 感到自己的精力下降,活动减慢	53. 喉咙有梗塞感
15. 想结束自己的生命	54. 感到前途没有希望
16. 听到旁人听不到的声音	55. 不能集中注意
17. 发抖	56. 感到身体的某一部分软弱无力
18. 感到大多数人都不可信任	57. 感到紧张或容易紧张
19. 胃口不好	58. 感到手或脚发重
20. 容易哭泣	59. 想到死亡的事
21. 同异性相处时感到害羞不自在	60. 吃得太多
22. 感到受骗、中了圈套或有人想抓住您	61. 当别人看着您或谈论您时感到不自在
23. 无缘无故地突然感到害怕	62. 有一些不属于您自己的想法
24. 自己不能控制地大发脾气	63. 有想打人或伤害他人的冲动
25. 怕单独出门	64. 醒得太早
26. 经常责怪自己	65. 必须反复洗手、点数目或触摸某些东西
27. 腰痛	66. 睡得不稳不深
28. 感到难以完成任务	67. 有想摔坏或破坏东西的冲动
29. 感到孤独	68. 有一些别人没有的想法或念头
30. 感到苦闷	69. 感到对别人神经过敏
31. 过分担忧	70. 在商店或电影院等人多的地方感到不自在
32. 对事物不感兴趣	71. 感到任何事情都很困难
33. 感到害怕	72. 一阵阵恐惧或惊恐
34. 您的感情容易受到伤害	73. 感到在公众场合吃东西很不舒服
35. 旁人能知道您的私下想法	74. 经常与人争论
36. 感到别人不理解您,不同情您	75. 单独一人时神经很紧张
37. 感到人们对您不友好,不喜欢您	76. 别人对您的成绩没有作出恰当的评价
38. 做事必须做得很慢以保证做得正确	77. 即便和别人在一起也感到孤单
39. 心跳得很厉害	78. 感到坐立不安、心神不定

（续表）

79. 感到自己没有什么价值	85. 认为应该为自己的过错而受到惩罚
80. 感到熟悉的东西变成陌生或不像是真的	86. 感到要赶快把事情做完
81. 大叫或摔东西	87. 感到自己的身体有严重问题
82. 害怕会在公共场合昏倒	88. 从未感到和其他人很亲近
83. 感到别人想占您的便宜	89. 感到自己有罪
84. 为一些有关"性"的想法而很苦恼	90. 感到自己的脑子有毛病

SCL-90 的具体评分标准如下：

总分，将所有项目评分相加，即得到总分。

阳性项目数，大于或等于 2（或 1）的项目数。

因子数，将各因子的项目评分相加得因子粗分，再将因子粗分除以因子项目数，即得到因子分。

根据总分、阳性项目数、因子分等评分结果情况，判定是否有阳性症状、心理障碍，或是否需进一步检查。因子分越高，反映症状越多，障碍越明显。10 个因子的结构、项目数及意义见表 8-3。

表 8-3　SCL-90 的结构及意义

因子	题号	意义
1. 躯体化	1、4、12、27、40、42、48、49、52、53、56、58	主要反映躯体不适感，包括心血管、呼吸、消化系统不适，以及头痛、背痛等
2. 强迫	3、9、10、28、38、45、46、51、55、65	主要反映与强迫观念、行为有关的症状
3. 人际关系敏感	6、21、34、36、37、41、61、69、73	反映人际交往障碍，如自卑、不自在、社交时焦虑不安等
4. 抑郁	5、14、15、20、22、26、29、30、31、32、54、71、79	反映心境不佳、悲观失望、抑郁、对生活无兴趣，甚至形成自杀观念等
5. 焦虑	2、17、23、33、39、57、72、78、80、86	反映烦躁、坐立不安、紧张过敏的感受及躯体征象等
6. 敌意	11、24、63、67、74、81	反映敌意的情绪、思想和行为
7. 恐怖	13、25、47、50、70、75、82	反映对空旷场地、高空、人群、社交场合等情境的恐怖症状
8. 偏执	8、18、43、68、76、83	反映投射性思维、猜疑、妄想、被动体验等精神症状
9. 精神病性	7、16、35、62、77、84、85、87、88、90	反映幻听、被控制感等限定不严精神病性急性症状和行为
10. 其他	19、44、59、60、64、66、89	附加项目，主要反映睡眠和饮食情况

2. 焦虑自评量表（self-rating anxiety scale，SAS）　SAS 也由 Zung（1971）编制，由

20 个与焦虑症状有关的条目组成(表 8 - 4)。用于反映有无焦虑症状及其严重程度。适用于有焦虑症状的成人,也可用于流行病学调查。

表 8 - 4 Zung 焦虑自评量表(SAS)

(指导语:下面有 20 条文字,请仔细阅读每一条,把意思弄明白。然后根据您最近一周的实际情况在每一条文字后 4 个答案中的一个打勾或画圈。)

1. 我感到比往常更加神经过敏和焦虑
2. 我无缘无故感到担心
3. 我容易心烦意乱或感到恐慌
4. 我感到我的身体好像被分成几块,支离破碎
5. 我感到事事顺利,不会有倒霉的事情发生
6. 我的四肢抖动和震颤
7. 我因头痛、颈痛和背痛而烦恼
8. 我感到无力且容易疲劳
9. 我感到很平衡,能安静坐下来
10. 我感到我的心跳较快
11. 我因阵阵的眩晕而不舒服
12. 我有阵阵要昏倒的感觉
13. 我呼吸时进气和出气都不费力
14. 我的手指和脚趾感到麻木和刺痛
15. 我因胃痛和消化不良而苦恼
16. 我必须时常排尿
17. 我的手总是温暖而干燥
18. 我觉得脸发烧发红
19. 我容易入睡,晚上休息很好
20. 我做噩梦

评分:每项问题后有 1~4 四级评分选择:①很少有该项症状;②有时有该项症状;③大部分时间有该项症状;④绝大部分时间有该项症状。项目 5、9、13、17、19 为反向评分题,按 4~1 计分。由被试者按量表说明进行自我评定,依次回答每个条目。

总分:将所有项目评分相加,即得到总分。总分超过 40 分可考虑筛查阳性,即可能有焦虑存在,需进一步检查。分数越高,反映焦虑程度越重。

3. 非精神科患者心理状态评估量表(the mental status scale in non-psychiatric settings,MSSNS) 由第二军医大学心理学教研室编制(2003),适用于 16 岁及以上的非精神疾病患者(表 8 - 5)。

表 8 - 5 非精神科患者心理状态评估量表(MSSNS)

(指导语:以下有 38 条文字,请仔细阅读每一条,把意思弄明白,然后根据您最近一段时间的实际感觉,用圆圈标出最符合您的一种情况。每题必须选一个答案。)

1. 我觉得比平常容易紧张和着急
2. 我感到我正在受惩罚
3. 我想大叫或摔东西
4. 我经常与人争论
5. 经常责怪自己
6. 一想到疾病的后果,我就感到害怕
7. 我担心会发生不好的事
8. 我对将来感到悲观
9. 我感到一阵阵的恐惧
10. 想结束自己的生命
11. 我想找人发泄怒火
12. 我感到发抖
13. 我感到害怕
14. 我感到孤独
15. 我有想摔坏或破坏东西的冲动
16. 我感到他(她)人对我不公平
17. 我感到人们围着我但并不关心我
18. 我感到烦乱
19. 我希望身边有人陪伴
20. 我觉得闷闷不乐,情绪低沉
21. 我认为如果我死了别人会生活得好些
22. 我不能控制地大发脾气
23. 我对治疗感到害怕(放疗、手术等)
24. 我对他人现在毫无兴趣
25. 我的思考处于混乱状态
26. 当我考虑我目前的病情时,我就陷入紧张状态
27. 我感到缺乏交谈

（续表）

28. 我感到我是一个彻底失败的人	33. 我感到寂寞
29. 我感到命运对我不公平	34. 对事物不感兴趣
30. 我对周围的仪器设施感到害怕	35. 我感到坐立不安、心神不定
31. 我有想打人或伤害他人的冲动	36. 我常常想起过去快乐的日子
32. 我对身体的不适（如疼痛、麻木、恶心等）感到恐惧	37. 我害怕一个人待在病房
	38. 我想找人倾诉

该量表用于评定非精神疾病患者的焦虑、抑郁、愤怒、孤独程度及其总体心理状况。采用 4 分法计分，分别是：①没有或很少有；②有时有；③相当多时间有；④绝大部分时间有。按答题序号，分别记 1～4 分，分数越高，表明患者的情绪反应强度越高（常模另见《行为医学量表评定手册》）。

二、应激与应对类评定量表

1. 生活事件量表　国内外有多种生活事件量表。这里介绍由杨得森、张亚林编制的生活事件量表（life event scale，LES，表 8 - 6）。由 48 条我国较常见的生活事件组成，包括 3 个方面的问题。家庭生活方面（28 条）、作学习方面（13 条）、社交及其他方面（7条），另有 2 条空白项目，供填写被试者已经历而表中并未列出的某些事件。

表 8 - 6　生活事件量表（LES）

（指导语：下面是每个人都有可能遇到的一些日常生活事件，究竟是好事还是坏事，可根据个人情况自行判断。这些事件可能对个人有精神上的影响（体验为紧张、压力、兴奋或苦恼等），影响的轻重程度是各不相同的，影响持续的时间也不一样。请您根据自己的情况，实事求是地回答下列问题，填表不记姓名，完全保密，请在最合适的答案上打勾。）

生活事件名称	事件发生时间				性质		精神影响程度					影响持续时间				备注
	未发生	一年前	一年内	长期性	好事	坏事	无影响	轻度	中度	重度	极重	3个月内	半年内	一年内	一年以上	
举例：房屋拆迁			√		√					√				√		
家庭有关问题																
1. 恋爱或订婚																
2. 恋爱失败、破裂																
3. 结婚																
4. 自己（爱人）怀孕																
5. 自己（爱人）流产																
6. 家庭增添新成员																
7. 与爱人父母不和																
8. 夫妻感情不好																
9. 夫妻分居（因不和）																

（续表）

生活事件名称	事件发生时间				性质		精神影响程度					影响持续时间				备注
	未发生	一年前	一年内	长期性	好事	坏事	无影响	轻度	中度	重度	极重	3个月内	半年内	一年内	一年以上	
10. 夫妻两地分居（工作需要）																
11. 性生活不满或独身																
12. 配偶一方有外遇																
13. 夫妻重归于好																
14. 超指标生育																
15. 本人（爱人）做绝育手术																
16. 配偶死亡																
17. 离婚																
18. 子女升学（就业）失败																
19. 子女管教困难																
20. 子女长期离家																
21. 父母不和																
22. 家庭经济困难																
23. 欠债500元以上																
24. 经济情况显著改善																
25. 家庭成员重病、重伤																
26. 家庭成员死亡																
27. 本人重病或重伤																
28. 住房紧张																
工作学习中的问题																
29. 待业、无业																
30. 开始就业																
31. 高考失败																
32. 扣发奖金或罚款																
33. 突出的个人成就																
34. 晋升、提级																
35. 对现职工作不满意																

（续表）

生活事件名称	事件发生时间				性质		精神影响程度					影响持续时间				备注
	未发生	一年前	一年内	长期性	好事	坏事	无影响	轻度	中度	重度	极重	3个月内	半年内	一年内	一年以上	
36. 工作学习压力大（如成绩不好）																
37. 与上级关系紧张																
38. 与同事邻居不和																
39. 第一次远走他乡异国																
40. 生活规律重大变动（饮食睡眠规律改变）																
41. 本人退离休或未安排具体工作																
社交与其他问题																
43. 好友重病或重伤																
44. 被人误会、错怪、诬告、议论																
45. 介入民事法律纠纷																
46. 被拘留、受审																
47. 失窃、财产损失																
48. 意外惊吓、事故、自然灾害																
如果您还经历过其他的生活事件请依次填写																
49.																
50.																

LES 是自评量表，由被试者自己填写。填写者须仔细阅读和领会指导语，然后逐条一一过目。根据调查者的要求，将某一时间范围内（通常为一年内）的事件记录下来。对于表上已列出但并未经历的事件也应注明"未经历"，不留空白，以防遗漏。然后，由填写者根据自身的实际感受而不是按常理或伦理观念去判断那些经历过的事件对本人来说是好事或是坏事？影响程度如何？影响持续的时间有多久？影响程度分为 5 级，从毫无影响到影响极重分别记 0、1、2、3、4 分。影响持续时间分 3 个月内、半年内、一年内、一年以上共 4 个等级，分别记 1、2、3、4 分。

统计指标为生活事件刺激量,计算方法如下:

(1) 单项事件刺激量 = 该事件影响程度(分)×该事件持续时间(分)×该事件发生次数;

(2) 正性事件刺激量 = 全部好事刺激量之和;

(3) 负性事件刺激量 = 全部坏事刺激量之和;

(4) 生活事件总刺激量 = 正性事件刺激量 + 负性事件刺激量。

生活事件刺激量越高,反映个体承受的精神压力越大。负性事件刺激量的分值越高,对心身健康的影响越大;正性事件的意义尚待进一步的研究。

2. 特质应对方式问卷(trait coping style questionnaire,TCSQ) 反映个体具有特质属性并与健康有关的应对方式。

特质应对方式问卷是自评量表,由 20 条反映应对特点的项目组成(表 8 - 7),包括两个方面的内容:积极应对与消极应对(各含 10 个条目),用于反映被试者面对困难挫折时的积极与消极的态度和行为特征。被试者根据自己大多数情况时的表现逐项填写。各项目答案从"肯定是"到"肯定不是"采用 5、4、3、2、1 五级评分。

表 8 - 7 特质应对方式问卷(TCSQ)

〔指导语:当您遇到平日里的各种困难或不愉快时(也就是遇到各种生活事件时),您往往是如何对待的? 回答从"肯定是"到"肯定不是"采用 5、4、3、2、1 五级评分。"肯定是"选择 5,"肯定不是"选择 1。〕

1. 能尽快地将不愉快忘掉	11. 旁人很容易使你重新高兴起来
2. 陷入对事件的回忆和幻想之中而不能摆脱	12. 如果与人发生冲突,宁可长期不理对方
3. 当作事情根本未发生过	13. 对重大困难往往举棋不定,想不出方法
4. 易迁怒于别人而经常发脾气	14. 对困难和痛苦能很快适应
5. 通常向好的方面想,想开些	15. 相信困难和挫折可以锻炼人
6. 不愉快的事很容易引起情绪波动	16. 在很长的时间里回忆所遇到的不愉快的事
7. 将情绪压在心底里不表现出来,但又忘不掉	17. 遇到难题往往责怪自己无能而怨恨自己
8. 通常与类似的人比较,就觉得算不了什么	18. 认为天底下没有什么大不了的事
9. 将消极因素化为积极因素,例如参加活动	19. 遇苦恼事喜欢一人独处
10. 遇烦恼的事很容易想悄悄地哭一场	20. 通常以幽默的方式化解尴尬局面

积极应对分:将条目 1、3、5、8、9、11、14、15、18、20 的评分累加,即得积极应对分。一般人群的平均分为 30.22±8.72,分数高,反映积极应对特征明显。

消极应对分:将条目 2、4、6、7、10、12、13、16、17、19 的评分累加,即得消极应对分。一般人群的平均分为 23.58±8.41,分数高,反映消极应对特征明显。

实际应用中,消极应对特征的病因学意义大于积极应对。

3. 领悟社会支持量表(perceived social support scale,PSSS) 由 12 条反映个体对社会支持感受的条目组成(表 8 - 8),用以测定个体领悟到的来自各种社会支持,如家庭、朋友和其他人的支持程度。

表 8 - 8　领悟社会支持量表(PSSS)

(指导语:以下有 12 个句子,每一个句子后面有 7 个答案。请您根据自己的实际情况在每句后面选择一个答案。例如,选择 1 表示你极不同意,即说明你的实际情况与这一句子极不相符;选择 7 表示你极同意,即说明你的实际情况与这一句子极相符;选择 4 表示中间状态。余类推。)

1. 在我遇到问题时会有人出现在我的身旁	7. 当我出问题时,有朋友可依靠
2. 有人与我共享快乐与忧愁	8. 我能与自己的亲人讨论我的难题
3. 我的家人能够确实具体地给我帮助	9. 我的朋友们能与我分享快乐与忧愁
4. 在需要时我能从家庭获得感情上的帮助和支持	10. 在我的生活中有人关心我的感情
5. 当我有困难时,有人能安慰我	11. 我的亲人乐意帮助我作出决定
6. 我的朋友能真正地帮助我	12. 我能与朋友讨论自己的难题

被试者根据自己的感受填写。每个项目采用 1～7 七级计分法:具体为:1＝极不同意,2＝很不同意,3＝稍不同意,4＝中立,5＝稍同意,6＝很同意,7＝极同意。

社会支持总分:将所有条目评分相加得总分。分数越高,反映被试者拥有或感受到的社会支持越多。

三、其他评定量表

1. A 型行为类型评定量表　A 型行为类型评定量表有多种。这里介绍国内张伯源主持修订的、适合我国的 A 型行为类型评定量表(type A behavior pattern scale, TABP)。该问卷由 60 个条目组成(表 8 - 9),包括三部分:时间匆忙感(time hurry, TH)25 题,反映时间匆忙感、时间紧迫感和做事快等特征;好胜、敌意(competitive, hostility, CH)25 题,反映争强好胜、敌意和缺乏耐性等特征;说谎题(1ie, L)10 题,为回答真实性检测题。由被试者根据自己的实际情况填写问卷。在每个问题后,符合时答"是",不符合时回答"否"。

表 8 - 9　A 型行为类型评定量表

(指导语:请回答下列问题。凡是符合你的情况的就在"是"字上打勾;凡是不符合你的情况的就在"否"字上打勾。每个问题必须回答。答案无所谓对与不对,好与不好。请尽快回答,不要在每道题目上太多思考。回答时不要考虑"应该怎样",只回答你平时"是怎样的"就行了。)

1. 我常常力图说服别人同意我的观点	12. 即使跟别人合作,我也总想单独完成一些更重要的部分
2. 即使没有什么要紧事,我走路也很快	13. 有时我真想骂人
3. 我经常感到应该做的事情很多,有压力	14. 我做事喜欢慢慢来,而且总是思前想后
4. 即使决定了的事别人也很容易使我改变主意	15. 排队买东西,要是有人加塞,我就忍不住指责他或出来干涉
5. 我常常因为一些事大发脾气或与人争吵	16. 我觉得自己是一个无忧无虑、逍遥自在的人
6. 遇到买东西排长队时,我宁愿不买	17. 有时连我自己都觉得,我所操心的事远远超过我应该操心的范围
7. 有些工作我根本安排不下,只是临时挤时间去做	18. 无论做什么事,即使比别人差,我也无所谓
8. 我上班或赴约会时,从来不迟到	19. 我总不能像有些人那样,做事不紧不慢
9. 当我正在做事,谁要是打扰我,不管有意无意,我都非常恼火	
10. 我总看不惯那些慢条斯理、不紧不慢的人	
11. 有时我简直忙得透不过气来,因为该做的事情太多了	

（续表）

20. 我从来没想过要按照自己的想法办事	44. 坐公共汽车时,我总觉得司机开车太慢
21. 每天的事都使我的神经高度紧张	45. 无论做什么事,即使看着别人做不好我也不想拿来替他做
22. 在公园里赏花、观鱼等,我总是先看完,等着同来的人	46. 我常常为工作没做完,一天又过去而忧虑
23. 对别人的缺点和毛病,我常常不能宽容	47. 很多事如果由我来负责,情况要比现在好得多
24. 在我所认识的人里,个个我都喜欢	48. 有时我会想到一些坏得说不出口的事
25. 听到别人发表不正确见解,我总想立即纠正他	49. 即使受工作能力和水平很差的人所领导,我也无所谓
26. 无论做什么事,我都比别人快一些	50. 必须等待什么的时候,我总是心急如焚,"像热锅上的蚂蚁"
27. 当别人对我无礼时,我会立即以牙还牙	51. 当事情不顺利时我就想放弃,因为我觉得自己能力不够
28. 我觉得我有能力把一切事情办好	52. 假如我可以不买票白看电影,而且不会被发现,我可能会这样做
29. 聊天时,我也总是急于说出自己的想法,甚至打断别人的话	53. 别人托我办的事,只要答应了,我从不拖延
30. 人们认为我是一个相当安静、沉着的人	54. 人们认为我做事很有耐性,干什么都不会着急
31. 我觉得世界上值得我信任的人实在不多	55. 约会或乘车、船,我从不迟到,如果对方耽误了,我就恼火
32. 对未来我有许多想法,并总想一下子都能实现	56. 我每天看电影,不然心里就不舒服
33. 有时我也会说人家的闲话	57. 许多事本来可以大家分担,可我喜欢一人去干
34. 尽管时间很宽裕,我吃饭也快	58. 我觉得别人对我的话理解太慢,甚至理解不了我的意思似的
35. 听人讲话或报告时我常替讲话人着急,我想还不如我来讲哩	59. 人家说我是个厉害的暴性子的人
36. 即使有人冤枉了我,我也能够忍受	60. 我常常比较容易看到别人的缺点而不容易看到别人的优点
37. 我有时会把今天该做的事拖到明天去做	
38. 人们认为我是一个干脆、利落、高效率的人	
39. 有人对我或我的工作吹毛求疵时,很容易挫伤我的积极性	
40. 我常常感到时间晚了,可一看表还早呢	
41. 我觉得我是一个非常敏感的人	
42. 我做事总是匆匆忙忙的,力图用最少的时间办尽量多的事情	
43. 如果犯有错误,我每次全都愿意承认	

TH 的 25 题中,第 2、3、6、7、10、11、19、21、22、26、29、34、38、40、42、44、46、50、53、55、58 题答"是"和第 14、16、30、54 题答"否"的每题记 1 分。

CH 的 25 题中,第 1、5、9、12、15、17、23、25、27、28、31、32、35、39、41、47、57、59、60 题答"是"和第 4、18、36、45、49、51 题答"否"的每题记 1 分。

L 的 10 题中,第 8、20、24、43、56 题答"是"和第 13、33、37、48、52 题答"否"的每题记 1 分。

评分指标及其意义:

L 分:将该 10 题评分累加即得 L 分。若≥7,反映回答不真实,答卷无效。

TH 分:将该 25 题评分累加即得 TH 分。

CH 分:将该 25 题评分累加即得 CH 分。

行为总分:将 TH 分与 CH 分相加,即得行为总分。行为总分>36 分时视为具有 A 型行为特征;行为总分在 28~35 分之间时,视为中间偏 A 型行为特征;行为总分<18 分时视为具有 B 型行为特征;行为总分在 19~26 分之间时,视为中间偏 B 型行为特征;行

为总分为 27 分时视为极端中间型。

2. 现时行为检查表(the current behavior checklist，CBCL) 是护士用(他评)住院患者行为评定量表，由 Grinker 等设计。

(1) 评定方法:由经训练的护士操作，因许多条目需经平时观察或访谈获得，最好由熟悉情况的护士评定，采用"是"或"否"二级评定法。

(2) 内容与结构:该量表共有 138 项(表 8-10)，分 7 个范围，计分键需向量表编制单位索取。7 个范畴是:①情感行为(25 项);②认知行为(16 项);③躯体化表现:胃肠道(13 项)、生殖泌尿系(2 项)、皮肤病学(7 项)、睡眠(6 项)、精神运动活动(15 项)、讲话(6 项)、头和感觉器官(5 项)、自我照顾(32 项);④交往行为(26 项);⑤一般行为(4 项);⑥职业治疗行为(8 项);⑦躯体状况(1 项)。

表 8-10　现时行为检查表

1. 诉说很悲伤和沮丧	34. 夜间醒来
2. 诉说无聊	35. 入院 48 小时后仍要服安眠药
3. 哭(流泪)	36. 诉说猜疑医务人员或其他患者
4. 呜咽(无泪)	37. 诉说焦虑
5. 不安(难以保持安宁)	38. 明显焦虑(显示下列表现:广泛眼睑跳动、
6. 从不笑	瞳孔扩大、手心出汗、震颤、面肌紧张)
7. 观察期间有时笑	39. 诉说欲哭不能
8. 自诉感觉高兴	40. 表现幽默(或对幽默情景反应适当)
9. 毁物或伤人	41. 广泛的行动变化和波动
10. 诉说受到刺激,要发怒	42. 镇静自若
11. 说话起高腔或使用贬人语言	43. 挑起、引发医务人员和患者愤怒
12. 诙谐、可爱	44. 轻佻
13. 广泛快速的心境变化	45. 炫耀自己的身体和财产
14. 时间、地点和人物定向良好	46. 表现闲散(穿着随便)
15. 认为周围的环境不真实	47. 无足够理由的高兴
16. 人物身份确定错误	48. 明显的幻觉
17. 当前记忆受损	49. 明显的妄想
18. 按照他们自己的理解去行动	50. 声称自己有不现实感
19. 诉说自己很迷惘	51. 记忆好
20. 谈论奇怪和罕见的想法(如果有要列出)	52. 记忆受损
21. 局限地重复出现的思维内容	53. 按其对医院环境的理解行动
22. 食欲增加	54. 不能集中注意
23. 恶心	55. 时间感觉异常
24. 腹泻(得病以来就有)	56. 思维过程迟缓或阻滞
25. 饱胀、打嗝	57. 食欲差
26. 两餐饭之间常吃东西	58. 要求特殊事物
27. 吃晚餐	59. 呕吐
28. 对异性表现出兴趣	60. 便秘(从发病时开始)
29. 皮肤过于干燥	61. 悠闲地与大家一起进餐
30. 皮肤颜色改变	62. 吃早餐
31. 毛发颜色改变	63. 吃中餐
32. 出汗减少	64. 单独一人在房间进餐
33. 难以入睡	65. 对异性很少或无兴趣

（续表）

66. 头发和头皮屑干燥,难以梳理	103. 对相同情景反应不一
67. 出汗增加	104. 将其他人视为获得帮助的来源
68. 特殊的皮肤损伤或疹子	105. 变得喜寻根问底
69. 早晨醒得很早	106. 基本上是独自工作
70. 白天嗜睡	107. 工作中避免用彩色,而用黑色、灰色
71. 睡眠过多	108. 经常独自坐着
72. 行动和一般行为缓慢	109. 持久的活动
73. 踱步、脚敲击地板	110. 频繁地改变任务
74. 咬手	111. 挑剔自己或服装
75. 躺在床上的时间很多	112. 保持刚强和严厉
76. 保持罕见的姿势	113. 易分心
77. 平淡、面具样的表情	114. 说话含糊不清
78. 行为戏剧性、演戏样	115. 迅速、快捷
79. 抽搐样运动	116. 出洋相
80. 声音减弱	117. 诉说眼睛有毛病
81. 缓慢和迟钝	118. 口味很差
82. 夸张、做作	119. 干净整洁
83. 头痛	120. 关注男人
84. 对声音特别敏感	121. 与医务人员交往
85. 眩晕发作	122. 提出过分的要求
86. 衣着恰当	123. 提出的要求多与药物或躯体治疗有关
87. 交流容易、良好	124. 积极参与集体(单元)活动
88. 与其他患者交流	125. 成为集体(单元)活动组织者
89. 依赖	126. 长时间抱怨医院的伙食与工作人员
90. 频繁诉说	127. 对医院的医护人员表示赞扬和感兴趣
91. 孤独、退缩	128. 干扰医务人员注意其他患者
92. 喜欢独处	129. 住院后感觉不舒服
93. 遵循其他人的建议	130. 试图成为患者的"表率",帮助医务人员做事
94. 被动、勉强	131. 与异性交往
95. 由于医院照料和便利而显得高兴	132. 有自杀的企图或行为
96. 干扰集体活动	133. 表示需要帮助
97. 加入小团体	134. 难以开始做一件事情
98. 住院感觉比较舒服	135. 难以完成一件事情
99. 讨好医务人员的行动	136. 对事物细节漠不关心
100. 显得警觉和敏感	137. 做出很现实的个人要求
101. 与人交往保持一定距离	138. 使用鲜艳的色彩
102. 与妇女交往	

知识链接

临床心理评估新技术展望

　　脑电图技术和事件相关电位技术运用在心理评估技术中,反映了认知方面的功能,而心率变异性、胃电及皮肤电等都是从个体情绪方面来反映心理状态的,如果我们把反映心

理状态不同方面的生理参数测量技术集成到一个小型化的系统当中,就能使我们方便快捷通过检测个体生理参数来全面地评估心理状态,并且能够在个体执行某些作业时(如考试时、射击运动员射击时等)的心理状态很好地反映出来,而不需要刻意回答量表来测评;若对这个系统进行实时显示检测结果,还能够让我们直观地观察心理状态的变化。

(钟添萍,汤黎明.2012)

(付艳芬)

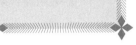

学习效果评价·思考题

1. 举例阐述临床心理评估的实践意义何在。
2. 举例阐述如何体现临床心理评估的实施原则。
3. 护士如何对患者进行访谈? 应注意些什么?
4. 护士如何对患者的心理进行评估?
5. 护士如何选用合适的量表对患者进行评估? 在使用量表时应注意些什么?

案例分析

　　杨女士,58 岁,工人,3 年前退休在家。2 年前探望一患胃癌住院的同事,看到同事身体极度消瘦、疼痛难忍的情况,非常伤心。一次大便后,发现大便带血,很恐惧,感到腹部不适,担心患肠癌。到医院检查,大夫说是患痔疮,杨奶奶仍不放心,认为大夫没有好好为自己检查,又到另一大医院做肠镜检查,也没有发现其他异常。

　　回家后杨奶奶觉得大夫没有告诉她病情真相,家人也瞒着她,反复看舌苔,认为舌苔很厚,一定得了重病,不愿进食,入睡困难,感到脐部有团火,发烧,并向后背扩散,烦躁。此次到医院就诊,有时会说:活着这么难受还不如死了,但她实际很怕死。几年来,做胃镜、肠镜检查30 余次。平时患者内向、胆小、处世谨慎。

　　请用学过的临床心理评估方法为该患者进行心理评估。

第九章　心理咨询与心理治疗简介

学习目标

1. 识记心理咨询、心理治疗的定义。
2. 识记心理治疗的范围。
3. 识记心理咨询、心理治疗的分类。
4. 理解心理咨询、心理治疗的实施原则。
5. 理解心理咨询的范围。
6. 理解心理咨询、心理治疗的异同点。
7. 应用认知疗法的理论分析患者常见的负性自动思维。
8. 应用人本主义理论与患者建立良好护患关系并为其实施心理健康教育。
9. 应用行为疗法的相关理论,教会患者放松技术。
10. 应用精神分析理论分析如何理解儿童患者对家长的依赖行为。

项目一　概　　述

案例导入

　　一位精神分裂症病患者在经过一段时间的住院治疗达到了临床治愈后出院回家休养,但须遵医嘱按时服药,并且定期来医院心理咨询门诊就诊,以便医生能及时、动态了解患者的病情控制和进展情况。

　　一次门诊会面时,患者向医生道出了他心里的一个想法:他一直很难忘记他的前女友,也想不通前女友为什么要提出分手,觉得前女友离开他实在是很过分,他甚至有过想掐死她的冲动。鉴于他有这个想法,医生又对其进一步详细评估,发现该患者未能按时服药。于是,医生对该患者及其家属说明了按时服药的依从性,并让家属加强对患者的看护。但是,在这次门诊会面后的第三天,这位患者在前女友下班路上拦住了她并用水果刀实施了攻击,幸运的是未伤到要害。

分析提示

在此案例中,可采取何种措施预防伤害的发生?医生在得知患者有伤害他人的想法时,应为其保守秘密还是告诉相关人员?

心理咨询、心理治疗与心理护理同属于心理援助的范畴,它们与医疗诊治相辅相成、各有侧重,更关注人们的心理健康维护。在"生理-心理-社会"的现代医学模式下,临床心理护理需借鉴心理咨询和心理治疗的原理和方法,为身心失衡的患者提供心理支持和援助。

任务一　心理咨询概述

一、基本概念

1. 咨询(counseling)　系指商谈、征求意见、寻求他人的帮助。这是个涵盖非常广的概念,涉及职业指导、教育辅导、心理健康咨询、婚姻家庭咨询等生活工作的各个方面。里斯曼(D. R. Riesman)将其定义为:通过人际关系而达到一种帮助、教育和增长的过程,即通过咨询给来访者以帮助、教育,使其获益。咨询是发生在咨询者和咨询对象之间的一种交互行为,一般需数次,每次需持续一段时间。

2. 心理咨询(psychological counseling)　即给予来访者心理帮助、劝告、指导的过程。心理咨询是心理学分支,国外称咨询心理学(counseling psychology),是一门相对独立的心理学应用学科,从事心理咨询职业者,需接受咨询心理学的专门训练。罗杰斯(Rogers)认为:"心理咨询是个过程,其间咨询者与咨询对象的关系能给予后者安全感,使其得以从容地开放自己,甚至可正视其既往曾否定的经验,再把那些经验融合于已转变的自己并进行统合"。《美国哲学百科全书》界定心理咨询:①主要着重于正常人;②对人的一生提供有效帮助;③强调个人的力量与价值;④强调认知因素,尤其是理性选择和决定中的作用;⑤研究个人在制订目标、计划及扮演社会角色方面的个性差异;⑥充分考虑情景、环境因素,强调人对环境资源的利用以及必要时改变环境。我国香港学者林孟平认为:"心理咨询是个过程,受过专业训练的咨询者在其过程中,致力与咨询对象建立具有治疗功能的关系,以协助对方认识、接纳,进而欣赏自己,克服成长的障碍,充分发挥其潜能,使人生有统合并丰富的发展,迈向自我实现"。我国大陆学者钱铭怡则认为:"咨询是通过人际关系,运用心理学方法,帮助咨询对象自强自立的过程"。上述定义均体现学者对心理咨询本质的理解和认识。总之,心理咨询的整个过程即来访者针对自身存在的心理不适或障碍,通过语言、文字等交流媒介,向专业咨询人员诉说、询问与商讨,在其支持下,共同找出其心理问题的原因,分析问题的症结,进而寻求摆脱困境、解决问题的办法和对策,以恢复心理平衡,提高适应环境的能力,增进身心健康。

3. 医学心理咨询(medical psychological counseling) 是心理咨询的重要组成部分,对象是患者或寻求医学帮助者,根据相关理论,帮助患者解决心理问题或障碍,以恢复其整体功能。现代医学模式要求医护人员在临床活动中从生物、心理、社会、文化等方面,整体、全面、综合地评估每个患者的生理、心理及社会功能,为患者提供多层面的医疗服务。目前,医学心理咨询、心理治疗已成为继药物、手术、理疗之后的第四大治疗疾病或临床干预的手段,被更多的医务工作者接受。医学心理咨询的目标,是帮助患者减轻痛苦,增强自尊心和抗衡疾病的信心,发挥患者应对疾病及各种困难的能力,矫治患者的心理、行为障碍,促进身心全面康复。医学心理咨询主要由医生、护士及临床心理学专业人员担任,他们应接受医学、心理学的理论学习和临床心理学技能训练。应遵循"协作模式"开展工作,重点强调患者的主动参与和主观能动性的发挥。

二、心理咨询的范围

心理咨询所涉及内容极为广泛,但主要在精神正常人群范畴,凡个体在生活、工作、学习、家庭、伤病、婚姻、职业、教育、适应社会等方面出现的心理问题,均属于心理咨询范围。寻求心理咨询的来访者均为身心功能处于"基本常态"的人群,较深地"陷于情绪或心理的困扰而无力自拔",而非"心理病态"、"精神异常"个体。来访者具有调整、适应和发展的需要,有时只需要一些信息,更多需要解决问题的新方法或新途径,运用其已掌握知识,应对其所面临的问题或困境,一般只需短期的干预或治疗。美国社会心理学家哈维格斯特认为,人生各个时期有不同的发展任务(表9-1),而且人类不是天生就有可指引生活的本能。要在人类社会中顺利发展,个体就必须学会自我学习、摸索。其间可能会遭遇挫折,有人能通过自我调适很快适应,另一些人则需要他人的帮助,心理咨询就是一种有效的帮助途径。需要心理咨询的个体不少见,如某初中生整日沉迷于游戏不愿学习;某女性一直是其全家重点关注的"公主",婚后不知如何与婆婆相处;某人因参加一次可能影响其今后工作的考试而过度焦虑;某人突然被诊断为严重疾病时陷于重度抑郁等。针对人们的各种心理不适应现象,心理咨询也被划分为学校、婚姻和家庭、心理健康、职业等多个领域,各领域都对咨询者有独特的专业教育和经验要求,故咨询者大多仅在其可胜任领域内为人们提供咨询服务,所解决问题能力需依赖咨询者所受专业训练、知识背景及实践经验等。

表9-1 人生各时期的发展任务

时期	主要发展任务
幼儿期	①学习走路、吃饭、说话、排泄方法等;②懂得脾气好坏,学习自控脾气;③获得生理方面安定;④形成有关"社会与事物"的简单概念;⑤与父母、兄弟姐妹、他人建立情感;⑥学习区分善恶

（续表）

时期	主要发展任务
儿童期	①学习一般游戏的必要动作技能；②培养对自身机体的健康态度；③与同伴建立良好关系；④学习性别角色；⑤发展读、写、算等基础能力；⑥发展日常生活的必要概念；⑦发展道德及价值判断的标准；⑧发展人格的独立性；⑨发展对社会各单位、团体的态度
青年期	①学习与同龄男女的新的交际；②学习性别的社会角色；③认识自己的生理结构，有效保护自身机体；④从父母或他人处独立地体验情绪；⑤有信心实现经济独立；⑥准备选择职业；⑦做结婚、组织核心家庭的准备；⑧发展其作为公民的必要知识与态度；⑨追求并实现有社会性质的行为；⑩学习作为行动指南的价值与伦理体系
壮年初期	①选择配偶；②学会与配偶一起生活；③生育子女；④养育子女；⑤管理家庭；⑥就职/业；⑦担负起公民责任；⑧寻找合适的社会团体
中年期	①形成作为公民的社会责任；②建立并维护一定的经济生活水平；③帮助 10 多岁的孩子成为能被他人信赖、幸福的成人；④充实成人的业余生活；⑤接受并适应中年期的生理变化；⑥照顾年迈双亲
老年期	①适应体力、健康的衰退；②适应退休及其收入的减少；③应对配偶的亡故；④与同龄人或年龄相近者建立快乐而亲密的关系；⑤承担公民的社会义务；⑥降低对物质生活的满足程度的要求

　　与心理护理宗旨相关的心理咨询范围，主要涉及非精神疾病患者、社区及家庭的亚健康人群、其他寻求身心健康指导的人群等。如某患者自感不适，但各种医学检验、检查均显示其身体无明显病变，单靠生物医学方法治疗可能难以解决其问题，需要护士从心理、社会的角度分析患者的情况，帮助患者采取适当的心理调适策略加以调整；又如躯体疾病的患者大多伴有各种情绪反应：肿瘤患者的抑郁、无助，手术患者的焦虑，平时体健突发意外创伤时的过度应激等，各类患者的不良情绪反应若得不到即时、有效的干预，可能加重其原有病症、影响其疗效，还可能使之病情恶化或发生意外；再者某些躯体疾病的发生、发展及其预后常与心理因素相关，如冠心病患者多受制其 A 型行为模式，为其实施心理护理需先以心理评估了解其心理状况，为患者提供针对性健康教育、心理干预，使患者改变其不良的情绪、行为及其认知模式，以利其疾病的防治和转归。

三、心理咨询的主要形式

　　心理咨询的形式很多，可根据不同的方法和形式分类如下。

　　1. 根据咨询人数　可分为个别咨询和团体咨询。个别、团体的咨询各具其独特功能，分别为来访者提供不同需求、层面的帮助。

　　（1）个别咨询：指咨询者与来访者的一对一交流，由咨询者为来访者提供支持、辅导和帮助。个别咨询的特点是：保密安全、沟通深入、针对性强、操作规范、便于相互配合、效果较好，是心理咨询的最常见形式。

　　（2）团体咨询：指 1～2 名咨询者把具有同类问题或共同需要的来访者组成小组（一

般不超过10人)集中给予咨询的形式;通过团体内人际交互作用,促使个体在交往中通过观察、学习、体验,认识自我、探讨自我、接纳自我,调整或改善与他人的关系,学习新的态度与行为方式,发展良好适应的助人过程。团体咨询的特点是:较节省时间和精力,成员间可多向交流、相互作用,具有较强的感染、支持效应,尤其对克服害羞、孤僻等人际交往障碍和个性缺陷的效用较明显。但其也有一定局限性,如不适于不愿在公众场合暴露其深层次想法或某些具有特殊心理问题的来访者等。团体咨询已广泛应用于儿童、青少年、军人、武警官兵、企业管理者、服刑人员、离退休老人等各年龄段和社会阶层,咨询的内容涵盖合理认知、就业指导、学习应对方式、团队合作、挖掘潜能、促进沟通、增强自信、消除网络依赖等。

2. 根据咨询的途径 可分为门诊咨询、书信咨询、电话咨询、专栏咨询、现场咨询和网络咨询。

(1)门诊咨询:即通过医院或咨询中心的心理咨询门诊开展咨询的形式,是所有心理咨询中最重要的形式。心理咨询门诊还分为解决来访者各类心理问题的综合性咨询,满足儿童、青少年、老年需求等的个性化心理咨询,解决家庭婚恋、职业选择等专科性咨询。门诊咨询为咨询者与来访者的当面直接交谈,便于及时、明确地解决来访者的心理问题,可取得较好效果;还因其具有较好的隐蔽性、系统性,被视为最普通、有效的心理咨询形式,其程序与一般医院的门诊就医程序相似。

(2)书信咨询:即咨询者针对来访者信件诉述的情况和要求,以通信方式解难答疑、疏导教育、解决其心理问题的咨询形式。其优点是简便易行,不受时间、空间的限制;其缺点是受制于信件书写者的知识水平、表述能力、书信容量等,可致咨询者掌握资料不足,分析、判断的准确性及指导意见不深不透或主观片面,只能根据一般性原则提出指导性意见,咨询效果有限。

(3)电话咨询:即利用电话互动为来访者提供解答、解释、支持、劝慰,给予问题解决建议的咨询形式,该形式对缓解来访者高强度应激的情绪反应、心理危机具有即时效用。如世界各国为防止心理危机酿成悲剧(自杀、犯罪等),均成立了心理危机救助及自杀干预中心,提供电话咨询服务。我国各大城市开设的青少年服务热线、心理健康热线、心理咨询热线均为电话咨询的形式。心理咨询热线不仅成为广大公众寻求心理支持的有效途径,还在危机干预和突发性公共卫生事件中为缓解人们的社会压力,维持社会正常秩序发挥了积极作用。电话咨询常被称作"热线电话"、"生命线",社会效益良好。电话咨询还因其信息交流的双向快捷、及时便利,对路途遥远或不愿暴露身份者、没时间接受门诊咨询者,是较实用的方式。

(4)专栏咨询:即通过报刊、杂志、广播、电视等大众媒体设置的专栏或专题,介绍心理咨询、心理健康的常识,如解答读者或听众提出各种典型心理问题的形式。该形式的优点是宣传面大、受众广,向公众普及心理卫生知识所发挥的积极作用或为其他咨询形式所不及。

(5)现场咨询:即咨询者深入学校、家庭、工厂、部队、社区等现场,当场解答咨询对象的各种心理问题,给予指导、帮助的形式。现场心理咨询对解决有共同背景或特点的心理问题的效果较好。如自 2004 年由国家教育部、团中央、全国学联办公室向全国大学生发出倡议,把每年的 5 月 25 日确定为全国大学生心理健康日。"5.25"是"我爱我"的谐音,其解释是爱自己才能更好地爱他人。全国高校都在这一天开展多种形式的心理健康教育活动,甚至当作"大学生的心理健康节"。又如心理咨询师等心理学工作者深入敬老院、社区等现场为相关人群提供心理咨询服务。

知识链接

世界精神卫生日

"世界精神卫生日"是由世界精神病学协会(World Psychiatric Association,WPA)在 1992 年发起的,时间是每年的 10 月 10 日。世界各国每年都为"精神卫生日"准备丰富而周密的活动。包括宣传、拍摄促进精神健康的录像片、开设 24 小时服务的心理支持热线、播放专题片等等。2000 年我国首次组织世界精神卫生日活动。

以下为近年中国在世界精神卫生日的主题:

● 2009 年是:行动起来,促进精神健康
● 2010 年是:沟通理解关爱,心理和谐健康
● 2011 年是:承担共同责任,促进精神健康
● 2012 年是:精神健康伴老龄,安乐幸福享晚年
● 2013 年是:发展事业,规范服务,维护权益
● 2014 年是:心理健康,社会和谐

(6)网络咨询:指以网络为媒介,运用各种心理学理论和方法,帮助来访者解决其心理问题的形式。主要包括电子邮件、电子布告(BBS)、即时文字交谈、即时语音/视频咨询 4 种形式。网络咨询的优点是及时、互动、匿名虚拟、不受时空限制、信息量丰富、涉及面广、方便快捷、经济省时、资料易于存储。但是,网络咨询依赖于网络、及时通信设备,在没有网络或无力支付网络费用、没有即时通讯工具的情况下,网络咨询则无法开展,这就影响了它的普及性。另外,网络咨询存在一定的局限性,如咨询过程难以监管、信息不全面、咨访关系不稳定、某些心理干预技术难以开展、难以探索深层次问题等。且目前网络咨询中的伦理法律问题也受到关注,如信息的保密、知情同意、紧急情况处理等。

四、心理咨询的程序

心理咨询的基本过程可分为以下 4 个阶段。

1. 准备阶段　主要是咨询者与来访者建立良好的人际关系。咨询者应积极地关注来访者,聆听来访者的心声。

2. 探讨反应阶段 咨询者主要与来访者一起探讨其问题所在,助其认识和了解自我,对自身的问题或困难有较全面的认识。

3. 行动阶段 咨询的最重要阶段,咨询者需使用心理学方法和技术促成来访者的改变和发展,如改变不合理的信念、采取有意义的行动等。基于此,来访者还可与咨询者共同努力,助其获得全面的发展与成长。

4. 结束阶段 咨询者与来访者一起回顾来访者的问题、已取得的进步,明确来访者今后需注意的问题。

任务二 心理治疗概述

一、心理治疗的定义

心理治疗(psychotherapy 或 psychological treatment)又称精神治疗,是一大类方法的总称,此概念范围非常广,心理学家从各自的理论观点提出数十种概念,目前仍无完全统一。

《牛津精神病学辞典》(1996)的定义:"心理治疗指通过沟通来处理精神疾患、行为适应不良和其他情绪问题的各形式治疗,即由训练有素的治疗者与患者建立起工作关系,旨在减轻症状、纠正不良行为方式,以及促进健全人格的发展"。

《美国精神病学词汇表》将心理治疗定义为:"在此过程中,一个人希望消除症状,或解决生活中出现的问题,或因寻求个人发展而进入一种含蓄的或明确的契约关系,以一种规定的方式与心理治疗家相互作用"。

北京大学心理学系陈仲庚教授认为:心理治疗是治疗者与来访者合作努力的行为,是一种伙伴关系,是关于人格和行为的改变过程。

我国卫生与计划生育委员会 2013 年制定的《心理治疗规范(2013 版)》中将心理治疗定义为"一类应用心理学原理和方法,由专业人员有计划地实施的治疗疾病的技术。心理治疗专业人员通过与患者建立治疗关系与互动,积极影响患者,达到减轻痛苦、消除或减轻症状的目的,帮助患者健全人格、适应社会、促进康复"。

综上可知,心理治疗是一种治疗形式和特殊的人际关系过程,即以心理学理论体系为指导,以治疗者与来访者的关系为基础,由经过专业训练的治疗者运用心理学的相关理论和技术,帮助来访者的过程。其目的是帮助来访者减轻情绪障碍,改变适应不良的行为方式,促进人格成长,更有效地应对和处理生活中的问题。

二、心理治疗的服务对象和适用范围

心理治疗的服务对象是心理问题严重、需要系统性心理治疗的人员,以及符合精神障碍诊断标准《国际疾病分类(ICD-10)精神与行为障碍分类》的患者。

心理治疗可应用于临床与心理的多种疾病和问题,心理治疗的主要适应证如下:

（1）神经症性、应激相关的及其躯体形式障碍；

（2）心境（情感）障碍；

（3）伴有生理紊乱及躯体因素的行为综合征（如进食障碍、睡眠障碍、性功能障碍等）；

（4）通常起病于儿童与少年期的行为与情绪障碍；

（5）成人人格与行为障碍；

（6）使用精神活性物质所致的精神和行为障碍；

（7）精神分裂症、分裂型障碍和妄想性障碍；

（8）心理发育障碍、器质性精神障碍等。

三、心理治疗的类别

心理治疗的理论流派和临床技术很多，百年来已有 400 余种心理治疗的具体方法问世，且用于医疗机构之外的教育、体育、管理等许多领域。各种心理治疗所依据理论背景不同，差异很大，分类方式也不尽相同。

1. 依据理论流派的分类　即按照各理论流派的理论要点、操作技术分类，分为精神分析及精神动力学治疗、行为主义治疗、认知治疗、支持性心理治疗、家庭治疗、森田疗法等。

2. 依据治疗对象的分类　即依据接受治疗的对象不同，分为个别心理治疗（治疗师与患者一对一）、婚姻治疗（夫妻共同接受治疗）、家庭治疗（患者及家庭成员共同参与治疗全程）、集体治疗（可由几至几十名病情相似的患者编成小组）等。

3. 依据患者意识范围分类　可分为觉醒治疗和催眠治疗。觉醒治疗指患者的神志清醒，能根据医生表达的信息，自觉地进行积极的思考，有意识地调整自己的情绪，此为心理治疗最常用的方法。催眠治疗则指患者处于意识极度狭窄的状态下，可接受医生的言语指导，回忆起其在意识中已忘却的心理创伤，进而进行心理干预的方法。

4. 依据应用目的分类　分为一般支持性心理治疗（所有专业人员均可实施，适用于所有患者）、特殊心理治疗（由专业治疗师实施的个体化治疗，如行为治疗、认知治疗、沙盘治疗等）。

5. 依据实施时间分类　依据其治疗期间的长短，可大致分为长期、短期、限期的心理治疗。长期心理治疗，指治疗时间较长久，如超过两三个月甚至一两年，主要与其改善性格及行为方式的治疗目的相关。短期心理治疗，指尽量在短期内完成，大致五六次或十余次。限期心理治疗，指治疗伊始就制订出治疗时间及目标的计划，如 6 次、8 次，使双方在时间期限及目标的指引下，共同努力实现最终的治疗目标。

四、心理治疗的性质

心理治疗与医学治疗不同，旨在改变人的思维、行为和人格，具体可体现为以下特性。

1. 自主性　指心理治疗的成效很大程度上取决于患者的主观能动性，因为心理治疗是患者在心理治疗师的指导帮助下,自行改变其与环境之间的不平衡状态。心理治疗中专业人员与患者之间是双方共同合作的关系,不是专业人员告诉患者怎么做,患者须对自己的情感、行为负责。

2. 学习性 指整个心理治疗过程是患者学习的过程,是患者在心理治疗师的引导启发下,从既往的错误认知结构或不良行为习惯中汲取经验和教训并建立新的观念,形成适宜行为模式的过程。

3. 实效性 指心理治疗非常注重患者的实际情况,强调治疗要以人为本、因人而异,切实解决患者的实际问题,体现心理治疗的实际效用。

五、心理治疗的临床应用

心理治疗已作为医疗卫生领域的重要技术得到广泛应用。在 2012 年颁布的《精神卫生法》中首次明确了心理治疗的法律地位:"从事精神障碍诊断、治疗的专科医疗机构还应当配备从事心理治疗的人员"。

心理治疗在临床的应用范围可有不同的理解。专门的心理治疗,指由专业人员在医疗机构内实施的针对心理疾患或精神障碍、心身障碍患者的心理治疗。广义的心理治疗,指涉及所有专业领域的医护人员与患者之间的交流、互动过程,体现在医护人员与患者接触的每个过程中。沟通过程中医护人员基于心理学原理,根据患者的实际情况采取不同的交流方式,传达相关信息使用的语言、非语言符号。如西方有教科书中使用心理学治疗(psychological treatment)或心理学干预(psychological intervention)表示任何一种应用心理学原理的工作技术。

任务三　相关原则

实施过程中遵循一定的原则,是开展心理咨询、心理治疗必须遵循的根本要求,是保障心理咨询顺利开展、决定咨询成效的前提,适用于各阶段。目前,国内外并不严格区分心理咨询与心理治疗,甚至将二者并列,或更多地采用心理治疗一词,其含义也包括心理咨询。故下文一并简介二者实施过程中的相关原则,将心理咨询、治疗工作者统称为治疗者,来访者和患者统称为求助者。

一、建立治疗性关系原则

心理咨询和心理治疗有否成效,主要取决于治疗者与求助者能否建立和谐的关系,故称特殊治疗性关系(therapeutic relationship)。此关系是心理咨询、治疗中最重要的方面,以致某些学者认为心理咨询和心理治疗就是治疗性关系的体现。治疗性关系可促进求助者获得积极的情绪体验,产生安全感,减少防御心理;可减轻心理压力,提高自尊心;促其认同治疗者,有利于其对治疗的内化。

治疗者需自觉地、有意识地运用有关原理与方法,使治疗性关系顺利建立与发展,如使用共情、积极关注的技术,对求助者的尊重、真诚也必不可少。

心理治疗的人际关系具有 6 个特点:①单向性:指关注焦点是求助者,一旦双方确立治疗关系,一切均围绕求助者的利益而展开,显著区别于一般人际间双向互利的关系。②系统性:指有明确的对象及目的,治疗者需采取系统、完整的计划与措施帮助求助者解决实际问题。③客观性:指治疗者必须保持客观、中立的立场,才能对求助者有正确的了解、客观的分析,并提出适宜的处理方法。④正式性:即治疗关系一经确立,治疗者为求助者提供帮助的同时,与求助者的互动不宜超出治疗关系的范围。⑤时限性:即一旦达成治疗目标,即终止治疗性人际关系。⑥专业限制性:指治疗者的职责是帮助求助者重新认识、调整自己,而不是告诉求助者如何改变。任何改变均需经过治疗者、求助者双方的努力达成。

二、信息保密原则

心理咨询、治疗常涉及求助者的各种隐私,如人际关系、社会行为问题。为确保材料的真实性,保证求助者得到正确及时的指导,同时也为维护求助者的权益,心理咨询、治疗过程中必须严格遵守为求助者保密的准则。治疗者不得将求助者的具体资料公布于众,若科研、教学需用其信息时,应隐其姓名等可辨认、特定的个人化信息。各国的心理治疗伦理学均强调"除非患者书面同意或其法人代表、监护人和代表患者利益的人同意,否则心理治疗师无权、也不能泄露有关患者的保密资料"。

但也有例外,一旦发现求助者的行为可能对自己或他人的生命造成伤害,须立即启用防止意外事件发生的措施(如通知有关部门或家属),必要时与其他专业人员会诊,但应将有关信息的暴露程度限制在最小范围。紧急处置后,再设法让求助者对其行为负起责任。

三、真诚原则

此指治疗者开诚布公地与求助者交流,直截了当地表达其想法,以便求助者能不断接受治疗者提供的各种信息,逐步激发其治疗动机,并无保留地吐露个人心理问题的细节,为治疗者的准确诊断及制订、修正治疗方案提供可靠的依据。在此过程中,治疗者作为求助者的榜样,引导他们真实地面对自己、对待治疗,治疗者提出的要求也能得到遵守和认真执行。

四、知情同意原则

美国心理学会(APA)的职业道德规范明确要求,心理咨询和治疗要做到知情同意。我国 2001 年 8 月起实行的心理咨询师职业标准也强调"心理咨询师在咨询关系建立之前,必须让求助者了解心理咨询工作的性质、特点、可能的局限,以及求助者自身的权利和义务;心理咨询师在对求助者进行工作时,应与求助者对工作的重点进行讨论并达成一致意见,必要时(如采用某些疗法)应与求助者达成书面协议"。

五、价值中立原则

依据"帮助求助者自我成长与发展"的宗旨,治疗者须始终保持中立的态度,不能代替或诱导求助者做任何选择,即使面对其主动征询,也不宜予以其任何暗示性导向。如求助者询问治疗者"我该怎么办?""你觉得哪个好?"治疗者只能引导求助者在充分、全面考虑自身情况后自行作出决定。但在某些原则性问题上,如求助者有伤害他人或自伤的想法,治疗者须有自己的观点。

六、及时转介原则

及时转介原则是指治疗者一旦发觉求助者的问题、症状严重程度超出其可解决范围,或因个人其他因素限制无法为求助者提供帮助时,必须即时予以相对应的转介。如一直接受咨询的抑郁症患者出现严重自杀倾向时,应立即转介心理治疗或精神科,确定是否需要药物治疗,以免其发生自伤行为。

七、回避原则

回避原则包括两方面:①治疗者不宜为自己的亲友做心理咨询或治疗。若亲友需要时,可向其推荐其他治疗者。②求助者接受心理咨询和治疗的过程中,其亲友应回避。如某些儿童,其问题正是其与父母的关系冲突所致,其治疗时若有父母陪伴,儿童可能会担心父母惩罚不说实话,影响其疗效。但其父母可作为儿童辅助信息的来源。

八、计划原则

无论何种治疗,实施前都应根据患者的具体情况、按照规范的疗程制订计划,应包括治疗采用的手段、时间、作业、疗程、目标等,并预测治疗过程中可能出现的问题,谋划应对各种变化或问题的预案,力求有备无患。治疗过程中,应详细记录各种信息,形成完整的病案资料。

九、综合原则

心理问题往往伴有许多躯体化症状、人际关系问题;人际关系问题又常是心理问题的原因所在。这就需要治疗者在治疗时综合考虑求助者身、心、社会之间的相互影响,而非孤立地研究其某一点,分析、评估、干预其心理问题时也应兼顾三方面。

此外,心理咨询、治疗过程中,综合地运用各种方法通常比单一方法更有效。既可以是各种方法的复合或交替,也可以是心理治疗与少量药物或物理治疗共同使用。

十、灵活原则

灵活原则是指心理咨询、治疗过程中,治疗者应结合求助者的自身特点,密切观察其身心变化,随时根据其治疗状况、反应等灵活地调整治疗进度、手段等。

项目二 心理咨询与心理治疗的理论和技术

案例导入

护士李某，一直在急诊科工作。一天夜里当班时，接诊一名"老慢支"急性发作的患者，患者呼吸困难、面色紫绀，听诊有明显的痰鸣音。当李护士搀扶患者躺到留观室的病床时，患者使劲咳出了一大口黄脓痰，正巧落在了搀扶老人的李护士手背上。李护士的身体不由地抖了两下，离开老人后即去处置室洗手，可觉得怎么洗也洗不干净。从那以后，李护士每天回家后都会花费至少半个小时洗手，不洗就觉得心里很不舒服，也做不了其他事情。后来发展到上班时只要碰到病床就去洗手，严重影响了她的日常工作，她也为此非常苦恼。

分析提示

护士李某有其典型的强迫动作——长时间重复洗手。作为急诊科护士，工作中接触到患者的体液是常有的事。故李护士产生的强迫动作，接触患者的咳痰可能只是个诱发因素，其深层次的根源可能缘于其童年的某段记忆，也可能是她脑海中的某些错误信念作祟……鉴于她的强迫行为已严重影响了其日常工作和生活，她需要寻求专业的心理帮助。通过专业化心理矫治，既要改变困扰她的强迫行为，更应寻找其个体原因并予以处置。

任务一　心理咨询与心理治疗的关系

尽管心理学界对心理咨询与心理治疗二者的关系争议颇多，但始终认为它们是两个有区别又紧密联系、相互交叉的专业领域。说紧密联系，是因二者的确有很多相互重叠之处，难解难分。二者不能完全分开，即使有差异，也是非本质的。

一、心理咨询与心理治疗的共同点

1. 理论方法的一致　二者依据的基本理论均涉及精神分析、学习行为、认知加工和人本主义等理论；二者均可应用合理情绪疗法、来访者中心疗法、暴露疗法等类似方法，如心理咨询采用系统脱敏疗法的理论和方法与心理治疗一致。

具体实施过程中，一般均要求治疗者引导求助者表达其感受，并帮助其明晰所遇问题和困难；分析求助者的感受和个人资料；探讨并确定其欲达目标；运用特别技术对求助者实施干预；促进、激发其潜能，达成其预定目标。

2. 助人的目的一致　二者都强调个人的成长和改变，都希望通过治疗者和求助者之间的互动，使求助者改变和成长、恢复或保持身心健康。

3. 实施基础的一致　二者均基于特定的人际关系,均要求治疗者与求助者建立充分信任、密切合作的良好人际关系,这是咨询和治疗达到理想效果的先决条件。基于良好人际关系,求助者信任治疗者,才可能在其帮助下采取促进自身改变的行为、调整认知,恢复身心健康。

二、心理咨询与心理治疗的区别

1. 工作对象的区别　虽然二者同属帮助过程,但是帮助的对象存在差异。心理咨询的对象主要是正常个体,故称求助者为"来访者"或"咨客"(client);心理治疗的对象多是心理问题严重、需要系统性心理治疗以及符合精神障碍诊断标准《国际疾病分类(ICD－10)精神与行为障碍分类》的个体,故称求助者为"患者"(patient)。若发现来访者可能患有精神障碍,应建议其到合法医疗机构就诊接受心理治疗或精神病学治疗。总之,心理咨询更多帮助求助者解决其面临的心理冲突、困扰,提高其社会适应能力;心理治疗较多关注精神或心理异常者。

2. 问题性质的区别　心理咨询着重处理正常人所遇各种问题,侧重协助个体解决其在社会背景下的适应和发展、人格健全等,如学习、恋爱、婚姻、家庭、工作等人生经历中所遇问题。心理治疗则如美国心理学家莫沃(O. H. Mowor)所指:运用深层的心理分析,帮助具有严重问题和行为变态的个体,处理无意识冲突和神经质的焦虑。也如另一位心理学家泰勒(L. Tyler)所指:心理治疗所关注的是求助者的态度、感受和情绪状况,侧重治疗神经症、恢复期精神病、情感障碍、行为障碍、性变态等明显的心理障碍。

3. 工作场所的区别　心理咨询的设施条件要求较简单,其设置范围较广泛,我国的心理咨询场所包括学校、企业、社区、部队等诸多非医疗环境。心理咨询可应用多种方式介入来访者的生活环境,如学校的心理辅导室、社区的心理活动室等。心理治疗则大多设置在专科性医疗机构,国内少见私人心理治疗诊所。目前精神病专科医院、综合性医院开设的"心理咨询门诊",其就诊患者、病症性质、工作模式更接近于精神医学和心理治疗,与一般的心理咨询有显著差异。

4. 从业者的区别　心理咨询从业者包括临床心理学家、心理咨询师和社会工作者等。随着国内心理咨询师认证的成熟,越来越多地热衷他人心理健康维护的个体成为心理咨询师,他们来自教师、医生、公务员、警察等各行各业。心理治疗对从业者的要求较高,主要为精神科医生和临床心理学家。过去,曾有心理咨询师兼做心理治疗,但根据我国精神卫生法第76条规定,从2013年5月1日起,心理咨询师将不能从事心理治疗或者精神障碍的诊断、治疗。

任务二　心理咨询与心理治疗的常用理论和技术

二者具有相同的理论基础,常用的有精神分析、行为主义、认知及人本主义理论,各有其理论体系和技术要领,其主要差别如表9-2所示。

表 9 - 2 不同心理学理论的主要差异

理论	关注的心理维度	观点	咨询师的作用	咨询目标
人本主义	情感	重视人的自由与责任,强调成长和自我实现的趋势	通过真诚的关系让来访者体验基本需要	自我认识 自我理解 自我实现
行为主义	行为	认为人的行为是通过强化或观察学习的,可以消退,也可以再学	鉴别问题行为,通过创造学习的条件和发展策略帮助获得新行为	适应性的行为变化,减少问题行为,获得和巩固所期望的行为
认知	认知	认为人的思维过程和思维方式决定情感和行为,所以认知的改变能改变情感和行为	帮助来访者探讨、检查和改变有问题的思想和思想过程	促进来访者思维和思维方法的变化
精神分析	潜意识	认为心理问题是潜意识动机冲突的结果	帮助来访者认识潜意识中的问题,通过自由联想、梦的分析及移情和反移情解决动机冲突	解决潜意识的冲突,整合人格的潜意识部分

一、精神分析理论

精神分析(又称心理分析、心理动力学)理论,19 世纪末由奥地利精神科医生弗洛伊德(S. Freud)创建,20 世纪初在一些欧美国家曾非常盛行。弗洛伊德的这个理论和治疗方法被称为经典的心理分析理论和方法,许多理论家和治疗家基于弗洛伊德学说的某些方面建立了自己的理论观点,被称为新弗洛伊德主义,并出现了各式各样的治疗技巧。

1. 理论基础 精神分析学派的基本理论中,与心理咨询、治疗有关的主要部分为:无意识理论、人格结构理论和性心理发展阶段理论。

(1) 无意识理论:弗洛伊德把人的意识结构分为 3 个基本层次:①无意识(unconsiciousness)也称潜意识,指个体无法直接感知的那部分心理活动。其主要内容包括不被外部现实、道德、理智所接受的各种本能冲动、需求和欲望,或明显导致精神痛苦的既往事件。这部分意识被压抑在深处,很难觉察,但通过心理分析可被揭示,如分析个体日常生活中的口误、笔误、梦等。②前意识(preconsciousness)指介于潜意识与意识之间的部分,其内容包括可召回到意识中、可回忆起的经验。前意识在意识和潜意识之间从事警戒任务,是二者间的缓冲地带。前意识阻止潜意识的本能冲动到达意识中,以保持个体控制其欲望和需求,尽可能按照现实要求和道德准则调节行为。③意识(consciousness)指心理的表面部分,指同外界接触直接感知、稍纵即逝的心理现象,指人们当前能注意到的心理活动以及可清晰感知的各种外界刺激等。

弗洛伊德认为,潜意识是行为的最强大动力,意识对决定人的行为却并不重要。人的意识好比一座冰山,露出水面的只是一小部分意识,隐藏在水下的绝大部分前意识和无意识却对人的行为产生重要影响。人们心理活动中的意识、无意识和前意识之间保持一种动态的平衡。前意识和意识之间虽有界限却无不可逾越的鸿沟,前意识中内容与意识中内容的相互转换非常容易,转瞬即逝;但无意识的内容进入意识则非常困难。

(2) 人格结构理论:该理论认为人格由3部分构成:①本我(id),又称原我,它我,是人格结构中最原始、最模糊和最不易把握的部分,是与生俱来的基本属性,初生的婴儿只有本我。本我是个混沌的世界,它容纳一团杂乱无章、很不稳定、本能的欲望,隐匿着现代人类社会伦理道德和法律规范所不容、未开发的各种本能冲动。其活动只受"快乐原则"的支配,即追求个体的舒适,逃避痛苦并维持生存及繁殖。如婴儿饥饿时即哭闹要求立刻吃奶,不会考虑其母亲是否在身旁、有否困难。②自我(ego)是个体出生后,在现实环境中由本我分化发展而来,源自本我的各种需求,如不能在现实中立即获得满足,个体就必须迁就现实的限制,并学习如何在现实中获得需求的满足。自我代表理性和审慎,它不再仅受快乐原则的支配盲目地追求满足,而在现实原则指导下力争既避免痛苦又获得满足(弗洛伊德曾把自我与超我的关系比作骑士与马的关系)。③超我(superego)是理想的自我,从自我发展而来,是个体在现实生活中接受社会文化道德规范的教养而逐渐形成、道德化的自我。超我有两个重要部分:一是自我理想,即要求自己行为符合其理想的标准;二是良心,即规定自己行为免于犯错的限制。自我理想确定道德行为的准则,良心则是负责惩罚其违反道德标准的行为。超我遵循完美原则,按照社会道德标准监督自我的行动。

本我、自我、超我与意识、前意识、潜意识的关系如图9-1所示:

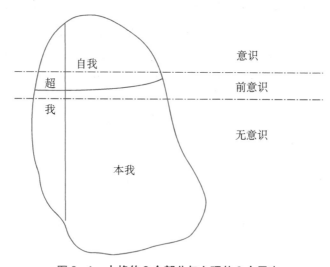

图9-1 人格的3个部分与心理的3个层次

通常情况下,本我、自我和超我并非一成不变,而是不断相互作用、处于协调和平衡状态。自我在超我的监督下,按照现实可能,只允许本我的冲动有限地表现。若三者失调乃至破坏,就会产生心理失常,危及个体的人格发展。

(3) 性心理发展理论:该理论中"性"是一种广义概念,除与直接的性活动有关,还包括皮肤接触、黏膜的刺激性、快乐情感。弗洛伊德认为,人的行为的基本动力都源于性本能,他称为力比多(libido)。力比多提供了心理活动的能量,是推动个体生存和发展的内在动力。

根据弗洛伊德的观点,人的发展就是性心理的发展,其发展从婴儿期即开始。弗洛伊德将人的性心理发展从婴儿期到青春期分为口腔期(0～1 岁)、肛门期(1～3 岁)、性器期(3～6 岁)、潜伏期(6～12 岁)、生殖期(12～18 岁)5 个阶段,并形成一些与之对应的心理特点。

精神分析理论认为,个体的性心理发展过程如不能顺利地进行,停滞在某发展阶段,或个体受到挫折后出现退行,就可能导致心理异常,成为各种神经症、心身疾病甚至精神疾病的重要根源。

2. 治疗技术　经典的治疗方式一般是在安静、温暖的房间内,让求助者躺在舒适的沙发椅上,面朝天花板,便于集中注意力去回忆。治疗者坐在求助者身后,避开患者的视线,会谈时间每次 45～50 分钟。该疗法的基本原理是,找出求助者潜意识中的"病因",使之浮现至其意识层面,帮助其自我领悟,从而促进其人格成熟。其具体的技术手段主要包括以下几种。

(1) 自由联想(free association):此为精神分析的基本手段,是将求助者带进潜意识的路径之一。弗洛伊德认为:浮现在人们脑海中的任何东西都有一定因果关系,借此可发掘其无意识中的症结,将其带到意识领域,使之有所领悟,重建其现实性的健康心理。治疗者要求并鼓励求助者尽可能全身心地放松、自由表达,报告脑中出现的任何想法和情感。无论与疾病相关与否;无论重要、有意义与否;无论自己愿意讲与否;无论符合道德或难以启齿;无论多么荒诞不经、有伤大雅;总之,联想到什么都要如实报告。治疗者向求助者承诺对其谈话内容守密,并笔录谈话内容,整个过程以求助者为主,不随意打断其表述,仅在必要时给予适当引导。之后治疗者经分析所记录资料,找出其内在联系、其与病情相关的心理因素,直至治疗者和求助者都认为已找到疾病的根源。

(2) 梦的分析:弗洛伊德认为梦是做梦者潜意识冲突欲望的象征,梦的内容有 3 个来源:睡眠时的躯体刺激、日间活动残迹的作用、潜意识中的心理活动,其中第三个是最重要内容。做梦者为避免潜意识的欲望被察觉,经掩饰使之在梦中表达,以释放其紧张和焦虑,故梦具有显意、隐意两层意义。显意指梦的实际内容;隐意指梦的内容所代表的潜意识含义,多为受压抑的欲望。个体在潜意识水平将其隐意梦转变成显意梦的过程,即梦意加工过程(其原理包括象征、投射、变形、置换、凝缩、二次修饰 6 种)。梦的分析则是通过梦者的显意梦揭示其隐意梦的过程。为得到求助者梦的潜隐内容,治疗者仍需要求其对梦中内容进行自由联想。治疗者在一旁协助探索,包括解释梦中要素的意义、挖掘其隐藏在潜意识中的心理冲突,使求助者顿悟其目前困扰的根源。在分析梦的过程中,求助者可能会因其阻抗机制歪曲梦的内容,治疗者还需突破求助者清醒时的防御,以达理解其梦的象征性目的。

(3) 阻抗(resistance)的分析与解释:治疗过程中,求助者会有意或无意地回避某些问题,或表现出不合作态度,此现象即阻抗。阻抗可以是维护现状或阻碍改变的任何想法、态度、感受或行动,其表现形式多样。弗洛伊德认为,阻抗是一种潜意识动力,指求助者抵抗"痛苦的治疗过程"的各种力量。其"痛苦的治疗过程"指精神分析揭示求助者内心深处的创伤，会使求助者感到恐惧和痛苦。此过程犹如给求助者的精神实施手术，虽然其已同意接受治疗，但心存对治疗的畏惧、焦虑，其本能地会加以对抗。如毫无理由的迟到；回避治疗者的问题；将谈话重点指向治疗者；遗忘；沉默……。求助者自己无法意识、也不会承认其抵抗，可能还会为其此类无意识行为寻找理由或辩解。精神分析治疗非常强调寻找并处理好求助者的阻抗，因为求助者的阻抗常是其心理症结所在，可贯穿于其治疗始终。

治疗者不断辨认并帮助求助者克服各种形式的阻抗，发泄其压抑在潜意识的情感，通过相应解释，协助求助者明了其阻抗的原因，克服阻抗。若求助者潜意识的所有阻抗都被逐一克服，其实际已能在意识层面重新认识自己，分析治疗即接近成功。

（4）移情（transference）的分析：移情指求助者在治疗中可能将自己与某人的经验和情感不自觉地转移到治疗者身上。如求助者将对女友的情感转移至治疗者身上。移情包括正移情和负移情，正移情表现为信任、依赖、友好的情感；负移情表现为不信任、疏远、攻击、憎恨的情感。

分析移情是经典精神分析理论的核心技术。因为移情在求助者潜意识领域发生，关注移情是了解其潜意识活动以及其人格特征的有效途径。治疗者可经移情现象了解到求助者对其亲人或他人的情绪反应，引导其讲述痛苦的经历，揭示移情的意义，使移情成为治疗的推动力。当求助者了解自己的移情，并意识到是自己的投射，就会逐步走出这种状态，把握好现实的关系，达到领悟和"修通"。在治疗的最终，移情作用本身必须被消除。

（5）解释（interpretation）：此为心理分析的最常用技术，目的是让求助者正视他所回避或尚未意识到的东西，使无意识的内容变成有意识的。弗洛伊德认为，精神分析的实质是解释，为求助者的症状提供真实可靠的解析。要揭示求助者症状背后的无意识动机，消除阻抗和移情的干扰，使其领悟症状的真正含义，解释都不可或缺。但解释须在求助者有接受的心理准备时进行，以免引起其抵抗。解释不仅帮助求助者获得新的领悟，也获得新的经验。

二、行为主义理论

1913年，华生（J. B. Watson）发表《一个行为主义者心目中的心理学》，即宣告行为主义心理学诞生。该学派致力于将心理学科学化，反对结构主义的心理结构和意识元素观，强调"客观的客观"，即以客观的方法处理客观的资料；认为心理学只研究外显行为，而行为即"刺激（stress）-反应（reaction）"联结。行为主义的理论基础是学习理论，主要源于巴普洛夫（I. P. Pavlov）的经典条件反射、桑代克（E. L. Thorndike）和斯金纳（B. F. Skinner）的操作条件反射、班杜拉（A. Bandura）的社会学习理论。

1. 理论基础

（1）经典条件反射：指一个刺激与另一个带有奖赏或惩罚的无条件刺激的多次联结，可使个体学会在单独呈现某刺激时，也引发类似无条件刺激的条件反应。巴普洛夫把食物(无条件刺激)呈现给狗并测量其唾液分泌(无条件反射),实验过程中,他发现若随同食物反复给一个中性刺激(如铃响等并不自动引起唾液分泌的刺激),狗就逐渐"学会"在只有铃响而没有食物时分泌唾液。一个本是中性刺激与一个原本可引起某种反应的刺激相结合,使动物学会对中性刺激作出反应,此即经典性条件反射的基本内容。巴甫洛夫还研究了条件反射的泛化、辨别等规律,并用以解释行为的建立、改变与消退。如果条件刺激多次呈现,而没有无条件刺激的强化,久之,条件反应就容易消退。

(2) 操作性条件反射:最早系统研究操作条件反射的是美国心理学家桑代克,他设计了"桑代克迷笼"的实验佐证其理论。桑代克将猫放置于迷笼内,猫可借助拉绳圈、推动拉杆或按钮 3 种动作逃出笼外。猫第一次被关进迷笼时,最初盲目地撞、跳叫、抓、咬,多次尝试后,做对了打开迷笼门的动作,逃出笼外。之后猫的错误行为渐渐减少,成功的反应得以保存。桑代克认为,猫在"尝试错误"中学习,经多次尝试错误,学会了打开笼门的动作。他则经其研究提出了著名的效果律。斯金纳对操作性条件反射理论作出了最重要贡献,他设计了"斯金纳箱",并进行相关研究。

操作性条件反射又叫工具性条件反射,其关键是有机体(动物或人)做出的特定行为反应导致环境发生某种变化,其变化影响个体的后续反应。若变化引起积极的反应,个体倾向于做出该行为;若是消极的变化,个体会抑制该行为。

操作性条件反射的实验结果证实:某行为的后果直接影响该行为的增减,即对行为本身的强化。强化是增加某反应概率的手段,对塑造、保持行为不可或缺。强化可分为 3 种类型:①正强化,又称奖励,指发生良好行为后给予奖赏,以巩固和提高某行为的发生频率;②惩罚,指发生不良行为后给予令人不快的刺激,以减少或消除消极行为;③负强化,指发生不良行为后不给予惩罚,而使该行为的出现频率提高。

(3) 社会学习理论:该理论创建者是美国心理学家班杜拉。他认为,除作用于个体本身的刺激物可让其获得或失去某种行为,观察别人的社会化学习过程也可获得同样效果。人既不是主动也不是被动地对环境做出反应,而是有选择地参与周围环境的互动过程。班杜拉认为儿童通过观察其生活中重要人物的行为而习得社会行为,其观察以心理表象或其他符号表征的形式储存于大脑,助其模仿行为。人的模仿对象范围极其多样,他人的行为、书籍、电影等均是被模仿行为的来源。如学习骑自行车,大多数儿童都是先观察别人如何骑车,由别人告知一些要领,自己再模仿练习而学会的。

2. 治疗技术　此类治疗即以行为学习理论为指导,按一定治疗程序,消除或纠正人们身心异常或不良行为的心理疗法。个体行为问题分为两类:一类是酗酒、过度吸烟、吸毒、赌博、强迫行为等表现过盛;一类是社交焦虑、广场恐怖等行为表现不足。行为治疗的目标,是帮助个体通过学习消除其习得的非适应性行为或获得所缺少的适应性行为,建立新的健康行为。行为治疗的技术很多,虽然具体操作不同,但总体治疗程序一致,大体分为问题行为评估、治疗方案的制订与实施、治疗效果评估三阶段。

(1) 放松训练:又称松弛训练,按一定的练习程序,学习有意识地控制或调节自身的心理生理活动,以达到降低机体唤醒水平、调整因紧张刺激而紊乱的功能。此对缓解紧张、焦虑、不安的情绪与情境效用显著,我国的气功、太极拳及印度的瑜伽等均属于此类疗法。

其他方法还有渐进性肌肉放松训练、想象放松训练、深呼吸放松法等。渐进性肌肉放松训练时，要求求助者首先学会体验肌肉的紧张与松弛的感觉差别，再根据指导语进行全身各部分肌肉先紧张后松弛的训练。

知识链接

渐进性肌肉放松法

具体程序如下：握紧拳头——放松，伸展五指——放松；收紧二头肌——放松，收紧三头肌——放松；耸肩向后——放松，提肩向前——放松；保持肩部平直转头向右——放松，保持肩部平直转头向左——放松；屈颈使下颌触到胸部——放松；尽力张大嘴巴——放松，闭口咬紧牙关——放松；尽可能地伸长舌头——放松，尽可能地卷起舌头——放松；舌头用力抵住上腭——放松，舌头用力抵住下腭——放松；用力张大眼睛——放松，紧闭双眼——放松；尽可能地深吸一口气——放松；肩胛抵住椅子，拱背——放松；收紧臀部肌肉——放松，臀部肌肉用力抵住椅垫——放松；伸腿并抬高 15~20 厘米——放松；尽可能地"收缩"——放松，绷紧并挺腹——放松；伸直双腿，足趾上翘背屈——放松，足趾伸直趾屈——放松；屈趾——放松，翘趾——放松。

（2）系统脱敏疗法（systematic desensitization）：此法是沃尔普（J. Wolpe）20 世纪50 年代末根据经典条件反射作用的原理结合肌肉放松技术创建的一种行为疗法，主要用于求助者在某一特定情境下产生的超出一般紧张的焦虑状态。

系统脱敏疗法包括 3 个程序：放松训练、建立害怕事件的等级层次和求助者在放松情况下按恐怖或焦虑的等级层次接受脱敏治疗。

1）放松训练：此为系统脱敏疗法的基础，目的是使求助者能随时进入放松状态。此类方法很多，深度肌肉放松法最为常用。

2）建立焦虑事件的等级层次：将导致求助者焦虑反应的具体情景按焦虑层次顺序排列，此乃脱敏技术中最困难和繁琐的环节，需要对引发求助者焦虑的刺激事件能准确认识并加以分类。

首先，评定求助者对事件的焦虑程度，找出使其恐怖或焦虑的所有事件，并让其报告对每一事件感到恐怖或焦虑的主观程度，可用主观感觉尺度度量，尺度为 0~100，一般分为 10 个等级，如图 9-2 所示：

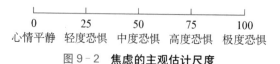

图 9-2 焦虑的主观估计尺度

其次,设计焦虑等级列表。将求助者报告的恐怖或焦虑事件按等级程度由小到大的顺序排列,再以每10个单位为一个等级建立等级序列,但实际操作中,咨询师须与求助者商讨将其分数分成几级、每级多少分。焦虑等级列表可清楚地了解求助者的焦虑程度。表9-3是一位学生考试焦虑的主观等级排列的示例。

表9-3　一个害怕考试的学生害怕的等级层次

焦虑等级	事　　件	等级分数
1	考前一周想到考试时	20
2	考试前一个晚上想到考试时	25
3	走在去考场的路上时	30
4	在考场外等候时	50
5	进入考场	60
6	第一遍看考试卷子时	70
7	和其他人一起坐在考场中想着不能不进行的考试时	80

3)系统脱敏:想象性系统脱敏,可令求助者坐在舒适的靠背椅上,使其全身肌肉放松。脱敏练习需把握循序渐进的原则,刺激强度应由弱到强、由小到大。让求助者逐级想象等级表的每个情境并放松,反复训练,当某刺激不再引起求助者不良情绪反应时,可向放松状态的求助者呈现一个较前稍强的刺激。依此逐级上升,直到求助者对最高等级的焦虑情境不再感到焦虑。实施实地脱敏与想象脱敏法基本相似,对广场恐怖症、动物恐怖症有特效。

(3)满灌疗法(flooding therapy):也称冲击疗法,利用物极必反的原理,把引起求助者最大恐惧的刺激暴露给他,置其于恐怖情景,从而消除其恐怖情绪。基本原理在于将求助者置身于恐怖的事物前或情境,却无真正的威胁,使其恐惧刺激与焦虑体验失去联系,最终使恐惧反应消退,即弱化、消除求助者记忆中的恐惧情绪。满灌疗法有实地满灌疗法和想象满灌疗法两种,多用于治疗恐怖症。实地满灌疗法让求助者长时间暴露在实际的可诱发其恐惧的情境中;想象满灌疗法则是让求助者想象其在恐惧情境中,可使一些无法再现的自然灾害、物理创伤情境所致恐怖症的治疗收效。

满灌疗法是一种较剧烈的治疗方法,治疗前须对求助者的身体状况做必要的检查,如身体虚弱、严重心脑血管疾病的求助者不适用。如沃尔普所建议"满灌疗法应在其他心理治疗方法不见效时才考虑"。正式治疗前,双方须签订治疗协议,治疗师准备场地和其他情境设置,同样是先放松训练,再由治疗者向求助者呈现恐怖事物或情境,此时求助者可能会有惊叫、呕吐、闭眼塞耳等反应,治疗者须鼓励其坚持。

(4)厌恶疗法(aversion therapy):指将某种不愉快刺激与求助者喜爱,但不为社会接受的行为结合,使求助者最终因厌恶而弃其行为的技术。此法的针对性极强,治疗之初须先确定求助者打算弃除的不良行为及选择厌恶的刺激物。当求助者某种不良行为即将或正在出现时,立即给予电击、针刺或催吐剂等痛苦刺激,使其产生厌恶的主观体验。厌恶刺激必须强烈,务必使求助者感受的不快远超过原先的快感方可奏效,但实施的厌恶刺激须安全无害。厌恶刺激有多种选择,如适度的电击、催吐、恶臭、巨响、食物剥夺、社交剥夺等。经过反复实施,求助者的适应不良行为与厌恶体验即建立条件联结,以后若其欲实施不良行为时,便会立刻产生厌恶体验。求助者为避免其厌恶体验,即终止或放弃其原有不良行为。此法适用于酒精依赖、吸毒、网络成瘾等成瘾性疾病,露阴癖、恋物癖等性心理障碍;强迫症;儿童不良行为习惯等。

(5) 行为塑造法(behavior shaping):此法基于斯金纳的操作条件反射原理,旨在经奖励强化而致某种期望出现良好行为。假定要塑造某个孩子爱整洁的习惯,可在其把自己的玩具、书本放回原处时给予表扬,以及给糖果,孩子逐渐就知道收拾好自己的东西可获得奖励,其行为即得到强化,慢慢形成保持整洁习惯的过程,即行为塑造。采用行为塑造法,要求治疗者与求助者一起,首先确定其欲达目标,再选择为实现目标所需塑造的靶行为,确定达到塑造目标应采取的步骤和子目标,还要选择达到每个子目标的有效强化物或奖励。有人认为,最有效强化物(即奖励方法)之一是行为记录表,即要求求助者正确记录其每时段取得的进展,并画成图表,此做法本身即是对行为改善的强大推动力。具体实施时,一般采用逐步进级的作业,并在完成作业时酌情给予奖励(即强化),以促使其增加期望而获得良好行为的频次。以此方式塑造出新行为,取代其旧的异常行为。为保持和巩固疗效,应用该技术时,需特别注意帮助求助者将其在特定治疗情境中塑造的行为转换至家庭或工作的现实环境中。此法适用于训练低能儿童、改善社交与工作行为、神经性厌食、肥胖症等。

三、认知理论

此为 20 世纪 60~70 年代美国新发展的理论,认为人们因文化、知识水平及周围环境背景的差异,对问题有不同的理解和认知。具体地说,"认知"是一个人对一件事或某个对象的认识和看法、对自己的看法、对人的想法、对环境的认识和对事的见解等。认知心理学家认为:认知过程是行为和情感的中介,适应不良性行为及情感均与适应不良性认知有关。

1. 理论基础

(1) Beck 的认知理论:该理论创始人是贝克(A. T. Beck),他认为人脑是个信息加工系统,人们的感觉与行为取决于其如何建构经验,适应不良的情绪、行为都源于适应不良的认知。认知是情感和行为的中介,情绪困扰和不良行为与歪曲的认知有关。心理困难和障碍总是基于对现实的歪曲理解,若从一个片面角度去判断现实或推测未来,就会导致适应不良。

自动思维是贝克认知疗法的核心概念。贝克指出,错误想法常会不知不觉出现在脑海中,不易被个体所意识。心理障碍者常误解生活中中性的甚至是积极的处境,产生消极、悲观的自动化思维。此类总与不愉快情绪有关的自动化思维也称为负性自动思维,常见的有二分法思维、过度概括化、灾难化、贴标签、过度引申等。如抑郁症患者可因患感冒想到自己很倒霉、运气差。韦斯勒(Wessler)曾就自动思维总结出以下 3 个特征。

1) 绝对化的要求：指人们以自己的意愿为出发点，具有认为某事物必定会发生或不会发生的信念。此信念通常与"必须"或"应该"联在一起，如"我必须拿到第一"、"大家都应友好相处"、"每个人都应长命百岁"、"别人必须真诚对我"等。

2) 过分概括化：指一种以偏概全、不合逻辑、不合理思维方式的现象。如"我没考到90 分以上，我太笨了"、"她动手能力这么差，其他方面肯定也不行，以后不跟她做朋友了"。

3) 糟糕至极：指一种认为"发生一件不称心的事将是非常可怕、糟糕，是灾难"的观念。如"没赶上早班公交车太糟糕了，面试肯定也不会成功"。

(2) Ellis 的 ABC 理论：指艾利斯(A. Ellis)认为人的情绪和行为障碍不是某激发事件直接引起，而是经受某事件的个体对事件不正确的认知和评价所致信念最后导致特定情景下的情绪和行为后果，此即 ABC 理论。在 ABC 理论模型中，A 为诱发事件(activating event)，B 指人遇到诱发事件 A 后产生的信念(belief)，C 为结果即症状(consequence)，包括求助者的情绪及行为。多数人常认为遇到诱发性事件就会直接引起情绪及行为反应，但 ABC 理论认为诱发事件 A 只是引起症状 C 的间接诱因，C 的直接原因是人对事件 A 的想法，即信念 B。艾利斯认为，人们极少能完全客观地认知事件 A，而总是根据大量已有的信念、期待、价值观、欲求、动机、偏好等认知事件 A。因此，对 A 的认知总是主观、因人而异的，同样的 A 会因不同的人引起不同的 C，主要是其信念 B 的差别。后来艾利斯又在 ABC 上加入 D 和 E，D 代表辩论(disputing)。通过 D 影响 B，一旦认识偏差被纠正，情绪和行为困扰就会在很大程度上解除或减轻，最后达到 E 效果(effect)，负性情绪得以纠正。

2. 治疗技术　此类技术根据认知过程影响情感和行为的理论假设，治疗者的任务是识别求助者的认知盲点、不正确判断、对现实的直接扭曲等不良认知状态，并提供学习或训练方法以矫正其不良认知，重建新的认知模式。

(1) 贝克认知治疗：此以雅典哲学家希波克拉底式对话和指导下的顿悟为核心。希波克拉底式对话是让对方说出自己的观点，然后根据对方的观点推理，最后引出其谬误，使对方心悦诚服的一种辩论方式。具体实施应把握识别和检验负性自动思维的重点环节，具体技术如下。

1) 识别自动思维：自动思维指求助者对自己、对周围世界和对未来的消极评价。一般人不会意识其存在自动思维，故治疗中求助者首先应学会识别其自动思维，尤其是识别愤怒、悲观和焦虑等情绪出现前的特殊想法。治疗者可用提问、指导求助者想象或角色扮演、利用评估工具(自动思维问卷)等方式助其识别自动式思维。

2) 识别认知错误：求助者大多较易学会识别自动思维，但其识别认知错误相当困难。因此，为帮助其识别认知错误，治疗者应听取和记录求助者诉说的自动思维以及不同的情境与问题，然后要求其归纳一般规律，找出共性，发现内心深处的歪曲信念，这也是认知治疗的焦点。可采用盘问追根法、归纳共同模式或主题、利用信念问卷(如贝克的功能失调性态度量表)等方法。

3）真实性检验：此为治疗的中心环节。即将求助者的错误信念视为一种假设，据此设计行为模式或情境验证其假设，让求助者在检验中认识其原有信念不符合实际，并自觉加以改变。如思考"我的证据是什么？对那个问题可否再从别的角度看待？假设那是真的，结果是否就那么糟？"当求助者能认识和评论其不正确的自动思维和信念时，新的、更接近现实的信念便会逐渐代替旧的、歪曲的信念。可采用行为检验法、言语盘问法等方法。随后要求求助者按照新的认知结构去实践，检验其是否切实可行。治疗者还要给求助者布置些家庭作业，如掌握愉快评估技术、三栏笔记法（表 9 - 4），让其反复练习，以巩固新的认知结构。

表 9 - 4　三栏笔记法

自动思维	分析	理智的思维
我不可爱，肯定没人喜欢我	过分概括化	我还有很多其他优点的
我肯定会被人拒绝的	糟糕至极	只要努力了，还是可能会成功的
我是失败者	糟糕至极	我的家庭和工作还是很成功的

（2）理性情绪疗法（rational emotive therapy）：此疗法分 4 个阶段实施。

1）诊断阶段：基于良好的工作关系，指出求助者不合理的思维方式和信念，解释其不合理信念与不良情绪的关系，并寻找关键问题。

2）领悟阶段：主要帮助求助者认识其不适当的情绪、行为表现或症状的原因在于自身，须寻找其非理性信念。

3）修通阶段：主要采用辩论法动摇求助者的非理性信念，形成新的理性认知，助其学会在认知层次作出调整。此阶段，咨询者可通过质疑式或夸张式提问等质疑求助者的不合理信念，如"是否别人都应按照你想的去做？"也可采用合理的情绪想象技术让其体验自己不恰当的和适度的情绪反应，还可结合合理情绪治疗自助量表、自我分析等家庭作业巩固和加强其疗效。

4）再教育阶段：即治疗的最后阶段，探索求助者是否还存在其他非理性信念，使其学习并逐渐养成与非理性信念争辩的方法，养成以理性方式思维的习惯，以此建立新的认知模式。

四、人本主义理论

该理论是 20 世纪中期美国兴起的心理学流派，是西方影响较大的心理学理论，曾被视为心理学的第三势力，马斯洛、罗杰斯等是主要代表人物。人本主义心理学试图挖掘人类理智与情感等诸方面的整体潜力，重新确立人类价值的标准。有评论认为，弗洛伊德为人类提供了心理学病态的一半，而马斯洛将心理健康的另一半补充完整。

1. 理论基础　马斯洛通过研究有自我实现倾向的人，建立了自我实现为核心的人格发展动机理论；罗杰斯则以其心理治疗实践逐渐形成以人为中心和潜能发展为主旨的现象学人格理论，二者殊途同归，从不同研究方向出发形成了相同内涵的人格发展观，共同领导了以人的发展为中心的人本主义心理学。

（1）马斯洛的需要与自我实现理论：人本主义心理学的最早代表人物马斯洛（A. Maslow）20世纪50年代中期提出人的需要层次理论，他认为人类行为的心理驱力不是性本能，而是人的需要，他将其分为两大类、七个层次，犹如一座金字塔。第一类属于匮乏性需要，可引起匮乏性动机，为人与动物共有，一旦得到满足，紧张消除，兴奋降低，便失去动机；第二类属于成长性或存在需要，可产生成长性动机，为人类所特有，是一种超越生存满足、发自内心的渴求发展和实现自身潜能的需要，满足此类需要的个体才能进入心理的自由状态，体现人的本质和价值，产生深刻的幸福感，马斯洛称为"高峰体验"。人本主义心理学旨在促进人的自我实现，强调学习过程中个体自我实现的心理历程。

（2）罗杰斯的自我理论：罗杰斯（C. R. Rogers）认为：人们必须依靠自己发现、发展和完善隐藏在内心深处的"自我"。每个人都具有强烈的驱动力，都有实现自己需要的倾向，其中有一种关怀和尊重他人的需要，且其需要的满足完全取决于他人。他人根据个体的行为是否符合其价值、行为的标准决定是否给予关怀和尊重（有条件的），罗杰斯称其为价值条件。个体不断体验该价值条件，并不自觉地将那些本属于他人的价值观念内化成自我结构的一部分，逐渐地被迫放弃按自身价值观念而改用自我中内化的社会价值规范去评价经验。当经验与自我冲突时，个体就会预感到自身受威胁而产生焦虑。罗杰斯的治疗目标，就是去除原本不属于自己、经内化而成的自我部分，找回属于自己的思想情感和行为模式，由自己的意志决定自己的行为，掌握自己的命运，修复被破坏的自我实现潜力，促进个性的健康发展。

2. 治疗技术　此类治疗技术，以罗杰斯的来访者中心疗法（client-centered therapy）影响最大。罗杰斯认为："心理治疗不是在操纵一个消极被动的人格，相反的是要协助来访者，让他的内在能力与潜质得以发展"。"治疗的目的不仅在解决问题，而是协助来访者成长，其就更能克服当前和将来面对的问题"。

（1）非指导性治疗方式：罗杰斯认为来访者中心治疗就是非指导性治疗，此法强调求助者有权选择自己的生活，旨在促进求助者成长，协助其自我探索，使其自我概念向着更接近自我的经验、体验方向发展。

非指导性治疗的会谈性技巧顺序如下：①以某种方式确认求助者表达自己所反映的情感与态度；②确认或说明求助者的行为举止所反映的情感与态度；③指出对话的主题，但让求助者自行发挥；④确认求助者谈话的主题；⑤提出非常特定的问题；⑥讨论、说明或提供与问题或治疗相关的信息；⑦根据求助者的情况确定会谈情境。非指导性治疗中，求助者的活动占优势，咨询师的基本技术是助其认清并理解其自己的情感、态度和行为模式。

（2）建立良好咨询关系的条件：来访者中心疗法中，治疗者的任务不是教育、指导和训练，而是创造一种环境和心理氛围，与求助者建立融洽关系，给其带来温暖与信任感。罗杰斯强调，若治疗者能提供足够、高层次的基本条件——真诚、无条件的绝对尊重和正确的同感等，求助者就能自我探索和自我理解。

1）真诚：此为来访者中心治疗3个基本条件中最重要的。指治疗者在治疗关系中，做到真诚一致,不掩饰自己或隐藏在专业角色后面,而是表里如一、真诚自然地以自己真实形象与求助者相处。

治疗者表达真诚有5个要领:①沟通中不含对他人的论断;②坦诚地把自己此时此地,即使是负向的感受传达给求助者;③充满自信,引发建设性讨论,而非一味地保护自己;④表里如一,思想和行为一致;⑤愿与求助者分享自我。

2) 无条件的积极关注:此为治疗者应具有的最基本态度,即毫无保留地接受求助者,完全接受其是非标准和价值判断,即使其说出"不可能被别人接受"的观点或行为,也能得到治疗师的关注和理解。但这并不表示治疗者没有自身认同的规范化道德准则,只是相信每个人都拥有各自不同的生活方式。治疗者只有展现关爱的态度,求助者才会有信任与安全感,才能自由表达其内心世界。

3) 共情:指治疗者能进入求助者深层、隐秘的主观世界,觉察其内心不断变化的感受。治疗者必须跳出自己的"参照系"而进入求助者的"参照系",将心比心,设身处地地理解求助者,正确体验求助者的感情并能将其感受与求助者交流,使其知道另有一人能不带成见、偏见和评价地进入他的感情世界。

(3) 会谈技巧:为促进求助者充分表达自己,会谈中可使用很多技巧,如情感反应、营造相互适应氛围、理解核查、复述、消除疑虑、直接提问、保持沉默和打破沉默、对峙等。

(吴　菁)

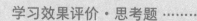

学习效果评价·思考题 ·····················

1. 如何根据来访者的特点提供不同的心理咨询方式?

2. 举例说明临床上哪些情况下可应用心理咨询的理论为患者服务。

3. 举例说明心理咨询与心理治疗的异同点。

4. 举例说明如何从行为理论的角度对患者采取有利于自己的行为。

5. 如何从人本主义理论的角度开展与患者的对话? 举例说明如何促进意外创伤致截肢患者的心理康复。

6. 如何依据认知理论理解、改善癌症患者的抑郁状态?

7. 试比较几种常见心理疗法(精神分析治疗、行为主义治疗、认知治疗、来访者中心治疗)的异同。

案例分析

　　一位53岁的女性患者因"大便形态改变2个月"被收治入院，入院后经一系列检查诊断为直肠癌，医生拟行手术治疗，因位置较低，需建腹壁造口（人工肛门）。患者得知真实情况后，拒绝手术治疗，要求回家，儿女拗不过她便答应其先不手术，但留在医院观察两天，两天来患者一直以泪洗面。

　　责任护士小王觉得有必要跟患者聊一聊，告诉她最好接受手术治疗，于是她来到患者床边。

　　"王阿姨，你不要哭了，其实从您的肠镜检查结果看，您的这个病的病理分型不是很坏的，像您这样的情况，术后存活率一般能达到5年以上，这些医生应该都跟您说过了，所以您能跟我说说您现在心里想的是什么吗？""手术治疗是大部分像您这样的患者都会选择的治疗方法，您不愿意手术，肯定有您的考虑，请跟我说一说吧。""您刚才说的意思是您现在最担心的是出院后的问题是吗？如果您愿意，我现在就可以跟您说说关于如何维护人工肛门？""不过您不用担心，我们会教你的。"

　　"其实，医生都是为您好，您的儿女对您也很好，送您来看病。所以您应该听医生的话，做好手术就回家了。"

　　请分析护士的言语中遵循了哪些心理咨询的原则和方法？

　　提示：护士以患者为中心，主动找患者了解患者问题并探讨其中原因，在与患者对话时，没有把自己的意愿强加给患者，而是使用开放性问题激发患者说出心里的担忧。整个过程，体现了护士的真诚、以患者为中心的原则。

第十章 心理护理的知识要点与临床实践

学习目标

1. 准确表述以下概念：心理护理，个性化心理护理，共性化心理护理，有意识心理护理，无意识心理护理，心理护理的基本要素，甄别性评估，效用性评估。

2. 简述心理护理在整体护理中的地位和作用。

3. 准确表述心理护理基本要素的作用。

4. 简述心理护理的基本流程和实施步骤。

5. 简述患者心理干预的基本原则。

6. 简述临床患者心理的主要影响因素。

7. 比较心理护理广义概念与狭义概念的内涵，阐述"心理护理是……独特概念"的内涵。

8. 阐述心理护理与其他护理方法的区别和联系。

9. 试举例比较个性化心理护理与共性化心理护理。

10. 试举例比较有意识心理护理与无意识心理护理。

11. 举例阐述护士掌握心理学理论、技术对其实施心理护理的指导意义。

12. 举例阐述患者心理问题的评估对护士实施心理护理的影响。

13. 举例阐述患者的合作程度对护士实施心理护理的影响。

14. 举例阐述护士的职业心态对其实施心理护理的影响。

15. 举例说明疾病认知如何影响患者的心理活动。

16. 举例说明就医环境如何影响患者的心理活动。

17. 举例说明社会支持如何影响患者的心理活动。

18. 面对一个神志清醒、极度恐惧的急性心肌梗死患者，护士如何能在参与救治的过程中对其施以即时、有效的心理干预。

19. 面对一个"谈癌色变"、极度绝望、重度抑郁的癌症患者，护士能即时察觉并对其施以有效心理干预。

20. 面对一位因意外创伤导致截肢的青年男性，护士在参与其救治的过程中实施心理干预的重点何在？为什么？

21. 面对一位环境适应不良、疾病认知不当的癌症患者，护士对其实施心理干预应遵循的基本原则是什么？可采用哪些具体干预措施？

学习掌握心理护理的理论知识，是护士实施临床心理护理的导向。弄清包含定义在内的一系列心理护理知识要点，才能真正体现临床心理护理的作用，达成"以患者为中心"的现代护理模式总目标。

项目一　心理护理概述

案例导入

【范例节选——只有患者真正平静下来，手术才能继续】

第一眼见到琳达，她只穿着薄薄的睡衣，盖了一层法兰绒被单，静静地躺在手术台上，等我们术前准备工作完成。也许都出乎她自己的意料，短短几分钟的等待，竟将她在家人面前维持了很久的勇气和镇定击得粉碎，更何况已忍受了近 16 小时的术前禁食。在这难熬的等待中，琳达身体上和感情上的压力使生活中的危机感、不如意和焦虑在此时此境达到了顶点，情感的闸门已抵御不住种种的痛苦、压抑、恐惧和对未来的难卜，她开始哭泣。抽噎间歇，她为自己的哭泣向我们道歉，我紧紧地握着她的手，给她一叠纸巾，轻声鼓励她想哭就哭出来，这样不仅出于情感需要，还有利于机体排泄过剩的儿茶酚胺。我想，要等她真正平静下来，才能顺利地开展手术。尽管琳达理智上认可了这次手术，但实际上她还未来得及接受，一切发生得太快，以致她自己都无法弄清为何会这样。她从不吸烟，饮食科学合理，还经常锻炼。"我没做错什么……"她说，"这不公平……"随之，琳达说出了真正的忧虑所在：她的丈夫和孩子。"孩子们太小，我都没告诉他们我要手术，但我想最大的孩子已猜到点什么了……我不知该什么时候对他们讲。"慢慢地，琳达停止了哭泣，从呼吸看她好像已平静下来，但我能感觉到，这还不同于真正的放松，也不同于噩梦惊醒后的如释重负。我没有打断她，继续静静地听她诉说。10 分钟里，琳达几乎讲了她的整个人生，尤其是术前 3 周她是怎样度过的。尽管我清楚手术室有严格的时间安排，但这一切与我的患者平静下来顺利地接受手术相比，似乎不那么重要了。我一直守在琳达身旁，听她讲述她的喜与悲，直到她重新获得勇气与信心，面临手术的挑战。类似情景我经历了不止一次，我知道这次也将同往常一样顺利地度过。过了一会儿，琳达松开了我的手，她看着我，说她好多了，已做好静脉注射的准备，手术可以开始了。我知道，此时琳达已恢复了她在家人面前积蓄了 3 周的勇气与信心，我对她说，我们医护小组会尽最大努力出色地完成手术。她轻轻地捏了下我的手，便在麻药的作用下昏昏沉沉地睡去了。

分析提示

手术室里，孤独感、预感性恐惧、对手术结果的忧虑、手术人员独特的衣着与准备工作使每个患者心惊胆战，甚至其他医务人员也感到手术室神秘莫测。幸运的是，手术室里有许多艾伦这样的优秀护士，她们用娴熟技艺与专业技能照顾着每位进入手术室的患者，直到手术结束。手术室不仅是技术性工作累积的医疗场所，时间安排也十分严格，手术室护士很容易忽略患者的眼泪，或用"一切都会好的"一句话轻轻带过。但艾伦发现了琳达的脆弱，她将所有工作都停下，陪伴在她身边，鼓励她，听她诉说，她给了表面坚强的琳达一个喘息的机会，并能理所当然地接受照顾。艾伦的经历告诉我们,不要只看表面现象,还要深入探寻下去,只有患者真正平静下来,手术才能继续。

此范例充分体现了美国护士对整体护理精髓的深刻理解,给予我们极其重要的启示和弥足珍贵的借鉴。若手术室护士艾伦仅考虑工作常规而忽略琳达的感受,即使她有"一针见血"的静脉注射技术,能让患者尽快进入麻醉状态而无躯体的痛苦体验,却无法驱赶患者对手术的恐惧。护士艾伦以其对整体护理和心理护理的深刻理解,以其自觉意识、敏锐眼光觉察了琳达的心理失衡,给予琳达强有力的心理支持,达成了麻醉前使患者在心理和生理上都尽可能舒适的目标,直到琳达重新恢复平静才给她实施麻醉注射。该范例表明,心理护理的作用与职能无法被其他护理方法所替代。

任务一　心理护理的定义及简析

一、心理护理的定义

心理护理(psychological care)指在护理全过程中,护士通过各种方式和途径(包括主动运用心理学的理论和技能),积极地影响患者的心理活动,帮助患者在自身条件下获得最适宜的身心状态。

心理护理的概念又分为广义、狭义:广义的心理护理,指不拘泥于具体形式、积极影响患者心理活动的护士的一切言谈举止;狭义的心理护理,指护士主动运用心理学的理论和技能,按照程序、运用技巧,帮助患者达成其最适宜身心状态。

定义中"帮助患者获得最适宜身心状态"可涵盖所有患者,而既往同类定义中"促进患者身心康复"却无法涵盖最需要关怀、现代医疗回天乏术的临终患者。"患者的身心状态"不一定与其疾病严重程度呈正相关,更主要取决于患者的主观体验。如有人偶染微恙就终日愁眉不展,有人身患绝症却始终笑对病魔。若某临终患者充分感受到家人与医护人员的关爱,能平静地面对和接受死亡时,他即达成了最适宜身心状态;若某临终患者未能与家人或医护人员较充分沟通而满腹狐疑、死不瞑目,他即未达成较适宜身心状态。

虽然患者能否达成身心康复或其进程顺利,并不仅仅取决于护理方式,但有效的心理护理可以帮助各类患者获得其最适宜身心状态。患者的适宜身心状态,是相对的动态值,随时可因患者的病程或影响患者主观体验的因素而上下波动。

二、心理护理是运用于护理领域的独特概念

"心理护理"是现代护理模式——整体护理的核心概念,强调运用相关心理学的理论和方法,要求实施者紧密结合临床实践,充分发挥护士与患者最密切接触的专业优势,为

患者营造良好的身心健康氛围等。

不少临床护士对心理护理的理解存在误区,有人将心理护理等同于心理治疗,认为所有护士均需接受心理治疗与咨询等系统培训;有人把心理护理混同于政治思想工作,用"树立共产主义人生观"为癌症患者进行"宣教";有人强调工作忙、时间紧,无暇顾及心理护理。以上对心理护理的片面理解在临床护士中颇具代表性,正是阻碍我国临床心理护理深入发展的最主要症结。

根据广义、狭义的心理护理概念,可将其简要概括为3个"不":①不同于心理治疗;②不同于思想工作;③不限于护患交谈。

如绪论所述,"心理护理"是运用于护理领域、有别于"心理治疗"的独特概念。心理治疗侧重神经症、人格障碍等精神异常患者的诊治研究,主张运用心理学的理论和技术协同精神医学专业治疗精神障碍的患者;心理护理则更侧重精神健康人群的心理保健,强调对心身疾病、躯体疾病而无明显精神疾病的患者及健康人群提供心理健康的指导或干预。

实施心理护理,不宜模仿或照搬心理治疗技术,必须有自成体系的先进科学理论和规范操作模式。心理护理理论作为护理心理学理论体系的重要组成,是护士人才不可或缺的知识结构。心理护理必须紧扣护理过程的每个环节,逐步形成具专业特色的系统理论和运用技术。此外,实施心理护理不同于一般的人生观、价值观等思想教育;心理护理的效用随时、处处体现在护士与患者交往的举手投足之间。

任务二　心理护理与其他护理方法的区别及联系

一、联系

心理护理作为一种特别方法,与其他护理方法(物理学、生物学方法)相比尚属新事物,以下主要从狭义概念阐述心理护理与其他护理方法的关系。

心理护理与其他护理方法有相同的实施对象——患者和(或)健康人群。心理护理作为具体的护理方法,首先是"护理方法"大概念的基本组成,与其他护理方法(如高热降温时采用的物理学、临床药学等方法)共存于整体护理的新型模式。心理护理与其他护理方法紧密联系,才能更充分体现其独特功能;更深入地依存、渗透、融会贯通于护理全过程,才能凸显其影响患者心态的良好效用。实施临床心理护理,既可与其他护理操作同步进行,也可独立展开;但绝不能脱离其他护理方法而孤立存在。

二、区别

心理护理与其他护理方法的主要区别:二者依据的原理不同、使用的工具不同、行使的职能不同(表10-1)。

表 10 - 1　心理护理与其他护理方法的比较

其他护理方法	心理护理
围绕着"增进和保持健康"的中心	更关注与"增进和保持健康"紧密关联的心理学问题
重视物理环境对个体健康的影响	更强调社会环境与个体健康的交互作用
较多地借助外界条件或客观途径,以生物、化学、机械、物理等方式,去帮助个体实现较理想的健康目标	较多地通过激发个体的内在潜力、充分调动其主观能动性,以心理调节等方式去帮助个体实现较理想的健康目标
千方百计地用美化环境、提供舒适、保障安全等对策,去满足患者的健康需求	想方设法地用准确评估、规范应用模式优化护士素质等举措,去提高患者的健康质量
要求实施者对相关疾病与健康的临床专业知识有较扎实的理论功底和较丰富的实践经验,基本掌握普及的心理学知识	要求实施者既具备相应的专业基础知识,还需对心理学理论和技术有较系统、较深入的掌握

区别心理护理与其他护理方法,方可确保心理护理实施有原理可依据、有规律可遵循。弄清二者的区别,需比较心理护理与其他护理方法。如测量患者的生命体征(血压、体温等),所用测量工具(血压计的水银柱随压力波动、体温计的热胀冷缩等)需根据物理学原理设计;测量患者的心理状态及情绪特征的量表等工具,则须依据心理学原理研制;二者无法相互替代。再如"腹壁造口肠癌患者的整体护理",教会患者熟练掌握自行处置其腹壁造口的操作技巧,是专科护理的重点;强调护士始终对患者保持接近的距离及热忱态度,则是心理护理的要点。此类患者最常见的心理压力莫过于"担心造口有气味而遭人嫌弃",他们惟恐失去曾经拥有的自尊、友谊、亲情等,极易陷入对孤独的恐惧或悲哀。因此,护士经常主动接近他们,是逐步消除患者顾虑的最有效方法,绝非"传授造口技巧"等其他护理方法可替代。

又如正接受紧急救治、神志清醒的某急性心肌梗死患者,眼见医护人员镇定自若和井然有序的他依然圆睁双目、焦躁不安,未能平息对病症的极度恐慌。此时,与其他抢救措施同步,见缝插针地为该患者实施心理干预即尤为重要,护士须特别告知患者"放松高度紧张状态有益其疾病转归"等。

任务三　心理护理与整体护理的关系

以现代护理观念衡量,没有心理护理的护理服务,很难帮助患者达成适宜身心状态。心理护理与整体护理的息息相关主要可概括为以下方面。

一、心理护理是整体护理的核心成分

随着社会心理因素所致人类身心健康问题日渐严重,"健康的一半是心理健康"的观

念已深入人心,护理对象无一例外地对增强健康水平、提高生活质量寄予较高期望。大量实例证实,个体的心理状态对其自身健康水平具有直接、决定性影响,这也确立了心理护理在整体护理中的核心地位。护士给患者以有效心理干预,可助其以积极心态战胜病痛或超越死亡,赢得快乐、充实的人生;为健康人群提供有益心理健康的服务和教育,可指导其排遣潜在身心危机,预防或减少其身心伤害等。在“以疾病为中心”、“以患者为中心”两种截然不同的护理模式中,心理护理的位置与作用也大相径庭,在前者中可有可无,在后者中不可或缺(表 10 - 2)。

表 10 - 2　疾病护理与整体护理的比较

比较内容	疾病护理	整体护理
工作轴心	躯体护理	身心护理
工作目标	事物	人的健康
工作标准	完成常规事务	患者及多方满意
工作结果	被动、机械、忙乱	主动、积极、有序
医护关系	相互推诿多、主动合作少	协调、合作好,互为“参谋与助手”
护患关系	易冲突、尊重少、谅解少	彼此易融洽、相互尊重、体谅多
心理护理	额外事物,不想做则不做	份内工作,需贯穿护理全过程

二、心理护理在整体护理中具独特功能

心理护理致力于患者心理问题的评估和干预,调控患者的不良情绪状态;倡导以良好的护患关系,为患者身心营造适宜的人际氛围等。但心理护理必须与其他护理方法紧密相联、共存于整体护理模式,才能更充分展现其促进人们身心健康的独特功能。心理护理与其他护理方法有机结合,既可促进彼此相得益彰,还可凸显心理护理的特殊功能和优势效用。

三、心理护理贯穿整体护理始终

心理护理是连续、动态的过程,必须紧密跟踪患者身心的动态变化,听出其心理失衡的主要原因,及时调整和优选实施对策,以更有效发挥其对患者身心的积极影响。此外,并非仅疾病缠身的患者有心理重负,病愈出院后的患者仍可陷于心理困扰。如“呼吸机依赖综合征”,即为患者的躯体、心理未同步康复的典型实例,呼吸机撤除前后,患者可因心理因素致呼吸中断甚至危及生命。贯穿整体护理全程的心理护理,既要掌握患者心理活动的基本规律,又要为倍受躯体病痛折磨的患者减轻心理压力,还要为深陷心理困扰的患者化解后顾之忧。

阅读以上美国护士所撰范例,即可了解其如何诠释心理护理、体现整体护理理念的。

任务四　心理护理的主要实施形式

临床心理护理的实施形式,可依据不同的方法分类。以下是临床心理护理常用的两种分类形式。

一、个性化心理护理与共性化心理护理

依据患者心理问题的特性,可分为以下两类。

1. 个性化心理护理　指目标较明确、针对性较强、用以解决患者特异性和个性化心理问题的心理护理。即要求护士准确地把握患者在疾病过程中显现、对其身心有明显危害的不良心理反应,及时采取相应对策,迅速缓解患者的超强心理压力。如针对心肌梗死患者的极度恐惧、创伤毁容患者的痛不欲生等心理危机,必须针对其个性化问题,迅速解除患者的致命性心理负荷。

2. 共性化心理护理　指目标不太明确、针对性不太强、从满足患者需要的一般规律出发、解决患者同类性质或共同特征心理问题的心理护理。即要求护士较好掌握患者心理反应的共性规律,提前干预某类患者尚未明确、随时可能发生的潜在心理危机,以防其发生严重心理失常。如门诊患者的心理护理、住院患者的心理护理、手术患者的心理护理等,均属于此类心理护理。

然而,个性化、共性化心理护理是相对的。因为患者个性化问题具有共性化规律,共性化问题又可含有个性化特征。如"癌症患者的心理问题",即可涵盖所有癌症患者心理反应的共性规律;但其心理反应相对于良性预后的其他疾病患者,又有其独特性(个性化);且癌症患者群体中,还有少数患者因无法承受病痛而选择结束生命的个性化案例。特别需要指出的是,人们明知患者的身心状态并不仅仅取决于其病情严重程度或诊治风险指数,但实际应用中,多数临床护士仍不自觉地忽略患"小病"、接受"小手术"患者的主观体验,有时恰恰是对此类患者的疏忽、麻痹而导致患者及其家庭的悲剧。因此,判断患者心理问题的特性,最关键的环节是掌握患者的人格特征,体察患者的主观体验。

二、有意识心理护理与无意识心理护理

根据护士心理护理意识的差异,可分为以下两类。

1. 有意识心理护理　也可称"狭义的心理护理",指护士自觉地运用心理学的理论和技术,以设计的语言和行为,实现对患者的心理调控、心理支持的过程。如针对患者的特别需要,运用心理学原理设计规范化指导语,或许收效很好。如以胸心外科 ICU 护士与即将接受二次心脏瓣膜置换术(高风险手术)患者的术前访谈为例,若护士能以设计的语言告知患者:"……我代表 ICU 全体医护人员欢迎您术后到 ICU 度过一段时光,相信我们共同努力,您一定能顺利康复!"短短几句话语,或可给原本忐忑不安的患者注入强有力支持和很大慰藉,可显著降低患者对高风险手术的恐惧和担忧。

有意识心理护理,需要相应的理论知识体系和规范化操作模式作为支撑,要求护士

接受专业化培训,有心理护理的主动意识,这也是我国临床心理护理迫切需要解决的重点和难点。

2. 无意识心理护理　也可称"广义的心理护理",指客观存在于护理过程的每个环节、随时可能积极影响患者心理状态的护士的一切言谈举止,包括建立良好的护患关系等。护士得体的言谈举止,可向患者传递慰藉,使其产生轻松愉快的情感体验,有助其保持较适宜身心状态。正如某患者所说:"护士的微笑,胜过一剂良药。"

无意识心理护理,要求护士经常、主动地自省并随时调控其显现给患者的一切言谈举止,并尽可能使之成为患者身心康复的催化剂。如某护士在一次护理实践中无意发现,当她绽放微笑为患者注射后,几位患者异口同声地感叹:"今天您打针打得特别好!一点都不疼!"之后,这位护士反思自己"为何以往未获患者的如此认同?"最终,她悟出"微笑对患者具有积极暗示作用"的结论。她便要求自己在随后的临床护理实践中,将其无意识的心理护理形式转化为有意识的心理护理,把微笑贯穿于护患互动的整个过程。

心理护理无论属于哪种形式,具体的实施效应绝非以护士的主观意志为转移,刻意区分为"有心理护理"或"无心理护理"。护士对患者心理状态的影响,可源于护士有意或无意的举手投足。护士应特别注意约束自身的随意性言行,防止不经意间对患者身心的不利影响。

项目二　心理护理的要素及其作用

案例导入

某大学教授,男性,45岁,博士生导师,国家重点学科带头人,国家重大科研攻关项目首席科学家,平素身体健康,婚姻美满,家庭和睦,孩子年幼。一次例行健康体检中,他被确诊为晚期肝癌。一向事业顺风、家庭和美的他一时无法接受残酷的现实,陷入了极度绝望。

面对着这位患者,3位护士的做法不同。

护士甲:十分同情和关注该患者的处境,满腔热情地想帮助患者减轻意外打击造成的巨大心理压力,她主要对患者采用了"树立共产主义人生观"等宣教。

护士乙:凭借丰富的临床经验,以心理治疗基本技术的"解释、安慰、保证"等方式,苦口婆心地劝慰患者,告知患者"早期可以治愈"等给其增添生存的希望(保证技术)。

护士丙:了解此类患者面对突然打击时的强烈情绪反应(急性应激状态)大多较短暂,她边守候着患者,边观察其情绪反应;她即时与患者适度沟通,能较充分理解患者的内心冲突;同时以各种方法收集患者的信息,基本判定该患者具有知书达理、热爱家庭、热爱生活等特点;打算选择适当时机,经进一步的临床观察和必要的心理测评等,选择适用于该患者的心理危机干预对策。

分析提示

　　比较上述3位护士的3种做法便可了解,护士对心理护理的理解和掌握有显著差异,主要源于其对心理护理知识技能要点的掌握程度存在显著差别。具体分析如下。

　　护士甲:有良好职业心态和心理护理的自觉意识,有帮助患者排忧解难的满腔热情,但她缺乏实施心理护理必备的知识和技能,误把心理护理等同于政治思想工作。其效果:患者难以接受或有所反感,易使心理护理的科学性受质疑。

　　护士乙:掌握了一些心理治疗的基本知识,有心理护理的主动意识,或能暂时缓解患者的极端情绪。但随着时间推移,患者病情恶化,其"保证"等方式即逐渐失去效力,甚至造成患者"死不瞑目"的遗憾。其效果:或可暂时、部分缓解患者的极端情绪反应,但可能"治标不治本",还可能致该患者丧失对护士的基本信任。

　　护士丙:具有心理护理的自觉意识和良好职业心态,较系统地掌握了心理护理的知识要点和技能;基本了解晚期癌症患者的心理反应特点和规律,把分析该患者心理失衡的个体原因放在首位;能熟练操作评定患者心理状态性质及程度的测评工具,会选择因人而异的心理护理对策等。其效果:可取得较满意、持续的效果,较充分体现心理护理的科学性和有效性。

　　在此主要围绕狭义心理护理概念阐述与其密切相关的理论,个性化心理护理与共性化心理护理,都可体现为狭义心理护理的概念形式。

任务一　心理护理的基本要素

　　心理护理的基本要素,是指对心理护理的科学性、有效性具有决定性影响的关键因素,主要包括4个成分:即护士、患者、心理学理论和技术、患者的心理问题。这4个基本要素相互依存、彼此相扣,构成环状的运转系统,其中任何环节的缺失(没有患者或护士,就没有心理护理的主体或客体;患者心理反应适度,就没有必要为其实施狭义的心理护理等),都会导致整个系统的运转失灵(图10-1)。

　　诚然,其他因素也可对临床心理护理的实施效果产生影响,如患者亲属、医生及其他工作人

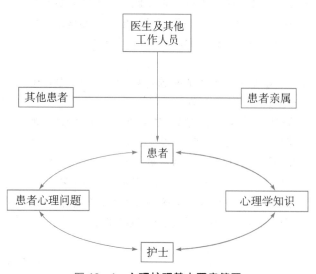

图 10-1　心理护理基本要素简图

员、其他患者等。但相关影响因素一般只对狭义心理护理的运转起着推动或干扰作用，并不具有直接启动狭义心理护理运转系统的决定性作用，故其他影响因素均不宜纳入基本要素范畴。心理护理的基本要素，是指启动心理护理运转系统的 4 个前提条件。

任务二 心理护理基本要素的作用

一、心理学理论和技术是科学实施心理护理的指南

临床心理护理的实施有否科学性，很大程度上取决于实施的护士是否较好地掌握了指导临床心理护理实践的专门知识和技能，且非一般意义的心理学知识和技能，而是基于清晰概念的临床心理护理的新理论、新技术。分析、讨论以上本项目所导入案例，3 位护士实施心理护理的方式及其效果的最大差异，即在于其对心理护理知识和技能掌握与否及程度。

大量临床实践表明，一般的说教或开导、经验之谈的劝慰或保证，都无法替代专门知识和技能对护士实施临床心理护理的科学指导。只有较系统掌握心理护理的专门知识和操作技能的护士，才能较准确把握患者心理反应的一般规律；才能较深入分析具有较大个体差异的患者心理失衡的个体原因；才能较科学评估患者心理问题的主要性质、反应强度及其危害程度；才能较恰当选择有的放矢的心理护理对策等。总之，临床护士普遍掌握和应用临床心理护理的新理论、新技术，为患者实施心理护理的基本目标才能顺利实现，多年积累的宝贵临床经验才能上升到理论高度转而指导实践，才能最充分展现心理护理的最大价值。

二、患者心理问题的准确评估是优选心理护理对策的前提

"患者心理问题"指患者的心理状况不佳，轻者有心理偏差，重者有心理失衡或危机。广大临床护士提及"患者心理问题"，常以"焦虑、忧郁、恐惧、愤怒"等反映负性情绪状态的词汇描述，却易忽略它们只是"患者心理问题"的表征（如同"发热"乃疾病表象）；其实患者心理问题的准确评估需要更多考量。

"焦虑、忧郁、恐惧、愤怒"等可为所有患者共有；就如同"发热、腹痛、恶心、呕吐"等为各科疾病的非特异性反应。

评估患者的心理问题，应主要把握 3 个环节：①确定患者主要心理反应的性质，如以焦虑为主、恐惧为主还是抑郁为主等。②确定患者主要心理反应的强度，如患者的焦虑适度或不适度、是焦虑缺如或焦虑过度等。③确定导致患者负性心理反应的主要原因，如疾病认知、社会支持、人格特征或环境影响等。

对比分析"发热"、"焦虑"二者，或有助于理解"准确评估患者心理问题"的意义。如患者大手术后 3 天内体温为 37.5～38℃，通常被视为"创伤后吸收热"，无需针对其"发热"作任何处置。由此可知，"发热"的评估，需分析其性质、程度、原因，直接关系其具体

处置措施。同理,患者的适度焦虑,是其针对应激事件或环境、重建机体内环境平衡、促进身心康复的重要反应,无需采取心理干预对策。

清晰、准确地描述患者心理问题,有助于护士对患者的不良情绪状态实施调控。若分析表明某患者产生不良情绪状态的主要原因,是自身素质缺陷或对外来刺激的高敏反应,给予其心理护理的主要对策是控制对患者构成心理压力的外界因素。若评估发现另一患者因疾病认知不当导致消极情绪状态,但患者的自身潜在心理素质较好,便可采用调动患者内在潜力纠正其疾病认知等心理护理对策。

三、患者的密切合作是有效实施心理护理的基础

护士具备心理护理的专门知识和技能,能较准确评估患者的心理问题并提出针对性心理护理对策,还只是为实施心理护理做了必需的准备。心理护理的实施疗效,很大程度上取决于患者能否积极主动地配合。一旦患者建立了对护士的信任,就会加强对其实施心理护理的合作性,效果也较好。实施心理护理若想取得患者的密切合作,护士需注重以下两点。

1. 维护患者的个人尊严及隐私权   随着临床心理护理的不断拓展和深入,维护患者的个人尊严及隐私权成为临床护士面对的新问题。如同心理治疗、心理咨询等职业守则(参见本教材第9章),护士在患者倾诉心声后,需对所有涉及患者个人隐私的话题严格保密。此外,护士了解患者本人感受或相关调查时,宜采用征询口吻和关切态度,切不可用质询口气或刨根问底;尤其在与患者沟通的初始阶段,护士对患者不愿谈及但又事关身心康复的问题,应尽量用婉转方式引导,切不可操之过急,为难患者。

2. 尊重患者的主观意愿和个人习惯   包括考虑患者原有的社会角色,选择较适当场合,采用较适宜方式(少用命令式、说教式,多用协商式、建议式)为患者实施心理干预。即使某护士出于对患者的关心而使用"不许这样、不能那样"的口吻,易招致患者反感,很难达成彼此的沟通与理解,建立相互间的信任与合作。若护士以"您最好这样,您看是否可以那样"等热情建议,替代对患者的"不许……不能……"等生硬口吻,则十分有益于建立融洽的护患关系,增进护患之间的理解、信任与合作。此外,对不太适应在众目睽睽中接受护士调查或指导的患者,护士应尽可能考虑其习惯方式,选择适宜的场合、方式实施个别干预。

四、护士积极的职业心态是优化心理护理氛围的关键

护士积极的职业心态,是指护士在护患互动中,能始终如一地保持较稳定、健康的身心状态,较主动、富于同情地关爱患者,注重凡事多替患者着想,经常自省其举手投足是否体现对患者身心状态的积极影响等。具体可体现为:护士的职业微笑、护士真诚关切患者的病痛、甚至忍辱负重等。

护士积极的职业心态,可称要素中的要素,为要素之本、要素之源。无论再先进的护理模式,都要通过每个临床护士的努力去实现。在为患者实施心理护理的过程中,护士的职业心态越积极,其内在潜力就越能得到充分调动,工作就越具有主动性和创造力,水

准和质量就越高。积极的职业心态,可以让护士变心理护理的"要我做"为"我要做"。与其他护理方法相比,心理护理更需付诸艰辛却不一定能获得"立竿见影"的成效。加之目前尚无评判心理护理质量的相应标准或客观评价体系,其实施及效果很大程度上受制于护士的职业心态。如某急腹症患者在接受非手术治疗的 10 多天里需持续保持半卧位,一位护士以积极的职业心态帮助患者摆好舒适体位后,患者禁不住感叹:"住院 10 多天来,第一次睡这么舒适的体位!谢谢你!"短短几句肺腑之言,饱含患者对该护士积极职业心态的褒奖。

视护士积极的职业心态为"最本质、最基础的心理护理",还因其对形成良好护患氛围具决定性影响;亦可称其为"患者身心康复氛围",它是直接影响患者身心康复的最重要社会环境因素。具备积极职业心态的护士,才会自觉地要求自身言谈举止有益于患者身心状态,散发强烈吸引患者与之互动的人际魅力,赢得患者的尊重和信赖。积极的职业心态,又可促使护士努力掌握专业知识,深入评估患者心理问题,主动探索心理护理对策,持之以恒地为患者提供心理支持。

本章项目三导入案例中美国护士丽莎亲历临床实践的范例,即是对上述心理护理基本要素作用的最好诠释。护士丽莎以良好的职业心态关注着患者喜怒哀乐的每一点变化,忧患者之忧,乐患者之乐。在索菲情绪低落的时候,是丽莎的善解人意和娴熟技巧,赢得了索菲对她的无限信赖和密切合作;是丽莎给予的安慰、保证、鼓励和关爱支撑着索菲,及时化解了索菲的心结,使索菲重建了康复的信心;是丽莎以"患者为中心"的理念,敏锐地察觉到索菲的未老先衰现象,有的放矢地帮助索菲顺利地恢复其曾经可望而不可及的贤妻良母角色。

项目三 临床心理护理的流程与实施

案例导入

范例:信赖护士是患者康复的前提

作为护士,我经常面对着生与死的交替,每当看着患者的生命被死神慢慢吞噬,我便会产生回天乏术的悲凉之情;可面对那些远离了死神缠绕的患者,无论他们的情况有多糟,我总会信心百倍,充满希望。毕竟能活着是美妙的,哪怕有痛处存在。我总是与他们在一起,积极地寻求改善境况的对策。

这次我面对一个叫索菲的中年女患者,她接受髋部手术后行走困难,我微笑着给她鼓励,并要求她做几个动作配合检查。检查完毕我轻松地告诉她:"没什么大问题,这只是由于手术后你的髋部肌肉力量不足造成的,完全有条件恢复,我保证你康复后会像常人一样走路、逛商店。"索菲抬起头低声说:"但愿如您所言。"然后我提供给索菲几种康复训练方法……她明白后,与我约定下周的来访时间便离开了。我还要去与保险公司协商,签定文书,了解保险公司将支付给索菲多少费用,然后我将据此拟定她在康复训练中心接受治疗的计划。

一周后索菲来了,迈出每一步时都看着自己的脚,以确定它们落在了什么地方,像我第一次见她时一样。索菲一看见我,就迫不及待地问:"保险公司同意支付费用吗?""是的,没问题。"我回答。我感到索菲非常急切地要得到帮助,而我们的确能帮她脱离困境,我突然有一种轻松感,但心底也存在一丝顾虑,如果康复计划达不到预期效果,她很容易就此消沉。我们很快进入训练,做些增强髋部力量的项目,同时穿插锻炼平衡性和耐力的练习。"不知道这样会不会起作用?"索菲问。"当然有作用了。"我信心十足地说,但心里也在不停地祈祷,虽然理论上这些方法有效,但实际效果如何却并没有百分之百的把握。看得出索菲是个勤劳的家庭主妇,她非常渴望还能上街采购,照顾丈夫与孩子。

……

索菲每周两次到这里训练,积极而虔诚,我也逐渐增加她每日在家训练的项目与强度。治疗第5周,我终于听到期盼已久的话:"上周末我和妹妹去逛商店了,虽然很累,但我感觉好极了,没有摔倒,也没有磕磕绊绊,现在我正期盼一座新商厦开业。"我和索菲都很开心,兴高采烈地谈了一会儿,我问她:"你还有其他需要解决的问题吗?""噢,有的。"她说,"我本来不想提,可我上楼梯的确很费力,我感觉自己上下楼梯时像个老太太。"于是,我们断定索菲的问题是她踝关节还不够有力。针对此,我给索菲安排了加强踝部力量的训练项目,争取使她像常人一样上下楼梯。同时,还加强她的耐力训练,这样在同别人一起逛街时,她就不会落后了。索菲的勇气震撼着我,我坚信她很快能恢复起来,与此同时,她的自信心也会重新树立,虽然她在行走时还会看自己的脚,但次数比以前少多了。

几周过去了,一天索菲兴奋地来告诉我:"成功了,我能正常地爬楼梯了!"我激动地向她祝贺,看来这是她的最后一节训练课,我再次检查了她行走、上下楼梯等行动的状况,再列出些训练项目供她在家练习以巩固效果。索菲笑着对我说:"希望常与你见面,但不要在这儿。"她愉快地向病区里每个人告别,轻快地走出大门,我想,她也许去逛街了吧?凭着自己的努力,索菲完全康复了,并且恢复了往日的快乐。我注意到,在她走出去时,一次也没有向脚上看。

分析提示

丽莎提供的范例,讲述了她如何关注一位名叫索菲的患者及疾患带给索菲生活的不便与自我肯定的丧失。当索菲第一次步入丽莎所在康复病区时,丽莎没有将注意力仅停留于索菲走路的姿势,还注意到索菲边走边盯着地面的样子和尴尬的心情。尚未交谈,丽莎已准确地抓住了问题的核心,不稳定的步态、随时会跌倒、因不能"像常人一样走路"而毫无自信。丽莎没有急于进展,她在耐心倾听索菲讲述其手术后的种种生活不便时搜取信息,与索菲共同商议病情,评估康复计划、康复措施,而不是仅将索菲作为一个接受者。索菲也从这个过程中获得激励,找回了自信。丽莎的计划除了包括对索菲髋部力量与耐力的复建,还包括帮助索菲恢复自信与轻松自如,实现她"可以再逛商店"的梦想。

……索菲的康复计划结束时,丽莎问询索菲所感到的进步及仍存在的问题,这点尤其耐人寻味,值得赞赏,永远对患者的信息保持一种开放接收的状态,不满足于某一步的成功。索菲对丽莎的信赖,不是通过一两次会面就建立起来的,但这种信赖能使丽莎迅速地掌握索菲生理、心理的点滴变化,从而随时处于护患关系的主动地位。

此范例还较全面展示了心理护理的基本流程及实施步骤,有诸多可供借鉴之处。

广大临床护士开展心理护理的最大困惑,是不知如何具体地实施和操作。其实心理护理操作与其他护理操作类似,都需要基于一定的积累,因人而异,灵活应变。如同基础护理各项技术的示教和操练一般不涉及某类疾病患者,不会将"注射术"前冠以"外科、内科、传染科、妇产科、手术"等分门别类;心理护理的实施亦然,最主要是掌握相关流程、实施步骤等基本要领,需在实际应用中触类旁通、举一反三。

任务一 临床心理护理的基本流程和实施步骤

一、临床心理护理的基本流程

从前述临床心理护理的概念及实施形式可知,每个临床护士都可胜任其操作。临床心理护理的操作流程主要由评估和干预组成并动态、交替地呈现,以下简介总体框架(图10-2)。

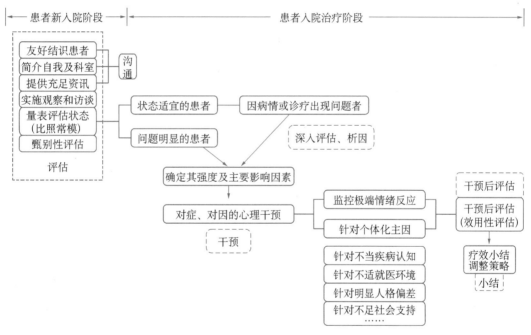

图 10-2 临床心理护理的基本流程

1. 患者心理的初始评估 指患者初入院阶段(入院24小时内),护士以其良好的沟通态度和技巧赢得患者的信任,即可以观察、访谈和量表等初步评估患者的心理状态,获得对患者心理状态的"适宜"或"存在问题"的结论。对心理状态适宜的患者,初始评估即完成;对存在心理问题的患者,则需进一步做较深入评估。

2. 患者心理的深入评估 其重点是患者心理问题的性质、程度及其原因,以便为制订干预对策提供依据。评估对象主要包括两类:①初入院阶段的"问题"患者;②初始评估"状态适宜",但在入院治疗阶段由各种因素引发问题的患者。

3. "问题"患者的心理干预 主要指对症、对因的干预策略。如对某严重抑郁的癌症患者,防止其轻生的一系列措施即为对症干预;经深入分析知其疾病认知不当是首要影响因素,改变其疾病认知的各种做法即为对因干预。

4. 患者心理干预后再评估 旨在了解患者心理的动态发展,及时评估对症、对因心理干预的实施效果,进行小结并酌情制订下一步方案。若"问题"患者已达成"适宜身心状态",原先针对其的心理干预措施即可暂停。

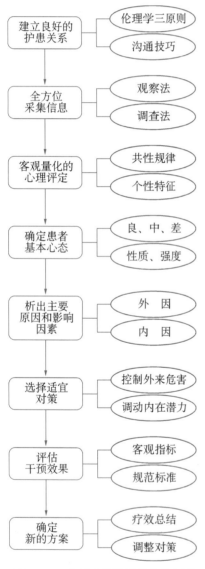

图 10-3 **临床心理护理的实施步骤**

二、临床心理护理的实施步骤

心理护理的实施步骤,也可称心理护理的基本程序,是个连续、动态的过程,可因人而异、灵活运用,主要包括 8 个环节(图 10-3)。

1. 建立良好的护患关系 将此置于心理护理基本程序的首位,是强调实施心理护理应把建立良好护患关系置于首位,并贯穿心理护理全程。此环节主要包括两方面:①遵循伦理学三原则,切实做到临床心理护理过程中"无损于患者身心健康,不违背患者主观意愿,不泄露患者个人隐私"等,以赢得患者的信任和友好合作;②有效的沟通技巧,指护士应注重语言修养,掌握文明性、安慰性、治疗性、规范性用语等语言沟通技巧,善用面部表情、目光接触、健美姿态、恰当手势、人际距离、触摸等非语言沟通技巧。

2. 全方位采集心理信息 指运用临床观察法、访谈法、量表法等,通过观察患者的表情动作、倾听患者及其亲属述说、量化评估患者的心理状态等,较全面采集患者心理反应的信息。但采集患者的心理信息应与收集患者的其他临床资料同步,再酌情从诸多资料中抽取反映患者心理的相关信息。必要时还可选用人格量表、情绪量表等测评工具,了解患者心理活动的深层信息。

3. 客观量化的心理评定 指护士借助心理评估工具,量化评定患者的心理状态。欲较准确评估千差万别患者的心理状态,不能仅凭经验,需酌情选用相应评估工具,较客观地析出患者心理反应的性质、程度及主要原因。其评估结果,既可反映某些患者心理的共性规律,也可甄别患者心理的个性特征。如某些特殊患者(如癌症、意外致伤残者等),各年龄、性别、职业、文化程度层次患者心理的共性规律;如患者的个性化人格特征(内向或外向、乐观或悲观、敏感或迟钝等),均可通过量化评估获得相应结果。

4. 确定患者的基本心态　此步骤主要包括两方面:①重点确定患者占主导地位、具本质特征的心理反应,判定其有否"焦虑、抑郁、恐惧、愤怒"等负性情绪,总体可判定为"好、中、差";②确定患者负性情绪的强度,即以"轻、中、重"区分患者的基本心态,既不可忽略,也不宜夸大,以便为患者实施心理护理过程中的对症干预提供有价值的依据。

5. 析出主要原因和影响因素　此步骤旨在为患者实施心理护理过程中的对因干预提供有价值依据。通常患者心理反应强度及其应对方式,主要取决于其人格特质。有些患者病情并不严重,情绪状态却很差;有些患者病情严重,却可保持良好心境。临床上常见同类疾病患者,因人格差异而心理负重程度不同,且对疾病发展、转归的影响不同。外向的患者多以言行宣泄负性情绪而如释重负;内向的患者则易成天闷闷不乐、积郁成疾。人格特征制约个体的疾病态度,生性乐观者,身患绝症也不至于终日以泪洗面,大多经历短暂痛苦体验后,能很快找到新的人生支点。

6. 选择适宜对策　鉴于患者心理反应既有个体差异,又有共性规律,是个性与共性的对立统一,实施心理护理,首先应考虑患者心理的共性规律、心理护理的总体对策和实施原则;再结合患者的个性特征,举一反三、灵活处置,便可使各类患者的心理问题迎刃而解。如面对病痛,老年患者常有风烛残年的悲哀;中年患者可因家庭、事业的重负而长吁短叹;青年患者因不堪意外打击而自暴自弃;年幼患儿可因身体不适而哭闹不止等。但各种情绪反应形式,都源自其最本质的需求——"解除病痛,尽快康复"。护士需将满足患者本质需求作为实施心理护理的主导策略,再结合患者的年龄特点等,制订适用于不同年龄患者、行之有效的操作模式。如护士适时搂抱哭闹不止、无亲属陪护的婴幼儿,可缓解其"皮肤饥饿",使其犹如依偎母亲怀抱,产生安全感、舒适感而终止哭闹。

7. 评估干预效果　指实施心理护理后的效果评定应为综合性评价,包括患者的主观体验、患者身心反应的客观指标(生理、心理的指标)。如某患者术前因极度焦虑辗转反侧、无法入眠,护士为其实施心理评估、干预后,该患者是否安静入眠? 某晚期癌症患者因重度抑郁产生轻生念头被护士觉察、干预后有否得以遏制(如患者主动向护士承认不该有"轻生"念头)? 其抑郁程度有否明显减轻? 处于"赔偿神经症"的意外创伤者接受认知干预后是否获得了创伤后成长?

8. 确定新的方案　指护士经评定心理护理的效果,小结前阶段所实施心理护理,据其结果确定新的方案。通常有 3 种情况:①接受心理护理后获得适宜身心状态的患者,可暂时中止其个性化心理护理;②接受心理护理后部分改善负性情绪的患者,酌情调整心理护理对策;③接受心理护理后负性情绪持续未得到控制的患者,则需再做较深入原因分析,为其重新制订心理护理对策。

需要指出的是,为患者实施心理护理是动态过程,不可能一劳永逸。心理护理的程序是相对的,心理护理步骤是灵活的,心理护理过程是循环往复的,心理护理的临床实践需不断发展和完善。

任务二　临床心理护理过程中的评估及干预

以下侧重心理护理的可操作性,仅介绍非精神疾病患者心理状态的评估与干预。

一、临床患者心理评估的目的

患者心理状态的评估主要有两个目的:一是为实施干预提供依据,二是评价已实施干预的效果,以下简略分述。

1. 甄别性评估　指评估应体现其区分患者心理问题的轻重缓急的功能。如对住院治疗的癌症患者,可根据其心理评估的结果,考量心理护理投入的时间和精力。对评估为"严重抑郁、有明显自杀倾向"的癌症患者,护士必须给予高度关注和紧密跟踪,施以针对性强的个体化危机干预;对评估为"轻度抑郁或焦虑"的癌症患者,则仅需以广义的心理护理应对。甄别性评估可确保护士在人手少、时间有限的条件下即时锁定心理护理的重点对象,显著提高心理护理的针对性。

2. 效用性评估　指评估并比较危机干预前后患者的心理状况,评价干预对策效用的功能。如对"严重抑郁、有明显自杀倾向"的癌症患者施以一系列干预后,患者的危机是否得以化解,或其严重心理失衡是否较前明显改善。效用性评估可协同护士根据患者心理的动态变化随时调整干预对策,显著增强心理护理的科学性。

二、患者负性情绪反应的主要影响因素

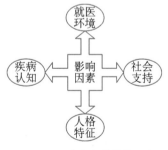

图 10-4　**患者负性情绪反应的主要影响因素**

临床患者心理的评估与干预,如同临床疾病的诊断与治疗,仅知患者的症状、体征而不知其病因,难以药到病除;同理,只知患者的负性情绪反应而不知其主要影响因素,无法制订针对性强的心理干预对策。为此,有学者经查阅并分析大量文献、征询临床护理专家等,系统归纳患者负性情绪反应的主要影响因素如下(图 10-4)。

1. 疾病认知　指患者产生负性情绪的主要原因是疾病认知不当,且集中于患者对疾病及诊疗手段的威胁性评价,主要包括患者对其疾病基本常识的缺乏、对疾病预后的担忧、对诊疗手段的惧怕、对疾病诊治过程中可能出现不良反应的难以承受等。以下案例的主人翁曾是一位资深骨干护士,在一次执行公务中摔倒,一年多以后才发现其严重的后遗症。从她所经历的手术、重残等体验中,足以见证疾病认知对她心理状态的影响,也可以折射她对心理护理的需求。

经典案例 1

天使的感悟：截瘫的日子不一定就是凄风苦雨

经检查确诊，我的第 11、12 胸椎椎间盘脱出，黄韧带骨化。医生说：若不立即手术，椎管慢慢被完全压迫时会引起截瘫；若截瘫后再做手术则恢复难望，但若手术则可能提前瘫痪。

为提高日后的生命质量，我只能一搏。其实手术并不可怕，我最怕麻醉意外，作为护士的我，深知麻醉意外的概率，这"万一"发生在我身上怎么办？这个问题使我紧张得术前整夜睡不好觉。手术车来接时，我打起了退堂鼓，拉着丈夫的手带着哭腔说："我怕麻醉后再也醒不了，再也看不到你和女儿，瘫就瘫吧，不做手术了，我们回家去"。丈夫像哄孩子似地说："别怕，相信医生"！便扶着我上了手术车，双手握着我的手，一直送我到手术室门口。看到"手术室"三个大字时，对麻醉的恐惧使我又一次想跳下手术车，但丈夫却用乞求的目光制止了我。我想算了吧，生死由命，此时只能一赌，赌赢了是我的造化，赌输了是上天的旨意。于是我嘱咐丈夫照顾好女儿，买房子的借款都记在笔记本里，若有不测，要把欠款一一还清。然后闭上眼睛，再也不敢看丈夫一眼，大有"壮士一去兮不复返"的悲壮。在手术室里，我又交待麻醉师经常注意我的呼吸、心跳。她叫我不要紧张，然后护士在我的手背静脉扎了两针，挂上两瓶葡萄糖，不多一会儿，我就什么也不知道了。

不知过了多久，恍惚听到有人叫我："答应一下，睁开眼看看"。是叫我吗？我还活着吗？我无力地呻吟着睁开眼，朦胧中什么也看不清。此时又听人说："好了，醒了，送回病房"。这次我听真切了，我还活着，我没死，我真想高呼：上帝万岁！可惜我喊不出声。事后才知道，我竟在全麻状态下睡了 9 小时。丈夫以为我出不来了，急得直想哭，我知道后流下了感动的泪水。

一夜之间，我从天使变成了不能动弹的患者，命运跟我开了个天大的玩笑，我仿佛从天上掉入地狱。头几天，我想了很多，是就此沉沦，选择轻生？还是像张海迪、保尔·柯察金那样勇敢、坚强地与病魔抗争，争取重新站起来？最终我选择了后者。因为我想，即使不能站起来，我还有健全头脑和灵活双手；亲友的关怀与慰藉给了我精神上的鼓励与希望。这次角色转换，是我生命的一次转折点，更是对我生命的挑战和考验。

短短几天，我对人生和生命有了全新认识：懂得了生命的脆弱；懂得了身残只是一种遗憾，心残则是人生的毁灭；懂得生命也可因残缺而变得更加富有；更懂得人生可以没有许多东西，却惟独不能没有希望，只要希望的旗帜还在我心系的远方飘扬，我就要争取重新站起来。

我和大多患者一样，畏惧的不是肉体的痛苦，而是心灵的孤寂、无助。我躺在病床上不能动弹时，就看报刊杂志、听音乐，有时也和同室病友一起唱歌，虽然我们的歌喉沙哑、歌声悠远低沉，但表现了我们战胜疾病的信心。我最喜欢听也最喜欢唱的是闽南方言歌曲《爱拼才会赢》，"三分天注定，七分靠打拼，爱拼才会赢"，我觉得它很符合我当时的心情。孤寂无助时唱起它，就像甘甜的泉水滋润着我的心田；伤口疼痛时唱起它，犹如和煦的春风舔吻着我疼痛的伤口，覆盖了疼痛所致种种烦躁和不安，使我走出了悲观的阴影。

2. 就医环境　指患者产生负性情绪的主要原因是其对就医环境不满意或不适应。就医环境包括物理环境和人文环境,且后者更为重要,如医护服务质量、医护人员对患者的态度、患者与患者的关系、与家庭环境显著不同的病室氛围等。从以下案例可以看出,一位住院患者的良好心境源于其对医护人员及其他医院员工所提供优质服务(运用语言或非语言沟通)的高度评价;反之亦然。

经典案例2

手术台上感悟人生

50载人生路上,住院、出院也已司空见惯,可不知为什么,此番来此整形外科医院求治,满打满算不过一周,胸中却激起无限感慨,若不留些文字,我这颗已不年轻的心也许永远不会平静。

每天的此刻,病房里早有人开始忙碌。彻夜未眠的护士认真地交班;护士长分配和指挥着全病房的工作;地板、门窗已被擦得铮亮;负责开饭的姑娘快捷地把热腾腾的早饭送到每位患者手里。我住的病房最远,饭菜总是最后送到我这儿,可住院期间吃的几十餐却没有一次是凉的。我知道,这些天的清晨气温少说约零下七八度,我也知道一日三餐从厨师手里到我手里经过多少道手续和多远路程——仅此小事,便使我不能不感到在我周围凝聚着多少听不到也看不到、默默无闻的辛勤和热忱。

对术后患者,医生的查房极为紧张而迅速,如同一阵风,因为他们的注意力必须集中到新的手术上,而那么多手术等待他们——所有需整形的伤残患者和希望自己更完美的求助者。可术前准备却细致入微,包括各方面检查、询问、叮嘱和准备。……为对我的手术彻底负责,不知耽误他们周末多少欢聚和约会,甚至更重要的个人安排。

护士的技术和服务也是上乘。她们脚步轻盈,慢声细语,脸上总是挂满微笑。她们给患者打针时,总是先抱歉地说:"有点痛。"可总在患者未感疼痛时就打完了……小小的针头,服服帖帖地进入患者的血管,又被稳稳当当地固定好。她们技术掌握普遍优秀。为减少患者痛苦,她们不知付出多少努力。

当我躺在手术台上,身上覆盖着一层层散发高压锅消毒气味的布单,身边晃动着为手术做准备的医护人员,我难免有些慌神儿。这时听到医生轻轻地叫我的名字,并轻轻坐在我的头侧,我立刻静下来,忽然觉得像回到自己家里一样安全。我想,许多患者和我有同样的感受。这就是信任产生的神奇效果吧!

整个手术过程我是清醒、放松甚至是愉快的。除了麻醉时一些刺激,我没有感到任何痛苦。偶尔听到教授对学生的简洁指点,明亮的无影灯下,那么多双年轻、聪颖的眼睛,全神贯注地凝视着我的伤口;那么多陌生而温暖的手,轻轻压着我身体的各个部位,与其说是防止我手术中乱动,不如说是传递给我更多的关切和爱抚。此刻,我的爱人和儿子正远在大洋彼岸,我姐姐也只能坐在手术室外长凳上等待。可是,我却被那么多素不相识的年轻人环绕、关爱,他们用全部的心灵、聪明才智、学识积累……别说我面临的是个小小的手术,即使这一切是临终关怀又何妨?无疑我也是个幸福的人。

3. 社会支持　指患者产生负性情绪的主要原因是其社会支持不足或匮乏,其中包括患者就医的经费来源、家庭经济状况、患者亲友或同事对其的关心程度等。以下案例充分体现了亲情等社会支持对癌症患者重燃生存希望是何等重要! 也可以让医护人员了解,亲情给予患者与病痛抗争的支持,也是患者达成适宜身心状态不可或缺的良方。

经典案例 3

一名肺癌合并多发性脑转移癌患者的心声

如果没有亲人无微不至的呵护,恐怕我已不在人世了。

两年前那天,是我一生中最痛苦、最绝望的日子。我的脑瘤突然发作,剧烈头痛使我痛不欲生;止不住的恶心、呕吐使我撕心裂肺;视力模糊使我觉得天旋地转。家人把我送到医院做 CT 检查后,确诊为多发性(3 个)脑转移瘤,其中两个小的肿瘤位于脑干,医生说只能切除另一个大的。

某日我做了开颅手术,病理诊断为乳头状腺癌,医生对我丈夫说:"你们要做好心理准备,她的情况很不好"。

术后仅 1 个月,我的脑瘤又复发了,病痛使我觉得生不如死。经核磁共振检查,发现我脑中又长了大大小小 6 个瘤。医生说,我只能做一个疗程的姑息性放疗,并对我下了"最多存活 8 个月"的结论。我丈夫经查阅相关医学论著得到的答案是:多发性脑转移癌的生存期均为 3~8 个月。

我决定放弃治疗,既减轻家人的债务负担,自己也早点儿从病痛中解脱。可我丈夫坚决地说:"你必须坚强地活下去! 就是砸锅卖铁,我也要给你治病"! 他说我"只顾自己,不为爱我、关心我的家人着想;我们应互相理解、共同与疾病抗争,战胜癌症,创造生命奇迹"。爱人的话对我震动很大,是啊,我才 50 岁出头,唯一的女儿大学刚毕业,刚找到一份很不错的工作,一家人的美好生活才开始,我怎么能自暴自弃,离亲人而去呢? 我要积极治疗,乐观地对待人生,珍惜每一天的生活,珍惜自己的生命。

我的病情渐好,头不痛了,视力模糊的现象消失了,也可清楚地看见久违的报纸和电视了。几个月后,我甚至在丈夫的搀扶下上下几层楼,到街区散步了。

4. 人格特征　指患者产生负性情绪的主要原因是其人格特征的制约,包括患者的情绪特征、性格倾向等。以下案例中的患者正所谓"久病成良医",他不仅凭借良好的人格特质(心理素质)顽强地与恶疾拼争,把"不可能"变成现实,创造了生命的奇迹;还为其他患者生动地讲述良好心境(心态平衡)积极影响其抗衡重病的重要一课。

经典案例4

劫后余生 15 年

我 28 岁那年风华正茂,却患上"急性粒细胞白血病",成为当时轰动一时的中国"幸子"。而今我 44 岁,与病魔抗争了 15 年,重返工作岗位 11 年,近 5 年连续全年出满勤。

一纸"急性粒细胞白血病"诊断书,让我陡然间从美好生活坠入痛苦深渊。一时间,绝望、恐惧、痛苦、焦虑一齐向我袭来,在我眼里,天空始终是灰的,笼罩在我心头的愁云怎么也挥之不尽……

历经撕心裂肺的痛楚,一向开朗、乐观的我很快趋于平静,一再告诫自己:既然灾难不可避免,就勇敢地面对吧!人固有一死,但生命的价值却不能以生存时间的长短衡量,而是存在的意义。心态渐趋平衡,我也建立了长期与疾病抗衡的心理准备。此后在我与疾病抗争的无数个日日夜夜,幸运之神又一次次地帮助我脱离险境。亲友们都说,这都归功于我的良好心理素质(人格特质)。

随后,我转到北京就医,作为我国第一例血型转换骨髓移植患者,成功地进行了骨髓移植。

移植过程的痛苦难以想象,首先要承受超常量 5 倍以上(彻底摧毁原有骨髓为目的)的大剂量化疗,仅这一关就不知夺走多少病友的生命。超剂量化疗中,我的全身如同千万把刀乱刺,七窍如同胀裂般剧痛,疼痛让我昏死过去,醒过来,又昏过去……无数次的死去活来,我终于挺过了这一关。其间,我又发生了急性排斥反应(骨髓移植成败的关键),绝大多数移植失败的病友都因无法闯过此关而前功尽弃、中止生命之旅,这也是当今世界医学的重大科研课题。我虽奇迹般地转危为安,但排斥反应所致灾难接踵而来,我先后并发间质性肺炎、感染金黄色葡萄球菌败血症、皮肤白化症、糖尿病、肝损伤、白内障、双侧股骨头坏死症……在医院里一住就是 1 年零 1 个月。

在漫长的与死神抗争的过程中,我先后 5 次手术,曾连续发烧 4 个月,但我从未放弃希望,积极配合治疗。如今回想起来,自己竟也不敢相信,当初竟有如此顽强的意志,才创造出如此奇迹,我能活下来本身就是个奇迹。

一位同事曾感慨地对我说:"没想到你会得那种病,没想到你还能活着回来,没想到你还能重新工作,没想到你仍能工作得那么出色。看来人无论处在怎样的境遇中,都不能放弃希望"。同事的话,正是我与疾病抗争 15 年的最深切体会,并令我每次回味都感慨万千。

人生难免有挫折,但真切地面对挫折,在挫折面前仍保持信心满怀,说着轻松,做起来可不易。15 年的经历告诉我,遇到挫折应及时调整心态、保持良好的情绪至关重要。每位患者,当突然得知自己患有某种重症时,大多一时无法接受,很多人甚至拒绝承认患病的事实,把痛苦和压力深埋心底,饱受病体痛苦的同时又承受着巨大心理压力,这无疑是雪上加霜,让痛苦加倍地折磨自己,有百害而无一利。

在既定事实面前,我的体会是要尽快保持心态平衡,人的生、老、病、死是自然规律,人力无法避免。特别是当病魔缠身时,更应面对现实,及时调整人生的坐标,做最坏的打算,向最好的目标努力。

作为患者,若能成为人类最终战胜某种疾病的先驱,这是多么可贵的人生啊! 有了这样的心态,遭遇挫折时,就会勇敢、冷静地面对。

心态平衡后,还要积极配合医生制订出一套科学、适合自己的锻炼和康复计划。人体组织具有强大的康复和修补功能,患者要千方百计地为自己营造良好心境,使机体组织在良好心境中发挥强大的免疫功能,促进康复。

三、临床患者心理干预的基本原则

针对患者的心理干预,既要遵循共性规律,又要兼顾个体差异。主要可从以下两方面着手。

1. 对症干预 即指针对患者心理反应的等级实施干预,遵循共性规律对患者实施心理干预,需依据其心理反应的强度区分等级,决定干预所需投入的人力、时间和方式等。例如,对有严重心理危机的患者予以高度关注,迅速与患者建立信任、合作关系;对有严重抑郁或自杀意念的患者实行专人陪伴,必要时协助患者寻求心理咨询或治疗师的援助等;对呈现轻、中度心理危机的患者,护士可酌情与患者进行较深入交流,评估其身心的动态趋势,运用心理咨询、治疗的基本技术,为患者提供有力的心理支持,引导患者获得身心的适宜状态等;对适度心理反应的患者,则不需要派专人实施干预,施予广义的心理护理足矣。此外,还需随时掌握所有患者疾病过程中"突发事件"对患者身心状态的影响,如病情突变或恶化等多种因素可引发原本处于身心适宜状态的患者的严重心理危机。

2. 对因干预 即指针对患者心理反应的原因实施干预,此类干预从考虑患者个体化特点入手,需因人而异地施以相应对策。如同疾病治疗既需针对疾病症状,又需针对疾病原因,针对患者心理反应的主要原因所实施的干预更接近后者。例如,两位癌症患者同样陷于严重抑郁等心理危机,其影响因素可能截然不同:一位癌症患者受制于疾病知识匮乏,视癌症为"不治之症"而产生自杀念头;另一位患者则因家庭经济拮据、无法承受巨额医疗费用,不愿拖累家人而打算结束自己的生命。如果护士仅对两位患者施以一般的劝慰、保证,不能真正走进患者的内心世界体察、剖析其心理危机的主导原因,其干预对策必定苍白无力,也不可能从根本上化解患者的心理危机。因此,欲为患者实施针对性强、效用高的心理干预,必须把握导致患者心理危机的个体原因。

任务三 临床心理护理的其他干预策略

借鉴英国学者 Nichol 主编的《临床心理护理指南》,结合我国的临床心理护理背景和需求,以下干预策略较具普适性,为广大临床护士所熟悉,易掌握且可操作性强。

一、信息沟通与健康宣教

重视伤病患者的生活质量,须将信息沟通的心理护理作为核心责任。

患者或其家属的信息匮乏是耗费医护人员时间的潜在因素,特别是信息缺乏所致患者对其症状、身体不适或疼痛的错解,可致患者反复地向医护人员问询。高效率地为患者提供信息,则可节省时间和资源。

1. 提供"专业化"信息的关键 包括3个方面:①适当的地点、时间;②患者已做好接受信息的准备、处于适当的情绪状态;③患者真正希望获得信息。

2. 提供信息支持的要点 ①保证信息完整无缺,提供信息者必须接受信息交互过程的考验,如寻求保证、摒弃存在危险暗示的信息等;②保证信息正确可靠,提供信息的过程中,需要护士常回到患者身边,检查传递给他的信息有否发生变化,为避免所提供"信息"偏离原始版本,需要检查并重新加强。认为"一旦患者接受过宣教,其所接受信息将是稳定可靠的"想法,无疑是错误判断。

3. 提供信息的操作步骤 运用IIFAR方案(表10-3)。IIFAR步骤可显示其掌握提供信息专业技巧的主干路径。

表 10-3　IIFAR 清单

初始核对(initial check)
- 患者的认知和情感状态?
- 患者是否适合接受信息?
- 患者已经具有哪些信息?
- 患者所需信息的语言和复杂水平?

信息交流(information exchange)
- 将信息打包,再间断地进行提问
- 运用图表和笔记帮助患者记忆信息
- 核查患者是否存在信息量过大与理解困难

最终的准确性核对(final accuracy check)
- 要求患者用自己的话概述信息
- 核对准确性,如果有必要再次传递信息

反应(reaction)
- 核对患者对信息的认知、情感反应

护士努力为患者提供真正高质量信息的动机和机会,将随着时间改变而变化。与其他任何人类活动一样,信息提供也有好或差的状态,工作地点、相关事件、工作压力等都可能产生影响。自己为患者提供信息时,偶尔让同事旁听或许是有帮助的、专业的行为;反馈总是有益的,其他人的倾听也会让信息提供者审查自己的行为,常能产生好的效果。

二、伤病患者的情感支持

情感支持旨在帮助患者感觉更舒适,体验基本照护关系的行为;它并不直接关注患者解决问题或摆脱烦人的情感反应,而是要促进情感过程。包括帮助患者度过一段他们可能经历许多不同情感的时期,如应对恐惧和焦虑、平息愤怒、应对损失和悲伤,涉及患者经历困苦期间给予其情感支持。

1. 情感支持的目标大纲　为患者实施心理护理,态度与实践同等重要。即若无心理护理将护士带入与患者的互动中(护患互动要求护士实践一种或多种心理护理技巧),就不会引发护士积极、广博的态度。因此,早期、短暂的情感护理干预措施,可揭示患者对即时信息的需要、监测患者的心理状态;二者的结果可很好地暗示患者对情感护理的需要。患者情感支持的目标大纲见表 10-4。

表 10-4　患者情感支持的目标大纲

目标
- 支持和帮助那些由疾病、损伤或残疾引起情绪反应的患者

技巧
- 营造安全的环境并允许其表达情感
- 帮助放松情绪,超越压抑和羞怯并自由地表达情感
- 友好地探索和讨论情感反应
- 交流理解并接受
- 通过尊重和认可个人情感以提供支持

态度
- 能轻松应对并尊重个人的情感,不要去阻止其流泪以及宣泄悲伤、焦虑和愤怒

2. 实施情感支持的注意事项　指实施情感支持者所需的个人情感发展注意事项,护士的个人情感发展到一定水平,才能更多地与患者感同身受、为患者实施有效的情感支持。具体注意事项如下。

(1) 情感反应的自我了解:指对情感反应小心谨慎,表露情感就会不舒服,并挣扎着要抑制其自身情感的个体,很难适合胜任患者的情感支持。

理解他人的情感功能,对他人的情感反应敏感,处理人际间的情感更加容易。情感反应特点也可视作个体的人格维度,每个人都可在其沿线上找到符合自己状况的相应位置(图 10-5),请分别用不同的情感(如发怒或焦虑)尝试做出自己的情感反应评分。

对自己情感的反应?
压抑,怯懦,阻滞,缺乏洞察力　1—2—3—4—5　开放,允许,接受
对他人情感的反应?
感到威胁,否认,拒绝,压抑　1—2—3—4—5　泰然,受到鼓舞,助长

图 10-5　情感反应评分

(2) 实施情感支持的要点:主要涉及 4 个方面:①态度,指对情感和情感加工过程持积极态度,人们向适当的对象表达情感的能力,被视为有利于健康的成熟功能。②意识,指伴随人们对自己的感觉和情感反应的意识,可不紧张、不羞涩、无禁忌地向他人恰当表达自己感觉和情感的能力。③理解,情感反应被视为患者应对生活事件的所有反应中的常态,是人们心理活动的重要过程,并非必须与之抗衡的“侵扰性行为”。④自我意识,指人们对个体化情感类型及“问题点”的意识——即容易被每个人所明确、接受和表达的个

人感情和情感。

（3）对他人表达情感的反应：指人们通常对他人的正常情感表达更多积极反应。如患者表露其情感时，护士宜多体现其接受现状的相关反应。包括：不惧怕，没必要逃避；不必立即平息情绪；不认为患者的情感反应需被转移或"处置"，并以微笑替代；不必鼓励患者压抑其反应；不必为避免激起自身反应而避之等。护士可营造有益患者放松其情感的安全环境，可开诚布公、轻松地谈论其特殊情感。

3. 患者情感支持的具体步骤　患者的情感支持，由起始到结束，大致需经过以下 6 个步骤(图 10 - 6)。

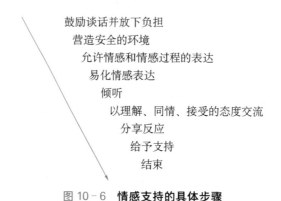

鼓励谈话并放下负担
营造安全的环境
允许情感和情感过程的表达
易化情感表达
倾听
以理解、同情、接受的态度交流
分享反应
给予支持
结束

图 10 - 6　**情感支持的具体步骤**

（1）鼓励：情感支持总是以鼓励开始，只有当卷入其中的人意识到有此需要并接受鼓励时才能启动，绝不能强加于患者。

（2）营造安全情境并允许情感表达：指护士经思考、设计而建立的情感支持情境，体现其计划和关怀，可一次次促成患者的有益体验。具体做法：①选择让患者感觉安全、不受监察和打扰的理想环境，如可谈论隐私、小而舒适的场所，不会响起电话铃声，门上有"使用中"的标志等。②限制参与者人数，一般只有护士和患者，尽可能限制患者的配偶或家人、其他观察者。③缩小社交隔阂，其最好标志是减少护患间的表面社会距离和身体障碍(间隔以护士可拉起患者的一只手为宜)，以温和目光与患者对视，以尊称的形式谈话等。④明确、自然地回应患者，不约束其所流露的担心、懊悔、愤怒、悲伤、消极的想法和眼泪等个人情感，不让其感到"情感受阻"或不被倾听，患者就会感觉在此情境中倾谈是安全、自愿的。

（3）倾听并易化情感过程：情感支持即易化患者情感的确认和表达，旨在帮助其情感过程和加工。护士若以随和心态接受、尊重及满足患者的情感表达，患者可体验到尊重、支持和合作，有助于护患关系的深入，促进护患沟通。

（4）理解、接受的回馈：指护士以良好的"共情"能力，准确判断、激起患者情感的同时也能感同身受。护士有时可通过其直觉获得并未被患者直接告知的某些情感；有时可对与其有基础情感体验患者的相同情感模式作出反应。若患者了解护士的共情，有助其保持安全感并维持护患交流的深度。

（5）给予支持：情感支持的技巧，是为寻求情感支持的患者提供热情相助的基础混合物；某些方式中，支持并非行为而是效果，指排遣孤立、从烦恼的情感压力或情形中获得释放的感觉。如患者说"谈话后，我有种意想不到的放松感，这感觉一直伴随着我"。

（6）结束情感支持的会谈：若会谈初始就让患者注意到交流时间有限，通常"结束情感支持的会谈"不成问题，就像常见的临床会面一样自然。若氛围轻松，护士可在谈完后简单核实患者的感觉后与其道别，也可另为其安排有利进一步接触的方式。若会谈氛围随患者倾述沮丧或烦恼而改变时，护士需要在短时间内立刻将其带回，尽可能让患者认同会谈已结束。如与患者核实：会谈留给他们及其对接踵而至事件的感受。

（刘晓虹）

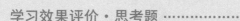

学习效果评价·思考题

1. 如何诠释"心理护理的基本理论是实施临床心理护理的导向"？

2. 举例说明何谓"患者自身条件下的最适宜身心状态"。护士可为患者提供怎样的帮助？

3. 举例说明心理护理与其他护理方法的主要区别。

4. 如何区别心理护理的基本要素与其他影响因素？

5. "焦虑、忧郁、恐惧、愤怒"是否即"患者心理问题"？它们能否为你实施心理护理提供指导？为什么？举例说明。

6. 如何诠释"患者的密切合作是有效实施心理护理的基础"？其中的关键环节何在？举例说明。

7. 如何诠释"护士积极的职业心态是优化心理护理氛围的关键"？对其他心理护理要素的作用？举例说明。

8. 护士需奉行心理护理伦理学三原则指什么？重要意义何在？

9. 举例说明"甄别性评估"与"效用性评估"的作用及应用时机。

10. 举例说明实施临床心理护理如何选择"适宜对策"。

11. 面对一个因意外创伤导致截肢的青年男性，如何应用心理护理的基本流程？其心理干预的重点何在？

12. 尝试运用心理学的理论和技术，设计一条针对某类患者（如急危重症、意外伤残、高风险诊治手段、癌症、器官移植、临终、慢性疾病、传染病等患者）的规范化指导语。

主要参考文献

［1］吴玉斌,郎玉玲. 护理心理学[M]. 北京:高等教育出版社,2014.

［2］马存根,张纪梅. 医学心理学[M]. 北京:人民卫生出版社,2014.

［3］杨艳杰. 护理心理学[M]. 第3版. 北京:人民卫生出版社,2012.

［4］姜乾金. 护理心理学[M]. 杭州:浙江大学出版社,2006.

［5］周郁秋. 护理心理学[M]. 第2版. 北京:人民卫生出版社,2007.

［6］刘晓虹. 护理心理学[M]. 第2版. 上海:上海科学技术出版社,2010.

［7］侯永梅. 心理社会因素对心身疾病的影响[J]. 中国临床康复,2004,8(12):2358~2359.

［8］钟添萍,汤黎明. 中国心理素质评估技术的现状与进展[J]. 医学研究生学报,2012,25(7):781~
784.

［9］刘雯,卢惠娟,胡雁,等. 急性心肌梗死患者患病早期真实体验的质性研究[J]. 中华护理杂志,
2011,46(4):343~346.

［10］王琳,朱红. 护理人际沟通[M]. 西安:第四军医大学出版社,2010.

［11］胡永年,郝玉芳. 护理心理学[M]. 北京:中国中医药出版社,2013.

［12］邱萌,陈靖靖,涂旭东,等. 护理心理学[M]. 上海:第二军医大学出版社,2011.

［13］张贵平. 护理心理学[M]. 北京:科学出版社,2010.

［14］(澳)福加斯著,张保生等译. 社会交际心理学—人际行为研究[M]. 北京:中国人民大学出版
社,2012.

［15］王翔南. 人际交往心理学:教你做一个受欢迎的人[M]. 北京:人民卫生出版社,2012.

［16］陆卫明,李红. 现代人际关系心理学[M]. 西安:西安交通大学出版社,2013.

［17］石海兰,樊丽萍. 人际沟通[M]. 北京:科学出版社,2013.

［18］彭贤. 人际关系心理学[M]. 北京:清华大学出版社,北京交通大学出版社,2008.

［19］郑全全,俞国良. 人际关系心理学[M]. 北京:人民教育出版社,2013.

［20］曾仕强,刘君政. 人际关系与沟通[M]. 北京:清华大学出版社,2013.

［21］(美)瑞丽著. 隋树杰,等译. 护理人际沟通[M]. 北京:人民卫生出版社,2013.

［22］尉小芳. "护患冲突场景护理语言指导"的制定与应用[D]. 山西:山西医科大学出版社,2010.

［23］谢明. 管理智慧[M]. 北京:中国人民大学出版社,2012.

［24］李希科,赵文慧. 护患沟通[M]. 北京:世界图书出版公司,2013.

［25］沈菀真. 基于护士沟通能力的护患关系研究[D]. 辽宁:大连理工大学出版社,2011.

［26］张桂兰. 影响护患沟通相关因素及其对策的研究[D]. 山东:山东大学出版社,2007.

［27］孙雯敏. 当代中国护患关系问题及其对策研究[D]. 江苏:苏州大学出版社,2008.

［28］裴艳玲. 实施优质护理服务对护患关系的影响分析[D]. 吉林:吉林大学出版社,2011.

［29］张日新. 医学心理学[M]. 南京:东南大学出版社,2004.

［30］姜乾金. 医学心理学[EB/OL]. 浙江:浙江大学出版社,2014.

［31］姜乾金. 医学心理学[M]. 北京:人民卫生出版社,2010.

［32］(英)尼科尔斯(Nichols K.)著. 刘晓虹,吴菁主译. 临床心理护理指南. 北京:中国轻工业出版
社,2008.

[33] 钱铭怡编著. 心理咨询与心理治疗. 第 32 版. 北京:北京大学出版社,2014.

[34] 严由伟. 心理咨询与治疗流派体系. 北京:人民卫生出版社,2011.

[35] 胡佩诚. 心理治疗. 第 2 版. 北京:人民卫生出版社,2013.

[36] Lazaru RS. Psychological stress and the coping process [M]. New York:cGraw-Hill, 1966.

[37] Lazarus RS, Folkman. Stress, appraisal, and coping [M]. New York:Springer, 1984.

[38] Berkman LF. The role of social relations in health promotion [J]. Psychosomatic Medicine, 1995,57,245~254

图书在版编目(CIP)数据

护理心理/刘晓虹主编. —上海:复旦大学出版社,2015.7(2018.2 重印)
全国高等医药院校护理系列教材
ISBN 978-7-309-11239-9

Ⅰ. 护⋯ Ⅱ. 刘⋯ Ⅲ. 护理学-医学心理学-医学院校-教材 Ⅳ. R471

中国版本图书馆 CIP 数据核字(2015)第 027006 号

护理心理
刘晓虹 主编
责任编辑/肖 英

复旦大学出版社有限公司出版发行
上海市国权路 579 号 邮编:200433
网址:fupnet@fudanpress.com http://www.fudanpress.com
门市零售:86-21-65642857 团体订购:86-21-65118853
外埠邮购:86-21-65109143 出版部电话:86-21-65642845
常熟市华顺印刷有限公司

开本 787×1092 1/16 印张 15.75 字数 328 千
2018 年 2 月第 1 版第 2 次印刷
印数 5 101—7 200

ISBN 978-7-309-11239-9/R·1437
定价:40.00 元